Schuhmayer, Zwiauer

Kindern helfen mit neuen Hausmitteln

Dr. med. Wolfgang A. Schuhmayer
Univ.-Prof. Dr. med. Karl Zwiauer

Kindern helfen mit neuen Hausmitteln

Traditionelle europäische Medizin wiederentdeckt

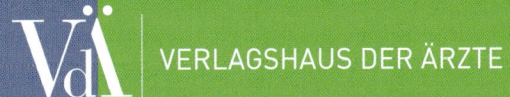

Impressum

© Verlagshaus der Ärzte GmbH,
Nibelungengasse 13,
A-1010 Wien
www.aerzteverlagshaus.at

2. Auflage 2019

Das Werk ist urheberrechtlich geschützt. Die dadurch begründeten Rechte, insbesondere das der Übersetzung, des Nachdrucks, der Entnahme von Abbildungen, der Funksendung, der Wiedergabe auf fotomechanischem oder ähnlichem Wege und der Speicherung in Datenverarbeitungsanlagen, bleiben, auch bei nur auszugsweiser Verwendung, vorbehalten.

ISBN 978-3-99052-198-4

Umschlag & Satz: Grafikbüro Lisa Hahsler, 2232 Deutsch-Wagram
Umschlagfoto: Fotolia (Barbara-Maria Damrau)
Projektbetreuung: Hagen Schaub
Druck & Bindung: FINIDR, s.r.o., 73701 Český Těšín

Printed in Czech Republic

Erkenntnisse in Medizin und Forschung unterliegen einem laufenden Wandel. Neue Erkenntnisse und klinische Erfahrungen führen immer wieder zu neuen Empfehlungen hinsichtlich Therapien, Medikationen, Indikationen, Kontraindikationen, Dosierungen und anderen therapeutischen Maßnahmen. Autoren und Verlag haben große Sorgfalt darauf verwandt, dass Angaben in diesem Werk dem Stand bei Herausgabe entsprachen. Für Angaben über Dosierungsanweisungen und Applikationsformen kann von Autoren und Verlag jedoch keine Gewähr übernommen werden.

Geschützte Warennamen (Warenzeichen) werden im Buch nicht sonderlich kenntlich gemacht. Aus dem Fehlen eines solchen Hinweises kann aber nicht geschlossen werden, dass es sich um einen freien Warennamen handelt.

Aus Gründen der leichteren Lesbarkeit – vor allem in Hinblick auf die Vermeidung einer ausufernden Verwendung von Pronomen – haben wir uns dazu entschlossen, alle geschlechtsbezogenen Wörter nur in eingeschlechtlicher Form – der deutschen Sprache gemäß zumeist die männliche – zu verwenden. Selbstredend gelten alle Bezeichnungen gleichwertig für Frauen.

Warum schreibt man einen solchen Ratgeber?

Als vor über 50 Jahren die Antibiotika ihren vermeintlichen Siegeszug in der Medizin antraten und weitere Fortschritte wie die Erfindung des Insulins oder die Entwicklung vieler hocheffizienter Impfungen plötzlich einst gefährlichen Erkrankungen den unmittelbaren Schrecken nahmen, begann in unserem Kulturkreis ein Vergessensprozess. Das Wissen der Großmütter und Mütter von einst wurde nur mehr selten weitergegeben. An seine Stelle traten auch für Kinder vor allem mehr oder weniger geeignete „Medikamente".

Man bringt für diese historische Entwicklung relativ einfach Verständnis auf, wenn man weiß, dass in der Vor-Antibiotikaära die Diagnose Lungenentzündung nur mehr eine 20 %ige Überlebenschance inkludierte.

Die wohl riskanteste Fehlentwicklung aber lag und liegt in der vielfach völlig kritiklosen Verordnung der scheinbar segensreichen Antibiotika als eine Art „medizinischer Versicherung" etwa bei Erkältungskrankheiten, die mit Antibiotika gar nicht behandelbar sind. Das führte zu besorgniserregenden Ergebnissen, die sich heute in bedrohlichen Resistenzentwicklungen niederschlagen. Wir stehen – wenn wir mit den medizinischen Ressourcen nicht wesentlich gewissenhafter umgehen als bisher – möglicherweise vor dem Eintritt in die Post-Antibiotikaära.

Um diesen Endpunkt zu vermeiden, ist es allerdings nicht nur wesentlich, dass der Einsatz dieser Substanzen sorgfältiger als bisher erwogen wird, sondern auch, dass sich die Gesellschaft als Ganzes dieser Situation bewusst ist.

Allerdings sollte gleichzeitig das Wissen um die „Tradierte Europäische Medizin" (TEM), die immer eine überlieferte Naturmedizin war, gleichsam „aufpoliert" und aufgefrischt werden.

Es ist kein Zufall, dass in unterschiedlichen Regionen der Erde andersartige Pflanzen wachsen, die jeweils Eingang in die örtliche Traditionsmedizin gefunden haben. Diese Pflanzen entsprechen den natürlichen Lebensbedingungen vor Ort und sind für ihre jeweilige Region daher von der Natur gleichsam „maßgeschneidert", um in den Bedürfnissen dieser Medizin Verwendung zu finden. Daher darf aus dieser Sicht etwas provokant gefragt werden, ob Medikationen aus anderen Kulturkreisen nicht dort besser aufgehoben sind als bei uns, weil sie eben dort hingehören.

Dieser Ratgeber möchte die pharmako-chemischen Möglichkeiten der modernen Medizin keinesfalls verdammen, aber die TEM auf Basis natürlich-pflanzlicher

Kindern helfen mit neuen Hausmitteln

Schuhmayer | Zwiauer

Möglichkeiten muss sich nicht belächeln lassen, da viele der einst aus Beobachtungen berichteten Heilwirkungen längst wissenschaftlich belegt sind oder intensivster Forschung unterliegen. Dieses aktuelle Wissen ist bislang vielfach gar nicht präsent – und das ist bedauerlich. Es ist insgesamt eines der besonderen Anliegen dieses Buches, hier Aufklärung zu betreiben und damit auch ein neues Vertrauen in Maßnahmen zu schaffen, die für einige Jahrzehnte als altmodisch, ja sogar wirkungslos belächelt wurden.

Es ist noch immer wenig bekannt, dass wir unsere ursprüngliche Klostermedizin einem persischen Arzt namens Abū Alī al-Husain ibn Abd Allāh ibn Sīnā, bei uns meistens Avicenna genannt (geb. um 980 in Afschāna bei Buchara) verdanken, der im frühen Mittelalter der wichtigste „Sammler" medizinischen Wissens war. Zu einer Zeit, als bei uns Lese- und Schreibkunst vor allem auf Klöster beschränkt war, notierte er unzählige Therapieansätze und Rezepte. Diese Sammlungen wurden in den abendländischen Klöstern übersetzt und stellten somit eine der wichtigsten Grundlagen der Klostermedizin dar.

Im Sinne einer gewissenhaften medizinischen Betrachtungsweise werden die nachfolgenden Empfehlungen nur jene Behandlungsmöglichkeiten enthalten, für die es entsprechend seriöse Begründungen gibt.

Ein wesentlicher Punkt ist dabei allerdings auch die Prävention, da wir heute wissen, dass unnatürliche Überzivilisation dazu führt, dass Kinder etwa vermehrt Allergien bekommen, weil sie ständig in „klinisch sauberer" Umgebung aufwachsen, oder sie auch Probleme mit dem Laufen als Bewegungskoordination zeigen, weil sie ihr Leben vornehmlich in Sesseln verbringen. Der letztgenannte Faktor trägt auch maßgeblich zur wachsenden Zahl übergewichtiger Kinder und in der Folge zur überbordenden Zahl an Kreislauf- bzw. Stoffwechselkrankheiten bei.

In Sachen Ernährung von Kindern – aber natürlich auch Erwachsenen – sollte ganz klar bewusst sein, dass industriell prozessierte Nahrung letztlich vielfach ein völlig inhaltsstoffentleerter formaler Nahrungsersatz ist. Eine Tatsache, die sich nicht nur auf das Körpergewicht, sondern auch andere Bereiche wie das Immunsystem oder die Gehirnleistung auswirkt. Besonders bei Kindern, da sich die im Wachstum befinden.

Natürlich wissen wir, dass die zeitlichen Abläufe dem täglichen Kochen, wie es die Großmütter praktizierten, scheinbar häufig im Wege stehen. Dennoch lohnt es sich, hier doch ein wenig genauer hinzusehen, ob das auch tatsächlich stimmt. Letztlich führt kaum ein Weg daran vorbei, denn nur eine natürliche Ernährung ist eine gesunde Ernährung, und das ist der beste sowie letztlich auch billigste Weg, Gesundheit zu erhalten und zu stabilisieren.

Wir können hier nicht in jedem Detail auf eine richtige Ernährungsweise eingehen. Man kann sich allerdings an ein einfaches Prinzip halten. Der natürliche Jahreskreislauf gibt den Weg vor. Es ist mit Sicherheit kein Zufall, dass etwa die „Vitamin- und Mineralbomben" Kraut oder Kohl erst im Herbst reifen und lange frostfest bleiben. Sie bringen uns über den Winter. Es ist kein Zufall, dass spät reifende Äpfel eine besonders lange Lagerfähigkeit haben. Es wäre daher empfehlenswert, sich ein wenig darauf rückzubesinnen, wie viel die so lange belächelten „Alten" denn tatsächlich wussten oder wie sie im Jahresablauf die entsprechenden Früchte und Gemüse mit viel Voraussicht verarbeitet haben. Wahrscheinlich stehen wir – nicht zuletzt aus wirtschaftlichen Gründen – ohnehin vor einer Renaissance des Kleingartens, der enorm viel zu einer gesunden Ernährung beitragen könnte.

Und noch etwas Wichtiges. Konnten sich die Menschen früher Fleisch aus wirtschaftlichen Gründen nicht leisten, so wurde es in der Nachkriegsgeneration geradezu zum Statussymbol, jeden Tag Fleisch auf dem Tisch zu haben. Die Lebensmittelindustrie trägt aus Profitgründen zur Aufrechterhaltung dieser Entwicklung trotz besseren Wissens mit allen erdenklichen Tricks bei. Tatsächlich würde die Reduzierung des Fleischgenusses zugunsten einer hohen Fleischqualität – also Bauernmarktqualität statt Tiefstpreisangebot – gar keine wirtschaftliche Mehrbelastung darstellen. Einfach lieber seltener, dafür allerdings bewusst in guter Qualität Fleisch essen. Das ist zwar nicht im Sinne der Lebensmittelriesen, aber im Sinne der Gesundheit.

Man könnte die Liste mit solchen Beispielen fortsetzen, über selbst gemachte Säfte bis zu Marmelade oder der selbst gemachten Mehlspeise. Nicht alles davon ist zeitaufwändig! Aus Zitronenmelisse oder anderen Pflanzen wie der Schafgarbe Sirup herzustellen, benötigt keine elementaren Umwälzungen des familiären Zeitmanagements. Das Herstellen einer Biskuitroulade dauert +/- fünfzehn Minuten. Nebenbei sind das einfache Kochvorgänge, an denen auch Kinder aktiv teilnehmen können.

In der Folge möchten wir selektiv einige „Präventionsmaßnahmen" anreißen, die der kindlichen Gesundheit mit Sicherheit zuträglich sind. Wir werden sie in den jeweiligen Kapiteln dieses Ratgebers ausführlicher behandeln.

Grundsätzlich können Kinder zu Beginn eines Krankheitsverlaufes sehr allgemein reagieren. Hier empfiehlt es sich, aufmerksam beobachtend abzuwarten. Die Kinderheilkunde nennt dieses Verhalten „watchful waiting". Es dient dazu, herauszufinden, in welche Richtung sich allgemeine Erkrankungszeichen wie Abgeschlagenheit, Müdigkeit oder Appetitlosigkeit entwickeln.

Kindern helfen mit neuen Hausmitteln

Schuhmayer | Zwiauer

Dieselbe Methode wählt man grundsätzlich auch bei all jenen Infektionen, die nach aller Wahrscheinlichkeit von Viren hervorgerufen sind, um die unnötige Gabe von Antibiotika zu vermeiden. Im Zweifelsfall kann ein sogenannter CRP-Test rasch Auskunft darüber geben, ob eventuell auch Bakterien an einer Infektion beteiligt sind.

Das Buch versteht sich keineswegs als „Lehrbuchersatz", sondern als rasches Nachschlagewerk, das den Einstieg über Leitsymptome, konkrete Erkrankungsbilder oder auch konkrete Maßnahmen ermöglicht. Je nachdem, wo die aktuellen Interessen der LeserInnen liegen. Das Buch ist somit kein vollständiger Ratgeber zu allen Kinderkrankheiten, sondern stellt jene Bereiche in den Mittelpunkt, die mit entsprechender Vorsorge bzw. den Möglichkeiten der TEM behandelt werden können. Es soll und kann auch den Arztbesuch nicht ersetzen, sondern die Möglichkeiten unterstützender Maßnahmen aufzeigen.

Vollständigkeit ist jedoch nicht möglich. Es wird immer wieder die eine oder andere traditionelle Empfehlung geben, die im Buch nicht vertreten ist, oder im Einzelfall andere Meinungen – etwa in der Zusammensetzung von Tees – geben. Damit diese in Ihr persönliches Exemplar hineinkommen, tragen Sie sie bitte auf den letzten freien Seiten des Therapieteils einfach ein. Wenn Sie meinen, etwas Wichtiges zu kennen, können Sie Ihren Vorschlag auch an den Verlag schicken. Dort wird er medizinisch geprüft und kann vielleicht Eingang in eine Neuauflage finden.

Wir wünschen viel Freude mit unserem Buch

Herzlichst

Prim. Univ.-Prof. Dr. med. Karl Zwiauer
Dr. med. Wolfgang A. Schuhmayer

*Gewidmet unseren Kindern
Valentina, Victoria und Veronica
sowie
Clara und Tobias*

Vorwort zur zweiten Auflage

Wer hätte das gedacht? Es gibt eine neue Auflage. Die schönste Auszeichnung für Autoren, wenn die Menschen ein Buch so sehr nachfragen, dass der Verlag eine Neuauflage wünscht. In der Tat haben wir auch persönlich sehr viele positive Rückmeldungen bekommen – was gleichermaßen Freude wie Verpflichtung bedeutet.

Was bietet die Neuauflage an tatsächlich Neuem? Da wäre zunächst einmal der Titel. Wer mit der Zeit geht, orientiert sich heute nach Suchbegriffen im Internet bzw. der Nachfragehäufigkeit. Früher mussten kluge Bücher kluge Titel haben, heute müssen Begriffe vorkommen, die sich in den Suchmaschinen häufen. Soll sein. Tempora mutantur!

Zahlen aus dem Jahr 2013 besagen, dass 20 % unserer Kinder verhaltensauffällig sind, davon die Hälfte therapiewürdig. Aber welche Therapie ist für Kinder besonders geeignet? Darauf lautet die innovative Antwort: die MTG-Therapie. Das ist ein einzigartiges, in Österreich entwickeltes hoch kosten- und zeiteffektives Therapieverfahren bei psychischer Überlastung.

Interessant ist das Kapitel zum Topfen (Quark – für die geschätzten deutschen Leser). Der ist nämlich kein „Topfen", sondern erlebt derzeit einen wahren Hype in Sachen Anwendung. Dazu passend gibt es auch ein spannendes wissenschaftliches Erklärungsmodell zur Wirksamkeit.

Eine kleine Anpassung erfährt das „Bettnässen", das früher zu Unrecht primär als „psychosomatische Reaktion" gedeutet wurde.

Deutliche Erweiterung fand die Problematik psychischer Überlastungsstörungen bei Kindern, verbunden mit der mittlerweile ausgereiften Methode der „Medizinorientierten TierGestützten Therapie", da die konventionelle Gesprächstherapie nicht dem kindlichen Bedarf entspricht und Medikamente das Problem mit sich bringen, dass wir da gar nicht wirklich wissen, was wir tun, wenn wir ein heranreifendes Gehirn mit psychoaktiven Substanzen beschießen. Noch dazu hat eine vielbeachtete wissenschaftliche Arbeit im renommierten Magazin *The Lancet* dezidiert darauf hingewiesen, dass Antidepressiva bei Kindern und Jugendlichen kaum Wirkung zeigen und vor allem eines produzieren: Nebenwirkungen.

In diesem Zusammenhang stehen einige neue Kapitel, die hier aber nur angerissen werden können, da sie eigene Bücher zu füllen in der Lage sind, wie etwa die Autismus-Spektrum-Störung oder die Bindungsstörung. Letztere ist häufig verantwortlich für eine Symptomatik, die einem ADHS ähneln kann, aber eben keines ist.

Kindern helfen mit neuen Hausmitteln

Schuhmayer | Zwiauer

Nach reiflicher Überlegung wird ein ganz neues Thema hier als Aussicht auf weitere Auflagen ebenfalls ganz kurz vorkommen: die Mikronährstoffmedizin in Form des Chaga-Tees. Dabei geht es um die gesundheitliche Bedeutung von sogenannten sekundären Nahrungsbestandteilen. Die Rechtfertigung, das insgesamt aber auf die nächste Auflage dieses Buches zu verschieben, ist einfach. Wir wissen noch zu wenig über die Bedeutung dieser Therapieform bei Kindern ...

Ein sehr aktuelles Thema wurde erst in letzter Sekunde eingebaut, das sind schwere Sehstörungen bei Kindern durch ausuferndem Smartphone-Gebrauch. Die Tatsache, dass die potentiellen Folgen bis zur Erblindung gehen können und der allgemeine Wissensstand dazu dürftig ist, waren die Gründe für diese Erweiterung.

In diesem Sinn wünschen wir Ihnen viele neue Erkenntnisse beim Lesen, hoffentlich werden viele Fragen klar und verständlich beantwortet. Wie immer sind wir für Anregungen offen und stehen dafür persönlich gerne zur Verfügung.

Herzlichst

Prim. Univ.-Prof. Dr. med. Karl Zwiauer
Dr. med. Wolfgang A. Schuhmayer

Inhalt

Die Krankheitsbilder ... 17

Abgeschlagenheit 18
ADHS 19
Angina tonsillaris 24
Angst vor Darmentleerung/Stuhlgang 25
Antibiotikanebenwirkung 26
Appetitlosigkeit 28
Atembeschwerden 29
Aufstoßen 30
Augenerkrankungen 30
Autismus-Spektrum-Syndrom/-Störung (ASS) 31
Bauchkrämpfe/Bauchschneiden – Bauchweh 37
Bettnässen 39
Bewegungsmangel 40
Bindungsstörungen 42
Blähungen 49
Blässe 50
Bronchitis 50
Depression 53
Drei-Tage-Fieber (Exanthema subitum/Roseola infantum) 56
Durchfall 57
Durst, vermehrter 59
Elektrolytmangel 59
Emotionaler Stress, Trauer, Angst 62
Erbrechen 65
Erfrierungen 65
Erkältung – grippaler Infekt 66
Erschöpfung 71
Essstörungen 72
Feuchtblattern (Windpocken, Varicellen) 73
Fieber 75
Flöhe 76
„Frustfraß" 76
Grippe, echte 79
Harnwegsinfekt 80
Hautpilz/Soor 81

Kindern helfen mit neuen Hausmitteln
Schuhmayer | Zwiauer

Infektionskrankheiten 82
Insektenstich/-biss 84
Intertrigo 85
Kehlkopfentzündung (Laryngotracheitis, Laryngitis, Pseudokrupp) 86
Keuchhusten (Pertussis) 87
Kopfläuse 89
Kurzsichtigkeit 92
Lungenentzündung 96
Magen-Darm-Entzündung (akute Gastroenteritis, Durchfallerkrankung) 98
Magenschleimhautentzündung 99
Masern 100
Migräne 101
Mittelohrentzündung (Otitis media) 103
Mumps 105
Muskelverspannung 106
Nahrungsmittelallergie/Nahrungsmittelunverträglichkeit 106
Nasenbluten 111
Natürliche Infektanfälligkeit 112
Nebenhöhlenentzündung 118
Neurodermitis/atopische Dermatitis/endogenes Ekzem 119
Ohrenschmalz 122
Peiffersches Drüsenfieber/EBV-Infektion/infektiöse Mononukleose 123
Pilzinfektion im Ohr 125
Psychische Ursachen für Infektanfälligkeit 126
Reisedurchfall 127
Reisekrankheit 130
Reizüberflutung 131
Röteln/Ringelröteln 136
Scabies (Krätze) 137
Scharlach 139
Schlafapnoe-Syndrom 140
Schlafmangel 142
Sonnenbrand 145
Sonnenstich & Co. 146
Stimmbandentzündung 149
Stress 150
Tetanus (Wundstarrkrampf) 151
Tics 152
Übergewicht/Adipositas 153

Unterforderung 159
Unterkühlung 162
Vergiftung/Intoxikation 164
Verletzung/Trauma 167
Verminderte Nahrungsverwertung/Gedeihstörung 169
Verstopfung (Obstipation) 170
Vitaminmangel 171
Wachstum 172
Wachstumsschmerz 175
Windeldermatitis 177
Zinkmangel 178
Zöliakie (Weizenunverträglichkeit, idiopathische Sprue,
    glutensensitive Enteropathie) 180

Mögliche Maßnahmen ... 183

Aromatherapie 184
Beinwickel bei Fieber 188
Beruhigende Tees 189
Blasentee 191
Brustwickel bei Bronchitis 191
Chaga-Tee 193
Einschlafhilfen 197
Elektrolytlösung 200
Entspannungstee 200
Entzündungen Mund-/Rachenraum 201
Erkältungsbad 203
Flohbiss – Juckreizstillung 203
Haferschleimsuppe 204
Halswickel 205
Hühnersuppe 206
Hustensirup 207
Immunstimulation 210
Inhalation bei Erkältungen 211
Karottensuppe nach Moro 213
Kreislauftherapie 214
Medizinorientierte tiergestützte Therapie (MTG-Therapie) 216
Möglichkeiten bei Blähungen (Meteorismus) 219
Möglichkeiten bei Neurodermitis 222
Möglichkeiten bei Verstopfung (Obstipation) 224

Kindern helfen mit neuen Hausmitteln Schuhmayer | Zwiauer

Schwitzkuren 225
Sonnenbrandmittel 226
Tee bei Bettnässen (Enuresis) 228
Tee bei Halsentzündung 228
Tee bei Husten/Erkältung 229
Tee bei Keuchhusten 232
Tee bei Magen-Darm-Beschwerden 233
Tee zur Appetitanregung (nach Bäumler) 234
Tee zur Steigerung der Körperabwehr 235
Topfenwickel (Quarkwickel) 235
Versorgung von Insektenstichen 237
Zwiebelwickel am Ohr 239
Eigene Ergänzungen 240

Pflanzenporträts ... 243

Vorbemerkung 244
Die Heilpflanzen 245
Ackerschachtelhalm 245
Anis 245
Arnikablüten 246
Augentrostkraut 246
Baldrian(wurzel) 247
Bärlauchblätter 247
Birkenblätter 247
Brennesselblätter 248
Brombeerblätter 248
Bruchkraut 248
Efeublätter 249
Eiche/Eichenrinde 249
Fenchel 249
Gewürzsumach 250
Goldrute 250
Haferfrüchte 250
Hauhechel 251
Heidelbeeren 251
Holunderblüten 251
Hopfen 252
Isländisch Moos 252
Johanniskraut 252

Kalmus 253
Kamille 253
Königskerzenblüten 253
Koriander 254
Kümmel 254
Lavendel 254
Linde 255
Mädesüßblüten 255
Malve (Eibisch) 255
Melisse 256
Niauli 256
Odermennig 256
Orangenblüten 256
Oreganokraut/Dost/wilder Majoran 257
Orthosiphon (Katzenbart) 257
Passionsblume 257
Pfefferminze 257
Ringelblumenblüten 258
Salbei 258
Schafgarbenkraut 259
Schlehdorn 259
Schlüsselblumenblüten 259
Sonnenhut (purpurner) 260
Sonnentaukraut 260
Spitzwegerich 261
Stiefmütterchen 261
Süßholzwurzel 261
Taubnessel (weiße) 262
Tausendguldenkraut 262
Thymian 262
Walnussblätter 263
Zauberstrauchblätter (Hamamelis) 263

Abbildungsnachweis . . . 264

Register . . . 265

Die Krankheits-bilder

Hinweis zur Benutzung

Sie finden in diesem Kapitel nur Krankheitsbilder beschrieben, die entweder durch entsprechende Vorsorgetipps vermieden oder zumindest auch mit Methoden der Traditionellen Europäischen Medizin behandelt werden können, wobei Sie auch Anmerkungen zu den Grenzen dieser Behandlungsmöglichkeiten finden. Erkrankungen, die ausschließlich schulmedizinisch behandelt werden müssen, haben wir in diesem Buch – von wichtigen Ausnahmen abgesehen – nicht berücksichtigt.

Das Pfeilsymbol im Fließtext verweist entweder auf andere Krankheitsbilder (➔), die in diesem Buch ebenfalls behandelt werden, oder auf die entsprechenden Therapien (➔), die im zweiten Teil des Buches ausführlich beschrieben werden.

Abgeschlagenheit

Abgeschlagenheit bei Kindern kann zunächst sehr banale Gründe haben. Viele Kinder sind heute durch Bewegungsmangel und sitzende Freizeitgestaltung körperlich wesentlich weniger fit als noch vor wenigen Jahrzehnten. Das geht so weit, dass manche Kinder nach der Einschulung im Turnunterricht erst einmal laufen und dabei das Gleichgewicht halten lernen müssen. Schon geringe Belastungen führen da zum „Ausgepumptsein".

Die einfachste Erklärung einer Abgeschlagenheit ist daher Ermüdung oder ⮕ Erschöpfung. Gefördert werden kann dies durch ⮕ Übergewicht, Aufenthalt in ungewohnten Höhen, in Hitze oder durch ⮕ Flüssigkeitsmangel.

Aber nicht nur körperlicher, auch ⮕ emotionaler Stress kann dahinterstecken.

Bestimmte Vitaminmangelzustände (B_5, B_6, B_{12}, C, E) – ebenfalls vor allem entsprechend rohkostarme, einseitige Junkfood-Ernährung – können verantwortlich sein. Ein Vitaminmangel ist allerdings exakt zu diagnostizieren, wenn diese Vermutung besteht. Die beliebte „präventive" Gabe von Vitaminpräparaten ist sinnlos und im Extremfall sogar schädlich. Bei einer ausgewogenen, entsprechend obst- und gemüsereichen Ernährung kommt es in unseren Breiten kaum zu Vitaminmangelzuständen.

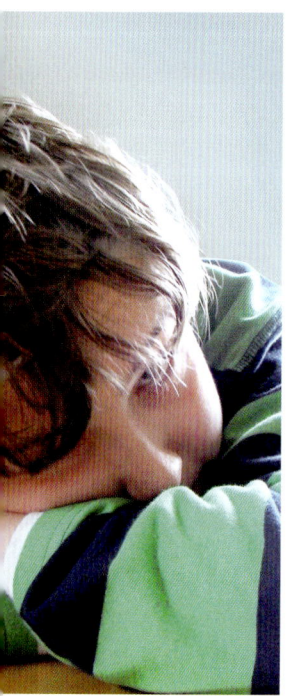

Besonders „hochgeschossene" Kinder, die extrem schlank sind, haben vielfach einen niedrigen Blutdruck, der sich ebenfalls negativ auf die Bewegungsfreude auswirken kann. Zusätzlich liegt oft gleichzeitig ein relativer Flüssigkeitsmangel vor.

Sowohl beim Mangel an bestimmten Vitaminen (v.a. B_{12}) als auch Eisen kann es zu einer Verminderung der Zahl roter Blutkörperchen kommen. Das ist gleichbedeutend mit einer relativen Unterversorgung des Organismus mit Sauerstoff. Das zugehörige Krankheitsbild heißt Anämie.

Liegt eine Schilddrüsenunterfunktion vor, kann sich das ebenfalls als Abgeschlagenheit bemerkbar machen.

Aus dem Bereich der Seele kommen die Ursachen Trauer oder ⮕ Depression, wobei bei letzterer im Verdachtsfall unbedingt ein spezialisierter Kinderpsychiater aufzusuchen ist. Auch ⮕ Bindungsstörungen können dahinterstecken.

Die häufigste Ursache von Abgeschlagenheit sind aber ⮕ Infektionskrankheiten. Hier gehören erhöhte Ermüdbarkeit und

Abgeschlagenheit zu den sicheren Vorboten insbesondere viraler Infektionskrankheiten. Besondere Erwähnung soll hier das EBV (Eppstein-Barr-Virus) finden, der Erreger des ⊃ Pfeifferschen Drüsenfiebers. Die Primärerkrankung wird häufig nicht erkannt, weil sie wie eine Erkältung wirkt, aber nach einer EBV-Infektion kommt es zu sehr langen Rekonvaleszenzphasen, die Wochen oder gar Monate andauern können und deren wesentlichsten Merkmale fortgesetzte Müdigkeit und Abgeschlagenheit sind. Spätestens dann sollte man daran denken. Die Infektion lässt sich im Blut problemlos nachweisen.

ADHS

Unter diesem Kürzel versteht man das Aufmerksamkeits-Defizit-Hyperaktivitäts-Syndrom. Der Name ist irreführend, denn diese Störung kann auch ohne jede Hyperaktivität auftreten. Das heißt, es gibt auch eine „Träumervariante" dieser Aufmerksamkeitsstörung ohne jegliche Hyperaktivität. Diese Kinder werden allerdings häufig „übersehen", da sie sich nicht offensichtlich auffällig verhalten.

An dieser Stelle muss festgehalten werden, dass die Diagnosestellung dringend in die Hände von Kinder- und Jugendpsychiatern gehört – und nur dorthin. Zwar fühlen sich auch andere Berufsgruppen berufen, hier mit allerlei „Befunden" zu intervenieren, aber das Ausfüllen von vorgegebenen Symptomlisten ersetzt keine fachärztliche Diagnose. Und ein „Verdachtsbefund" ist noch lange kein Anlass, in Panik zu verfallen und schwere Medikamente zu verabreichen.

Hinzu kommt – wie an anderer Stelle bereits erwähnt – dass ADHS-ähnliche Verhaltensmuster völlig andere Ursachen haben können. Das heißt, es sind auch die entsprechenden Differentialdiagnosen (Was könnte es sonst noch sein?) zu berücksichtigen. Mit der Therapie kann man allerdings schon vor einer endgültigen Diagnosestellung beginnen. Medikamente alleine stellen ohnehin einen Kunstfehler dar, weil sie zwar chemische Regelkreise beeinflussen, fehlerhaftes Verhalten jedoch nicht.

Im „Ernstfall" – also wenn eine fachärztliche Diagnose vorliegt – bildet immer die Therapie die Basis. Das ist ein internationales Grundprinzip bei allen Problemen mit psychischer Beteiligung. Bei leichten Fällen kann das Medikament wegbleiben.

In Abhängigkeit von der Schwere der Symptomatik könnte man formulieren:
- Therapie
- Therapie + spezielle Nahrungsergänzung (z.B. Equazen Pro)
- Therapie + Nahrungsergänzung + ADHS-Medikament

Als Therapie machen nur solche Varianten Sinn, in denen gezielt und interaktiv an Verhaltensänderungen gearbeitet wird, wie etwa in der ⊃ MTG-Therapie (medizinorientierte tiergestützte Therapie; www.IMTAT.at). Gesprächstherapie, Ergotherapie & Co. mögen besser sein als gar keine Therapie, aber das ist schon alles.

ADHS-Symptome bei Schulkindern und Jugendlichen und bei Kindergarten- und Vorschulkindern		
Symptome ADHS	bei Schulkindern und Jugendlichen	ADHS bei Kindergarten- und Vorschulkindern
Hauptsymptome		
Aufmerksamkeitsprobleme	+ + +	+ + + (schwer abgrenzbar)
Hyperaktivität	+ +	+ + + (schwer abgrenzbar)
Impulsivität	+ +	+ + + (schwer abgrenzbar)
Nebensymptome		
Regelakzeptanz	+	+ + +
Trotzverhalten	+	+ + +
Gruppenintegration	+	+ +
Frustrationstoleranz	+	+ +
Unfallgefährdung	+	+ +

Quelle: C. Popow, Österreichischer ADHS-Konsensusbericht

Man geht derzeit davon aus, dass bei ADHS hemmende Regelkreise im Gehirn nicht ausreichend aktiv sind. Dadurch kommt es zu überschießenden Impulsen, die in einer mangelnden Regulierung begründet sind. Bei sehr ausgeprägten Fällen werden daher Medikamente eingesetzt, die stimulierend auf diese Impulskontrolle und Impulshemmung wirken.

Darüber hinaus können auch Lebensumstände wie mangelnde Struktur des Tagesablaufs oder eine Mangelernährung bezüglich Omega-3- und Omega-6-Fettsäuren an der Entstehung dieses Syndroms beteiligt sein.

Zur Diagnoseerstellung sollten unbedingt dafür speziell ausgebildete Kinder- und Jugendpsychiater aufgesucht werden. ADHS ist heute eine „Modediagnose", die vielen Kindern, die eben nicht ruhig sitzen können, leichtfertig zugeordnet wird. Nicht zuletzt ist ADHS auch als eine Art Hilfeschrei des überforderten Lehrpersonals zu sehen, das mit unruhigen Kindern nicht fertig wird. Wegen zahlreicher parallel auftretender Störungen ist die Diagnose eines ADHS keinesfalls einfach und geht über die vielfach angewendete „Testung" mit diversen vereinfachenden Symptomfragebögen weit hinaus. Daher ist der Weg zum Kinderpsychiater erforderlich.

Die Therapie stützt sich auf einen sogenannten „multimodalen Zugang". Damit ist gemeint, dass eine Vielzahl von Maßnahmen – die Tablettenverordnung ist nur eine unter vielen – erforderlich ist, um eine positive Verhaltensänderung hervorzurufen. Medikamente beeinflussen nur biochemische Regelkreise – nicht aber die Verhaltensproblematik an sich – und sollten daher niemals alleine als „einfachste Lösung" eingesetzt werden.

Speziell in Österreich werden nach Meinung der WHO (Österreich wurde diesbezüglich im November 2012 seitens der WHO offiziell angemahnt) zu häufig Medikamente verordnet. Das ist in der leichtfertigen Diagnosestellung begründet und der Unkenntnis, dass es ein Reihe von Störungen gibt, die für den wenig Geschulten aussehen wie ADHS, aber keine sind. Offenbar ist es einfacher, Tabletten zu verabreichen, als sich mit dem Kind entsprechend intensiv auseinanderzusetzen. Zu den potentiellen Langzeitfolgen nach der Einnahme der

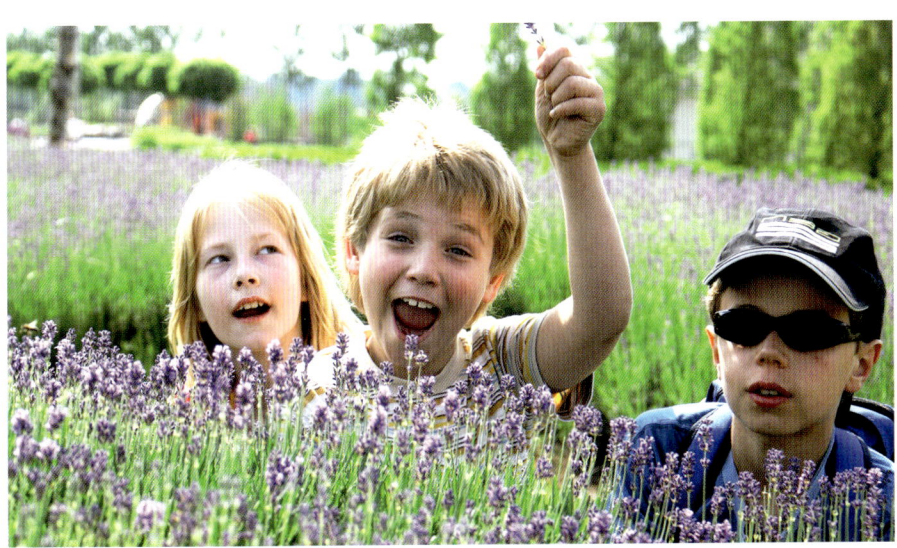

Kindern helfen mit neuen Hausmitteln
Schuhmayer | Zwiauer

ADHS-Medikamente durch Kinder, deren Gehirn sich ja noch im Wachstum befindet, gibt es keine wissenschaftlichen Daten. Man weiß darüber so gut wie nichts und kann potentielle Risiken daher nicht ausschließen.

Aus diesem Grunde sollte der Einsatz von Medikamenten die letztmögliche Lösung darstellen, die im Einzelfall aber sicher ihre Berechtigung hat.

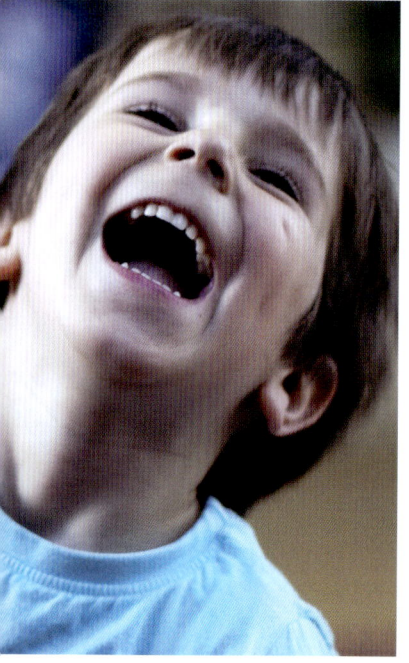

Im Vorschul- und Kindergartenalter sollten wegen unzureichender Datenlage und der speziellen Stoffwechseleigenschaften kleiner Kinder sowie des im Wachstum befindlichen Gehirns keine Medikamente verabreicht werden.

Eine der wichtigsten therapeutischen Maßnahmen bei der Behandlung von Kleinkindern mit der Diagnose ADHS ist die gute Aufklärung der Eltern und von allen in die Betreuung des Kindes einbezogenen Personen. Als nützlich erweist sich hier unterstützende Literatur wie etwa „Die 1, 2, 3-Formel" (Wermter C. 2011), „Kinderjahre" (Largo R.M. 2000) oder „Das kompetente Kind" (Juul J., Engeler S. 2003).

Klare Botschaften, klar geregelte und nicht überfordernde Tagesstruktur und gleichbleibende Regeln, Konsequenz bei wenigen wichtigen Forderungen (Verhalten bei Gefahren, Rücksichtnahme, keine körperliche Gewalt) sind im Umgang mit betroffenen Kleinkindern oft hilfreich. Wichtig ist auch, dass positive Verstärkung (Lob) immer wirksamer ist als Bestrafung und Tadel.

Bei ADHS-Vorschulkindern dient die Ergotherapie primär nicht der ADHS-Behandlung, sondern der Abgrenzung von anderen Verhaltensstörungen. Weitere Methoden wie tiergestützte Therapie, Motopädagogik, therapeutisches Klettern und Reiten sowie Spielangebote sind sinnvoll. Sie bessern auch das Selbstwertgefühl. Allerdings muss hier angemerkt werden, dass nicht alle angeführten Methoden hinsichtlich ihrer Effizienz hinreichend evaluiert sind.

Psychotherapeutisch empfiehlt sich Eltern- und Erziehungsberatung sowie eventuell Spieltherapie, wobei vor allem eine Kombination von Kind-, Eltern- und umgebungsbezogenem Training angestrebt werden soll. Wichtig ist die Entlastung der Kinder, die ihre Symptome bzw. die damit assoziierten Probleme nicht verschuldet haben, sowie die Fokussierung auf die positiven Aspekte der ADHS, wie z.B. vielseitige Interessen, Lerneifer und Hilfsbereitschaft.

Diätetische Maßnahmen haben mit Ausnahme eines einzigen dafür speziell geprüften diätetischen Nahrungsmittels (Equazen), das eine bestimmte Kombination von Omega-3-/Omega-6-Fettsäuren enthält, keine Auswirkungen. Die unkontrollierte Gabe von diversen ungeprüften „Omega-Fettpräparaten" aus der Drogerie hat mit Sicherheit keine Wirkung.

Die Schule stellt für fast alle Kinder mit ADHS den „ultimativen Provokationstest" dar, da genau diejenigen Anforderungen gestellt werden, die für die betroffenen Kinder am schwierigsten zu erbringen sind. Bei ADHS-Betroffenen – auch Erwachsenen – sind die Exekutivfunktionen durch die Erkrankung nicht altersgemäß entwickelt. Das bedeutet konkret: Die Fähigkeit zur Selbststeuerung und Selbstkontrolle ist vermindert, den Kindern gelingt es kaum, sich zu fokussieren, sie nehmen zwar alles wahr, ihre Aufmerksamkeitsspanne ist jedoch sehr kurz. Impulsen wird meist unmittelbar nachgegeben, ohne die Folgen zu bedenken. ADHS-Kinder leben fast vollständig im Hier und Jetzt. Es kann nur wenig Information gleichzeitig aufgenommen werden, neue Inhalte „kippen" die alten sofort. Den Kindern fällt es schwer, mit ihrer Aufmerksamkeit zwischen unterschiedlichen Aufgaben zu wechseln. Kinder, die an ADHS leiden, können mit allgemeinen Zieldefinitionen, wie „ich will mehr lernen", nur wenig anfangen. Sinnvoller sind klare Zieldefinitionen mit erreichbaren Ergebnissen. Nachfolgend eine solche konkrete Zieldefinition, die das „Wo" und „Wie" klar beinhaltet, z.B.: „Wenn ich abends im Bett liege, lerne ich noch für zehn Minuten Vokabeln." „Wenn-dann-Pläne" können Kinder mit ADHS schnell verinnerlichen, was ihre Fähigkeit zur Selbstregulation erhöht.

Zusammenfassend kann daher gesagt werden, dass die Diagnose ADHS niemals leichtfertig und nur nach Ausschluss anderer möglicher Störungen durch einen Facharzt für Kinder-/Jugendpsychiatrie gestellt werden sollte. Diverse Tests können allenfalls hinweisend, aber letztlich nicht beweisend sein. Bei der Behandlung stehen zunächst diverse nicht medikamentöse Maßnahmen im Vordergrund. Die Verordnung eines Medikamentes sollte durch einen speziell ausgebildeten Facharzt für Kinder- und Jugendpsychiatrie erfolgen. Nur diese Berufsgruppe alleine ist in der Lage und dafür ausgebildet, das ADHS von anderen Störungsbildern zu unterscheiden.

Weiters soll noch Erwähnung finden, dass diverse „Energetikbehandlungen" und andere mystische Behandlungsversuche völlig sinnlos sind. Dazu gehört auch die Intervention mittels „spezieller Diäten" und Ähnliches.

Adipositas ⮕ Übergewicht

Angina tonsillaris

Angina ist die lateinische bzw. medizinische Bezeichnung für Enge und Beklemmung (lat.: angor).

Damit ist auch schon das Leitsymptom dieser Erkrankungsgruppe beschrieben, die verschiedene Ausformungen haben kann. Volkstümlich spricht man von „Halsentzündung". Die mit Abstand häufigste Variante ist die Angina tonsillaris – eine Infektion der Gaumenmandeln, die hauptsächlich durch Viren hervorgerufen wird (Adenoviren, Rhinoviren, Influenzaviren, aber auch RS- oder EB-Viren).

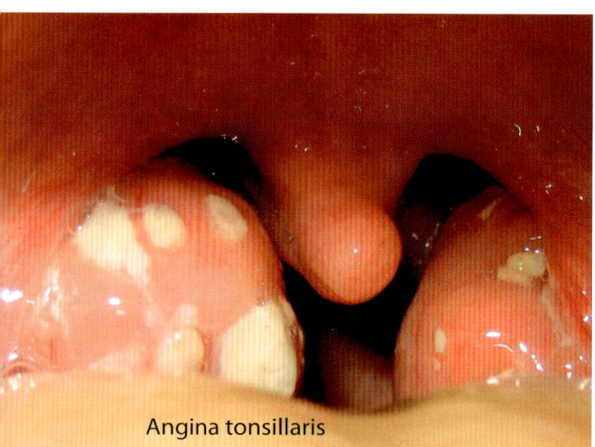

Angina tonsillaris

Bis vor nicht allzu langer Zeit hielt man Bakterien für die Hauptursache, was zu vielen unnötigen Antibiotikagaben führte. Bakterien sind in selteneren Fällen aber möglich, es sind dann vor allem β-hämolysierende Streptokokken (identischer Erreger wie bei Scharlach). Daneben spielen Pneumokokken, Staphylokokken oder etwa Haemophilus influenzae eine Rolle. Viele dieser Keime gehören zur normalen Mundflora. Die Infektion wird jedoch meist durch neue Erregertypen ausgelöst, gegen die keine Immunität besteht. Als zusätzliche Faktoren können ein geschwächter Allgemeinzustand (etwa im Rahmen von Erkältungen) oder eine Immunschwäche hinzutreten.

Die Symptome können den Allgemeinzustand stark beeinträchtigen. Es kommt zu mitunter sehr hohem Fieber, Abgeschlagenheit oder Kopfschmerzen. Der Hals schmerzt, es treten massive Schluckbeschwerden und Mundgeruch auf. Das Kind fühlt einen „Knödel" im Hals. Auch Übelkeit kann hinzutreten.

Die Gaumenmandeln sind gerötet und können weißliche Beläge tragen. Es handelt sich dabei meist um Fibrin, nur selten um Eiter. Die Lymphknoten am Hals sind geschwollen. Im Falle einer Scharlachangina kommt es zum typischen Ausschlag.

Mitunter kann Ihr Kind einen weißlichen Belag aufweisen und über Halsweh klagen, auch wenn keine Lymphknotenschwellung vorliegt. Dann handelt es sich möglicherweise lediglich um Essensreste, die sich an den Mandeln festgesetzt haben und in der Regel nach einiger Zeit von alleine verschwinden.

Behandlungsprinzipien

Da dies jahrzehntelang so (falsch) gelehrt wurde, löst die Angina bei vielen Ärzten noch immer einen „Antibiotikareflex" aus. Ähnlich wie die Mittelohrentzündung. Eine Angina galt tatsächlich ein halbes Jahrhundert lang als eine der Paradeindikationen für Penicillin. Mittlerweile weiß man: Das ist falsch! Primär gibt man **kein** Antibiotikum bei Angina, auch nicht zur „Sicherheit", da es bei Viren völlig unwirksam ist. Man erzeugt damit nur unnötigen Resistenzdruck. Antibiotika sind erst bei eindeutigen Symptomen wie hohem Fieber eine Option. Davor nicht. Am besten, es wird zum Nachweis der bakteriellen Infektion ein CRP-Schnelltest gemacht. Das ist in jeder guten kinderärztlichen Praxis möglich. Bei Nachweis von bakteriellen Ursachen, insbesondere bei β-hämolysierenden Streptokokken, ist aber eine ausreichend hoch dosierte und lange Antibiotikagabe notwendig, da es sich um eine bakterielle Infektion handelt und Nachfolgeerkrankungen verhindert werden sollen. Sie endet erst mit dem Aufbrauchen der gesamten Arzneimenge in einer Packung, auch wenn die Symptome bereits deutlich zurückgegangen sein sollten.

Daneben kann sehr effizient symptomatisch unterstützt werden: ⮕ Beinwickel bei Fieber, ⮕ Halswickel, Gurgeln mit Salbeitee (⮕ Tee bei Halsentzündung) und anderen desinfizierenden Lösungen.

Je nach Alter des Kindes helfen Zwiebel, Bärlauch und Knoblauch (auch in kleinen Dosen), ⮕ Hühnersuppe zur Stärkung, breiige Nahrung und viel Flüssigkeit. Therapeutisch darf auch Eis gegessen werden, um die Schwellung zu mindern.

Hier soll erstmals der ⮕ Topfenwickel erwähnt werden, der für viele Kinder deutlich angenehmer ist als der warme Hals- oder gar der Zwiebelwickel. Er scheint den anderen „Wickeln" sogar überlegen zu sein und es gibt zur hohen Wirksamkeit ein interessantes Erklärungsmodell (siehe S. 235).

Angst ⮕ Emotionaler Stress

Angst vor Darmentleerung/Stuhlgang

Sobald ein Kind im Alter von zwei bis drei Jahren gelernt hat, den Stuhlgang bewusst zurückzuhalten, können schmerzhafte Erlebnisse bei der Darmentleerung (z.B. im Rahmen einer Verstopfung) einen Teufelskreis in Gang setzen. Aus Angst vor erneuten Schmerzen verkneift sich das Kind dann den Stuhlgang bis zur erneuten Verstopfung. Diesen Kreislauf zu durchbrechen ist schwierig und braucht oftmals viel Zeit.

Behandlungsprinzip

Die Angst ernst nehmen und dem Kind einfühlsam begegnen! Angst vor Schmerzen sollte immer ernst genommen werden. Das Kind muss spüren, dass es Ihnen vertrauen kann. Sprechen Sie mit ihm über die Angst, erklären Sie die Ursache, dass durch das Zurückhalten die Problematik nicht gelöst wird, sondern erst entsteht bzw. verschlimmert wird.

Versuchen Sie, so wenig Stress und Druck wie möglich zu machen, da sonst die gesamte Toilettensituation zu einer traumatischen Erfahrung werden kann. Ungeduld, Drohungen und Schimpfen wirken sich in jedem Fall kontraproduktiv aus.

Kleineren Kindern kann sogar die Windel wieder angeboten werden, damit die negative Assoziation mit der Toilette verringert wird.

Auch der spielerische Weg hilft. Dann wird die Toilettenzeit zur positiv empfundenen Spielzeit. Fördern und belohnen Sie Selbstständigkeit.

Wichtig ist es, während einer solchen Phase auf ausgewogene Ernährung mit ausreichenden Ballaststoffen und Flüssigkeit zu achten, damit es nicht erneut zur Obstipation kommt.

Ein kaltes Getränk am Morgen, das die Darmtätigkeit anregt, und milde Abführtees können die Bestrebungen unterstützen. Sich ausreichend Zeit nehmen, um den Stuhldrang zu spüren, und ein gewisses Ritual der Stuhltoilette helfen ebenfalls. Stark wirksame Varianten wie etwa Sennesblättertee sind für Kinder keinesfalls geeignet.

➲ Möglichkeiten bei Verstopfung

Antibiotikanebenwirkung

Bei manchen Menschen steht das Thema Antibiotika fast im Rang einer Glaubensfrage. Das sollte es nicht sein, denn mit Glauben hat es nichts zu tun.

Tatsache ist, dass wir ohne Antibiotika bei bestimmten, im Wesentlichen bakteriellen Infektionen pro Jahr den Tod vieler Kinder beklagen müssten. Vielleicht kann man sich das nicht mehr vorstellen, aber vor der Erfindung des Penicillins war die Diagnose Lungenentzündung nahezu ein Todesurteil. Vier von fünf Kindern fanden dabei den Tod.

Antibiotikanebenwirkung

Tatsache ist aber auch, dass Antibiotika bei nicht bakteriellen Infektionen – also jenen, die von Viren ausgelöst werden, wie etwa Erkältungen, 80 % der Mittelohrentzündungen, Nebenhöhlenentzündungen, Bronchitiden oder bei Grippe – nicht wirken. Eine nicht gerechtfertigte Einnahme führt letztlich dazu, dass es zu resistenten Keimstämmen kommt, die der Medizin einiges an Kopfzerbrechen bereiten können, da resistente Erreger nicht mehr auf Antibiotika reagieren. Eine Virusinfektion dauert durch eine „vorbeugende" Gabe von Antibiotika keinen Tag kürzer. Eine „vorbeugende" Verordnung gibt es in diesem Bereich gar nicht.

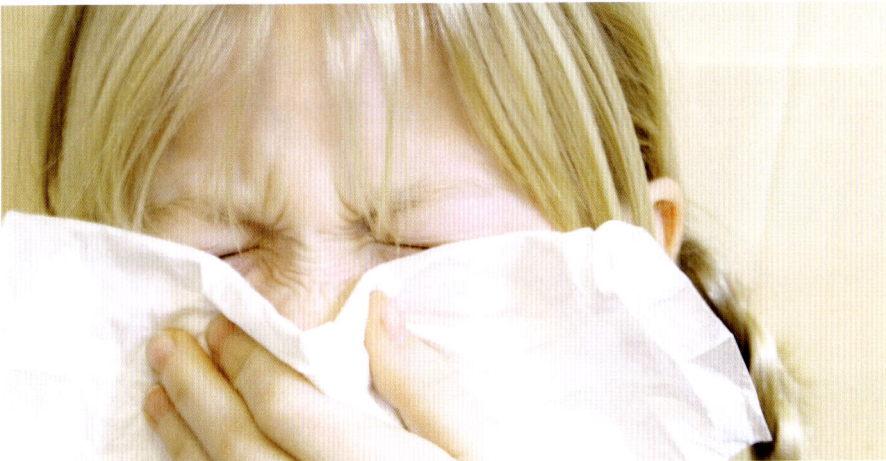

Hat ein Kind eine Virusinfektion, dann erkennt man das Auftreten einer zusätzlichen bakteriellen Infektion entweder an dem damit verbundenen neuerlichen Fieberanstieg oder ganz einfach mit einem sogenannten CRP-Test, der sofort Auskunft über das Auftreten von Bakterien geben kann. So gut wie jede Kinderarztpraxis hat das entsprechende Gerät. Leider wird der Test in Österreich von der Krankenkasse noch nicht bezahlt.

In seltenen Fällen von wiederholter Antibiotikaeinnahme ist es wichtig, die Substanz zu wechseln. Und wenn einmal Antibiotika nötig sind, darf man keinesfalls damit aufhören, weil es dem Kind „ohnehin schon besser" geht, sondern das Antibiotikum ist exakt nach Verordnung zu Ende zu nehmen. Vorzeitiges Beenden der antibiotischen Therapie bewirkt, dass im Körper Bakterien überleben und resistent werden können.

Grundsätzlich sollte man sich vorstellen, dass Antibiotika natürlich nicht ausgewählte Krankheitskeime attackieren, sondern daneben auch viele andere Keime, die in unserem Körper für dessen klaglose Funktion – etwa im Darm – erforderlich sind. Das ist der Grund, warum es empfehlenswert ist, bei Antibiotikagabe den Kindern auch Joghurt zu verabreichen. Das kann einen gewissen Darmschutz bewirken und verhindert den antibiotikainduzierten Durchfall. Es ist dabei nicht notwendig, spezielle probiotische Produkte zu verwenden, ein „normaler" Joghurt weist den gleichen Nutzen auf.

Siehe auch ➲ Natürliche Infektanfälligkeit.

Appetitlosigkeit

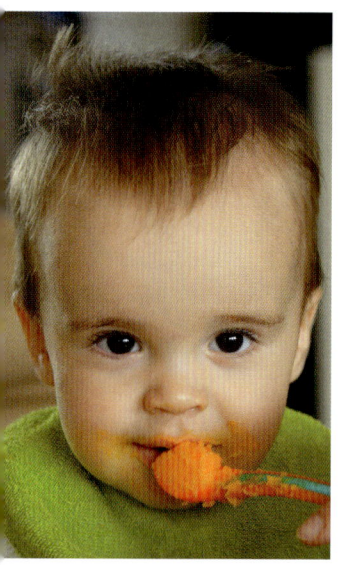

Schon die Interpretation des Begriffes mag nicht ganz einfach sein, denn wie viel Appetit „soll" ein Kind denn haben? Sicher nicht so viel, um Übergewicht zu fördern, aber die Essfreudigkeit unterschiedlicher Kinder ist eben nicht standardisierbar.

Man sollte sich dazu also erst dann ernsthaft Gedanken machen, wenn das Problem über einen längeren Zeitraum besteht. Eine Ausnahme stellen aufgrund des Wachstums allerdings Säuglinge dar.

Häufig ist die Appetitlosigkeit ebenso wie Abgeschlagenheit ein klassischer Vorbote verschiedener ➲ Infektionskrankheiten. Diese beiden Symptome können schon auftreten, wenn noch gar keine anderen spezifischen Krankheitszeichen erkennbar sind. Dabei kann es sich um eine harmlose Erkältung ebenso handeln wie um eine gefährliche Hirnhautentzündung. Daher gilt „aufmerksames Abwarten", wobei bei den geringsten Zeichen einer Hirnhautentzündung (grippeähnliche Symptome wie hohes Fieber und starke Kopfschmerzen, dazu aber plötzliche Nackensteifigkeit sowie charakteristische Verfärbungen auf der Haut) sofort eine Klinik aufzusuchen ist.

Wie die Abgeschlagenheit, kann Appetitlosigkeit im seelischen Bereich eine Erklärung finden im Sinne von ➲ emotionalem Stress oder Trauer.

Auch ➲ Zinkmangel kommt als mögliche Ursache in Betracht. Hier gilt im Verdachtsfall dasselbe wie bei den Vitaminen: nicht blind etwas ersetzen, dessen Mangel nicht nachgewiesen ist.

Steht die Appetitlosigkeit mit einer Infektion oder dem gehäuften Auftreten von Infektionen in Zusammenhang, kann man spezielle ➲ Tees zur Verbesserung der Körperabwehr geben.

Atembeschwerden

Atembeschwerden können vielfältige Gründe haben und deuten primär auf eine Funktionsstörung in den oberen Atemwegen hin.

Die häufigste Ursache liegt in einer ⊃ Erkältung, also nicht in der echten Grippe, sondern in einem saisonbedingten grippalen Infekt.

Selbstverständlich kann aber auch die echte ⊃ Grippe zu Atembeschwerden führen. Echte Grippe stellt besonders für Säuglinge und Kleinkinder eine gefährliche Erkrankung dar.

Atembeschwerden können gegebenenfalls auf eine begleitende ⊃ Bronchitis hinweisen.

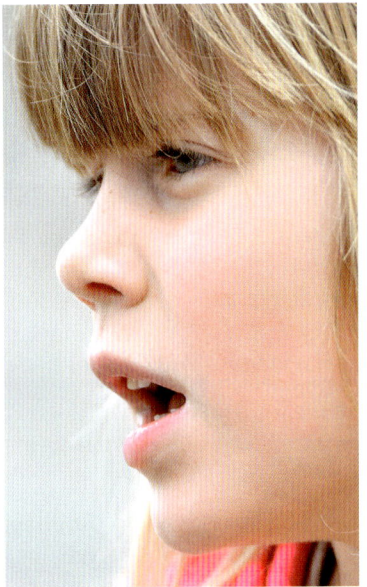

Die Art und Qualität der Geräusche, die beim Auskultieren der Atmung vom Arzt zu hören sein können, lässt zwischen Atemnot, bei der Kurzatmigkeit im Vordergrund steht, sowie Giemen und Pfeifen unterscheiden. Giemen ist dabei typisch für Asthma und durch eine Verengung der Luftwege beim Ausatmen bedingt.

Giemen kann auch als Vorbote auftreten. 2008 wiesen Forscher in den USA nach, dass ein im Einschulalter einsetzendes Giemen (man erkennt das aber nur durch Abhören mit Stethoskop) das spätere Asthmarisiko um den Faktor 7 erhöht. Hält es dauerhaft an, erhöht sich das Risiko um das 14fache.

Ein pfeifendes Atemgeräusch spricht für eine Verengung im Kehlkopfbereich.

Die Medizin fasst alle Atemgeräusche unter dem Begriff Stridor zusammen. Der Begriff steht allgemein für eine Verengung der Atemwege. Krankhafte Atemgeräusche beim Einatmen findet man beispielsweise bei einer Laryngotracheitis bzw. ⊃ Kehlkopfentzündung.

Treten Beschwerden beim Ausatmen auf, dann steckt eher eine Lungenerkrankung dahinter, wie etwa Asthma oder eine ⊃ Lungenentzündung.

In seltenen Fällen kann auch eine sogenannte Fremdkörperaspiration für ein abnormes Atemgeräusch verantwortlich sein, also wenn ein Fremdkörper versehentlich in die Atemwege gelangt ist.

Keuchendes Luftholen nach einer krampfartigen Hustenattacke wäre typisch für ⊃ Keuchhusten, daher der Name.

Aufstoßen

Dabei handelt es sich um das Entweichen von Luft, die aus dem Magen-Darm-Trakt kommt, über den Mund. Während man größeren Kindern beibringt, dass „Rülpsen" nicht sonderlich schicklich ist, stellt das „Bäuerchen" bei Babys einen völlig natürlichen Entspannungsprozess nach dem Trinken dar.

Heftiges Saugen und gieriges Trinken führen zum Verschlucken von Luft in den Magen, die wieder entweichen muss. Es empfiehlt sich, diesen Prozess zu unterstützen, indem man das Kind über die Schulter lehnt und mit ihm umhergeht. Möglichst nicht ohne Windel darunter, da häufig auch kleine Mengen der geschluckten Nahrung mit entweichen.

Schnelles Trinken oder Essen sind üblicherweise die Ursachen für Aufstoßen, es kann aber auch durch gashaltige Getränke wie Mineralwasser oder kohlensäurehaltige Limonaden ausgelöst werden.

Der sogenannte gastroösophageale Reflux – eine Schwäche der oberen Verschlussmuskulatur des Magens – ist bei Säuglingen sehr häufig und eigentlich normal. Allerdings wächst er sich zumeist im ersten Lebensjahr aus und ist dann bei Kindern eine eher seltene Ursache, die aber dann genau abgeklärt und auch therapiert gehört.

Behandlungsprinzip

Ausreichend Zeit und Stressfreiheit bei der Nahrungsaufnahme sind die wichtigsten Maßnahmen zur Verhinderung von Aufstoßen.

Augenerkrankungen

Erkrankungen der Augen und der Sehstärke haben eine Vielzahl an Gründen. Da einige davon schwerwiegende Folgen haben können, sind regelmäßige Kontrollen des Sehvermögens im Rahmen der Mutter-Kind-Pass-Untersuchungen ganz wesentlich und sollten auch durchgeführt werden, wenn subjektiv keinerlei Beschwerden vorliegen.

Im Zusammenhang mit der Thematik dieses Buches sei vor allem darauf hingewiesen, dass Hausmittel, wie etwa die beliebte Kamillenauflage, bei jeglicher Form von Beschwerden am bzw. im Auge absolut kontraproduktiv sind und NICHT zur Anwendung kommen sollen, da selbstgemachte Auszüge in der Regel Schwebstoffe enthalten, die das Auge zusätzlich reizen. Das gilt auch für vergleichsweise „harmlose" Entzündungen wie dem Gerstenkorn.

Das Gerstenkorn ist eine Entzündung der Talgdrüsen am Augenlid. In den meisten Fällen sind Bakterien (Staphylokokken) die Ursache. Zunächst findet sich eine rötliche Schwellung am Augenlid, Lichtempfindlichkeit oder ein Fremdkörpergefühl können dazukommen. Nach einigen Tagen entsteht ein gelblicher Eiterherd.

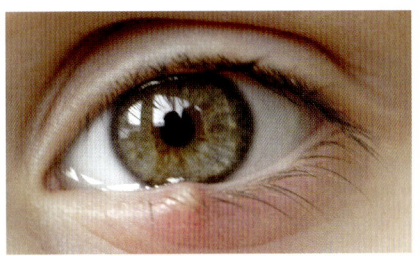

Eine antibiotische Salbe ist als Therapie oft ausreichend.

Ein aktuell zunehmendes Problem ist die ⊃ Kurzsichtigkeit.

Autismus-Spektrum-Syndrom/-Störung (ASS)

Früher nannte man das Störungsbild einfach Autismus. Heute versteht man unter ASS eine Vielzahl recht unterschiedlicher Erscheinungsformen. Eine historische Sonderform ist das Asperger-Syndrom, benannt nach dem Wiener Kinderarzt und Heilpädagogen Johann Friedrich Karl Asperger (1906–1980).

Die Medizin zählt das ASS formal zu jenen psychiatrischen Erkrankungen, die sich im Kindes- bzw. Jugendalter als Entwicklungsstörungen unterschiedlichen Ausmaßes bzw. unterschiedlicher Prägung manifestieren. In Abhängigkeit von der Ausprägung erscheint die Bezeichnung „Erkrankung" allerdings häufig nicht zutreffend, da es sich viel eher um eine andere Art der Persönlichkeitsvariante handelt als um eine Störung. In vielen Fällen steht eine Art „Filterdefekt" im Vordergrund, wodurch die Betroffenen die Umwelt völlig anders erleben als scheinbar Gesunde. Dieser Zugang erleichtert auch den Umgang mit diesem Thema, das in den letzten Jahren steigende Beachtung findet.

Autismus ist keineswegs mit intellektuellem Defizit gleichzustellen, dennoch finden Betroffene im Schulsystem nur selten Unterstützung. Das mag an der mangelhaften Ausbildung der Lehrerschaft liegen, aber auch an einem antiquierten Vorstellungsbild, wonach diese Kinder am besten in einer Sonderschule aufgehoben seien. Man findet unter den Betroffenen aber hoch qualifizierte Menschen wie Quantenphysiker, Ärzte oder Juristen. Solche Erfolge werden allerdings nur erreicht, wenn ASS frühzeitig diagnostiziert wird und eine zielgerichtete Therapie erfolgt. Betroffene sollten jedenfalls eine Berufsausbildung wählen, die ihrem Persönlichkeitsprofil entspricht. So muss ein Quantenphysiker vor allem exzellent in höherer Mathematik sein, ob er nett plaudern kann, ist unbedeutend.

In starkem Kontrast zu diesen Manifestationsformen steht der frühkindliche Autismus. Hier muss man von einer dramatisch wirkenden Erkrankung sprechen, die auch jeder Laie mühelos als solche erkennt.

Was steckt dahinter?

Das ASS zählt zu den tiefgreifenden Entwicklungsstörungen und offenbart sich nicht als klar umrissenes Krankheitsbild, sondern kann völlig unterschiedliche Erscheinungsformen aufweisen, die auch sehr unterschiedlich stark ausgeprägt sein können.

Grundsätzlich geht es um verschiedene Beeinträchtigungen vorwiegend im sozialen Bereich, die sich allerdings auf sehr unterschiedliche Weise zeigen können. Daher auch die neue, offenere Namensgebung.

Die Störung manifestiert sich häufig bereits in der Kindheit und betrifft im Wesentlichen folgende Bereiche:

- soziale Beziehungen,
- soziale Kommunikation,
- soziales Verständnis bzw. soziale Vorstellungsfähigkeit.

Was hinter dem Autismus steckt, ist völlig ungeklärt. Möglicherweise handelt es sich um die Folge einer nicht näher definierbaren Gehirnschädigung (Dysfunktion), die vor dem Hintergrund einer genetischen Prädisposition (vererbte Veranlagung) auftritt.

Die Störung ist unabhängig von intellektuellen, sozioökonomischen oder ethnischen Faktoren. Buben sind viermal häufiger betroffen als Mädchen. Die Häufigkeit hängt von den Definitionskriterien ab und wird auf 15 bis 40 je 10.000 Kinder geschätzt. Sind die Eltern betroffen, steigt auch die Wahrscheinlichkeit, dass deren Kinder daran leiden.

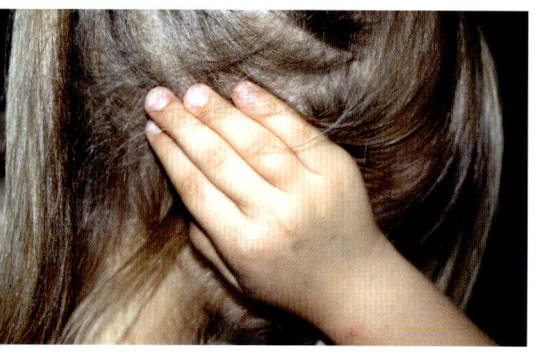

Daneben findet man aber auch andere Eigenheiten wie erhöhte Lärmempfindlichkeit oder ein unfassbar gutes Hörvermögen selbst für kleinste Geräusche (etwa das Summen einer Stubenfliege), das einen Autisten unsäglich quälen kann. Dies lässt sich vielleicht am besten als eine Art „Filterdefekt" definieren, da Nichtbetroffene bestimmte Geräusche automatisch wegblenden, während der Autist das nicht tut.

Autismus-Spektrum-Syndrom/-Störung (ASS)

Tatsächlich geht das so weit, dass Betroffene in der Therapiepraxis durch das geschlossene Fenster die Vögel zwitschern hören, die der Therapeut selbst gar nicht wahrnimmt. Es ist nachvollziehbar, dass ein derart anderes Erleben der Umwelt zu unterschiedlichen Reaktionsmustern führt.

Kürzlich hat die Universität Ulm mit dem Gendefekt 16p11.2 ein Krankheitsbild definiert, das neben bestimmten Stoffwechseleigenheiten, die letztlich in extremer Fettleibigkeit enden (das Sättigungszentrum ist gestört), auch gehäuft eine Autismus-Symptomatik aufweist.

Entstehung

Trotz vieler Theorien und zahlreicher Untersuchungen sind die Ursachen des Autismus nach wie vor unbekannt. Da es sich vermutlich um eine Entwicklungsstörung handelt, geht man von einer hirnorganischen Komponente aus und sie könnte damit in die Kategorie der neurologischen Störungen eingereiht werden.

Die Annahme, dass die Eltern, speziell die Mütter, durch zu wenig Zuwendung die Schuld an autistischen Störungen ihrer Kinder tragen, ist sowohl durch klinische Erfahrungen als auch durch Forschungsergebnisse widerlegt. Statistisch findet man in den Familien der Betroffenen gehäuft Menschen mit Sprachstörungen, Lernschwierigkeiten und kognitiven Beeinträchtigungen. Andererseits weisen Betroffene zu ca. 50 % sogenannte „Inselbegabungen" auf. Das heißt, sie sind auf einem bestimmten Gebiet weit überdurchschnittlich kompetent, vereinzelt bis in „Nobelpreisnähe". Dies wurde früher als „Asperger-Syndrom" bezeichnet. Zusammengefasst handelt es sich um eine derzeit nicht näher definierbare Entwicklungsstörung des Gehirns, von der in Österreich rund 48.500 Kinder betroffen sind (diese Angabe ist allerdings nicht mehr aktuell, die tatsächliche Zahl der Betroffenen dürfte höher liegen). Eines der wesentlichen Grundprobleme liegt in der häufig zu späten Diagnose.

Mit Sicherheit falsch ist die Beziehung, die immer wieder zwischen Autismus und Impfungen hergestellt wurde. Das ist längst wissenschaftlich widerlegt und stand auch nie seriös zur Diskussion, obwohl es in Laien- und insbesondere Medienkreisen immer wieder angeführt wurde.

Definition

Die Diagnose erfolgt meist in der frühen Kindheit. Man findet ein gestörtes Sprach- und Bewegungsverhalten vor. Ferner zeigt sich „Kontaktarmut" bis hin zur sozialen Isolation und ein „Nichtverstehen und Akzeptieren" der äußeren Einflüsse.

Im Detail zeigt sich folgendes Bild:

1. Qualitative Auffälligkeiten in der sozialen Interaktion in Form von fehlender sozialer und emotionaler Gegenseitigkeit. D.h., die Kinder können die Gefühle anderer Menschen nicht verstehen und sie daher nicht nachvollziehen. Dadurch können sie das eigene kommunikative und emotionale Verhalten nur schwer auf die soziale Situation einstellen.
2. Qualitative Auffälligkeiten der verbalen und nonverbalen Kommunikation.
3. Eingeschränkte, sich wiederholende und stereotype Verhaltensmuster, Interessen und Aktivitäten.

Weitere Kriterien:

- Eine auffällige und beeinträchtigte Entwicklung bereits vor dem dritten Lebensjahr (häufig Verzögerungen der Sprachentwicklung oder Ausbleiben von Sprache).
- Das klinische Erscheinungsbild kann nicht einer anderen tiefgreifenden Entwicklungsstörung oder einer anderen psychischen Störung zugeordnet werden.

Diagnostik

Die Diagnose erfolgt durch einen Facharzt für Kinder-/Jugendpsychiatrie, um das Störungsbild von ähnlichen abzugrenzen. Eine exakte Psychodiagnostik mit standardisierten Untersuchungsinstrumenten ist ein wesentlicher Baustein zur ganzheitlichen Erfassung der Symptomatik und letztlich zur Diagnosestellung. Folgende andere Störungen müssen ausgeschlossen werden:

- Intelligenzminderung ohne Autismus,
- expressive, rezeptive Sprachstörungen und Landau-Kleffner-Syndrom,
- Deprivation,
- frühkindliche Schizophrenie,
- Mutismus,
- Bindungsstörungen,
- Angststörungen und
- andere wie ADHS. ADHS-ähnliche Symptome kommen bei ASS allerdings gehäuft vor, was gelegentlich zu Verwechslungen führt.

In Österreich ist der Umgang mit dem Thema Autismus leider höchst inadäquat. Das betrifft sowohl den Umgang mit Hilfesuchenden, die eine Diagnose haben möchten, als auch den Umgang mit den betroffenen Kindern. In den Bereichen Sozialarbeit und Pädagogik herrscht weitgehend Ahnungslosigkeit. Das führt dazu, dass betroffene Kinder keine entsprechende Unterstützung erhalten, sondern nach Sonderschullehrplan unterrichtet werden. Das bedeutet in der Praxis: kein adäquater Schulabschluss = kein Job = Autisten werden als „Hilfsschüler"

Autismus-Spektrum-Syndrom/-Störung (ASS)

abgestempelt, wenn die Eltern nicht über die entsprechenden finanziellen Mittel und die Energie verfügen, dem entgegenzuwirken.

Was kann man tun?

Wesentlich ist die möglichst frühe Diagnose durch den Arzt. Theoretisch folgt die Behandlung einem sogenannten multimodalen Konzept. Das heißt, sie stützt sich auf unterschiedliche Maßnahmen, vorwiegend verhaltenstherapeutisch-psychoedukativer Zielrichtung. In der Praxis erhalten Betroffene vielfach jedoch keine Diagnose und daher auch keine Therapie.

Das theoretische Behandlungsspektrum umfasst verschiedene therapeutische Verfahren zur aktiven Veränderung von Verhaltensstereotypien und zum Aufbau von sozialen Fähigkeiten. Die Schwerpunkte liegen dabei in der Kommunikationsförderung (Sprachaufbau, Bild- und Symbolkommunikation, Gebärdensprache etc.), der Verbesserung des Sozialverhaltens, der Spielförderung, der Wahrnehmungsförderung, der Erweiterung der Handlungskompetenzen sowie der Bearbeitung sekundärer Verhaltensprobleme.

Beispiele für derartige Therapien sind Verhaltenstherapie, sensorische Integrationstherapie, geführte Interaktionstherapie, lernpsychologisch systemorientierte Methoden oder kreative Verfahren. Am besten evaluiert sind edukative Ansätze wie TEACCH („Treatment and Education of Autistic and related Communication handicapped Children") oder ABA („Applied behaviour Analysis").

Einen sehr umfassenden Ansatz bietet die ⮕ MTG-Therapie, wie sie etwa am Institut für Medizinorientierte Tierassistierte Therapie (www.IMTAT.at) angeboten wird, die besonders gute Erfolge auf dem Sektor der Verbesserung der Sozialkompetenz für sich in Anspruch nehmen darf. Im Gegensatz zu anderen Methoden erfolgt bei dieser Therapieform ein interaktiver sozialer Dialog und Austausch in Echtzeit, vor allem aber unter realen Bedingungen und nicht als Spielsituation. Der soziale Sparringpartner Tier erleichtert den Betroffenen entschieden das erfolgreiche Erlernen und Üben sozialer Verhaltensweisen. Spielerisch zwar, aber nicht in einer hypothetischen Spielsituation, sondern in der Realität.

Schon frühzeitig sollte der Berufswunsch von ASS-Betroffenen an die individuellen Stärken und Schwächen angepasst werden. Nur so ist ein erfülltes Leben möglich. Wir finden sie oft als einsame Tüftler im Softwarebereich, als still forschende Wissenschaftler, aber auch als öffentlichkeitsscheue Künstler. Eines haben sie gemeinsam: enge soziale Kontakt sind nicht ihre Sache.

Je nach Schweregrad besonders belastender Symptome wie Autoaggression, explosive Aggressivität (Wutanfälle mit Zerstörungsdrang) oder Hyperaktivität können auch Psychopharmaka zum Einsatz kommen. Eine Medikation dient allerdings lediglich der Eindämmung von Auffälligkeiten. Zur Anwendung kommen je nach Situation moderne Neuroleptika, Stimulantien und Antidepressiva. Die alleinige Medikamentengabe ist allerdings, wie auch bei anderen psychischen Störungen, der falsche Weg.

Was ist zu erwarten?

Wie sich eine autistische Störung entwickelt, kann man nicht exakt vorhersagen. Generell hängt viel vom Schweregrad der Entwicklungsstörung und möglichen Begleitstörungen ab. Wichtig ist, dass die Störung früh erkannt und die Betroffenen vor allem durch nicht medikamentöse Therapien entsprechend behandelt und gefördert werden. Ebenso sollten die begleitenden Erwachsenen ausreichend trainiert werden, um sich richtig zu verhalten.

Das betrifft insbesondere den öffentlichen Schulbereich, in dem die Situation nur als katastrophal bezeichnet werden kann. Es gibt zwar eventuell Inklusion, aber KEINE adäquate Förderung. Das Kind wird dann oft in einer Normalklasse nach Sonderschullehrplan unterrichtet. ASS-Kinder zu unterrichten ist allerdings viel herausfordernder und komplexer, da sie vielleicht langsamer lesen und schreiben, aber dafür rechnen können wie Einstein. Die meisten Lehrer sind diesen Anforderungen nicht einmal im Ansatz gewachsen und somit völlig überfordert.

Hinzu kommt, dass von ASS Betroffene bei der Auswahl sozialer Kontakte sehr selektiv sind. Wenn sie jemanden mögen, ist vieles möglich, ansonsten gar

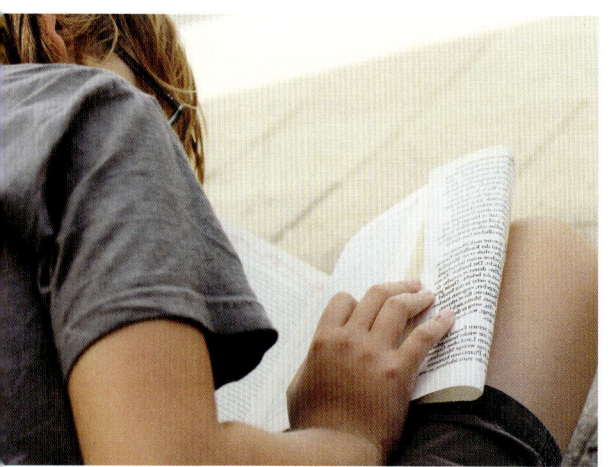

nichts. Das Mögen hängt davon ab, inwieweit der andere in der Lage ist, sich in die Welt des Autisten hineinzuversetzen.

Die Symptome der Krankheit sehen in den verschiedenen Altersstufen durchaus unterschiedlich aus. In der Kindheit sind sie meist am stärksten ausgeprägt. Im Vorschulalter zeigt sich häufig das volle Spektrum der Störung, im Schulalter mildert sich die Symptomausprägung oft. Im Jugendalter und im frühen Erwachsenenalter erreicht etwa die Hälfte der Betroffenen eine deutliche Verhaltensbesserung, während die Störung bei anderen stagniert oder sich die Symptome wieder verstärken. Einige Patienten können mit ambulanter Hilfe gut in die

Familie integriert werden, eine/n normale/n Kindergarten bzw. Schule besuchen, eine Berufsausbildung absolvieren und relativ viele Dinge im Alltag allein verrichten. Bei anderen Betroffenen wiederum ist die Störung so ausgeprägt und die Selbstverletzungsgefahr so groß, dass die Patienten in einer betreuten Wohnform besser aufgehoben sind als zu Hause und dort auch optimal gefördert werden.

Die beschränkte Fähigkeit zu sozialen Kontakten kann auch dazu führen, dass daraus eine Soziophobie resultiert, die aber mit den herkömmlichen Mitteln nicht beherrschbar ist.

Wann sollte man reagieren?

Sobald ein Kind eines oder mehrere der oben angeführten Entwicklungsstörungen zeigt und dadurch in seiner alterstypischen Entwicklung eingeschränkt ist, sollte ein Arzt aufgesucht werden.

Es gibt keine Hausmittel bei Autismus. Allerdings kann man Elemente der ⊃ Aromatherapie ausprobieren.

Weitere Informationen:
www.autistenhilfe.at
www.autismus.at
www.autismus1.de
www.neurologen-und-psychiater-im-netz.de
Aarons M., Gittens T.: Das Handbuch des Autismus. Weinheim 2010

Bauchkrämpfe/Bauchschneiden – Bauchweh

Bauchkrämpfe wie Bauchschneiden (ein eher „scharfer" Schmerz) oder Bauchweh (ein eher „dumpfer" Schmerz) zeigen Probleme im Magen-Darm-Trakt an.

Gelegentlich essen Kinder in ihrer Begeisterung mancherlei durcheinander, was zu Irritationen des Magens führen kann, auch wenn Omas altbekannte Weisungen, keine rohen Äpfel und Wasser gleichzeitig zu sich zu nehmen, sich wissenschaftlich nicht halten lassen. Oft ist es eher ein Zuviel etwa von Süßigkeiten, das sich gut erklären lässt. Zucker ist einer der stärksten „Lockstoffe" für Magensäure. Das heißt, es wird davon mehr produziert und eine ⊃ Magenschleimhautentzündung kann die Folge sein.

Bauchschmerzen gehören zu den regelmäßigen Begleitern von ⊃ Magen-Darm-Entzündungen, die ihrerseits sowohl von Viren (z.B. Noro-Viren) als auch Bakterien (z.B. Lebensmittelvergiftung) hervorgerufen sein können. Liegt der Schmerz

Kindern helfen mit neuen Hausmitteln

Schuhmayer | Zwiauer

knapp unterhalb des Brustbeins, ist sehr wahrscheinlich der Magen betroffen, liegt er tiefer, ist es der Darm.

Sehr unterschiedlich können Schmerzen bei einer Blinddarmentzündung sein. Sie können sowohl dumpf als auch schneidend scharf in Erscheinung treten. Diesen Schmerz findet man eher im rechten Unterbauch, wo der Blinddarm liegt. Bei Linkshändern liegt er gelegentlich seitenverkehrt auf der gegenüberliegenden Seite, also links. Während früher ganze Generationen von Kindern schon beim geringsten Verdacht auf Blinddarmreizung operiert wurden, entfernt man den Blinddarm heute seltener und nach eingehender Diagnostik. Die Diagnose einer Blinddarmentzündung bei kleinen Kindern ist äußerst schwierig, und oft ist ein Blinddarmdurchbruch bei dieser Altersgruppe nicht vermeidbar. Im Verdachtsfall ist unbedingt ein Arzt aufzusuchen.

Nehmen Kinder versehentlich Stoffe wie Alkohol, Medikamente, Tabak, Reinigungsmittel, Giftpilze oder Giftpflanzen zu sich, ist die Folge eine ⮕ Vergiftung, die ebenfalls von Bauchschmerzen begleitet sein kann.

Gerät der Darm an eine falsche Stelle, dann kann das ebenfalls Schmerzen zur Folge haben. Die wichtigsten Ursachen sind der Leistenbruch, bei dem ein Darmabschnitt durch ein Loch der Bauchwand rutscht. Ein weiterer Grund wäre die Darmverschlingung, bei der Darmabschnitte ineinander rutschen, oder die Darmverdrehung, bei der sich eine gekreuzte Darmschlinge um sich selbst dreht. Beides kann zu gefährlichen Situationen führen und ist im Verdachtsfall unbedingt im Krankenhaus abzuklären.

Sehr häufig, aber ebenso harmlos sind ⮕ Blähungen als Verursacher von Bauchschmerzen – insbesondere bei (männlichen) Säuglingen.

Bei Verdacht auf eine eventuelle Pilz- oder Beerenvergiftung sei erwähnt, dass Beschwerden unmittelbar nach dem Genuss unklarer Nahrungsmittel immer ein Grund sind, ein Spital aufzusuchen. Selbst die gefürchtete Knollenblätterpilzvergiftung kann relativ glimpflich ausgehen, wenn bei den ersten Zeichen von Bauchbeschwerden ein Spital aufgesucht wird, wo die entsprechenden Maßnahmen getroffen werden können.

Das gilt nicht, wenn Kinder einfach „Erde" essen. Die ist in der Regel nicht giftig!

Nicht zuletzt kann bei Bauchweh aber auch die Seele dahinterstecken, wenn sich ⮕ emotionaler Stress „auf den Magen schlägt". Bauchschmerzen sind ein typisches und charakteristisches Symptom psychosomatischer Beschwerden, die nicht abgetan und ignoriert werden dürfen, sondern denen auf den Grund gegangen werden muss!

Bauchweh ⮕ Bauchkrämpfe

Bettnässen

Darunter versteht man das unwillkürliche Einnässen bei Kindern nach dem dritten bis vierten Lebensjahr (primäres Einnässen) und auch einen unwillkürlichen Harnabgang bei einem vorher sauberen Kind, der meist in der Nacht passiert (sekundäres Einnässen).

Zumeist liegen keine körperlichen Ursachen vor, aber gelegentlich sind Fehlbildungen oder -funktionen im Bereich der Blase und der ableitenden Harnwege dafür verantwortlich. Daher muss Bettnässen immer abgeklärt werden.

Primäres Bettnässen ist ein Zeichen mangelnder Hirnreifung, die durch die Gabe von entsprechenden Medikamenten beschleunigt werden kann. Sie hat absolut nichts mit der kindlichen Psyche zu tun. Hilfe findet man beim Kinderarzt, dem Kinderurologen oder in entsprechenden Spezialambulanzen.

Das große Problem in diesem Zusammenhang ist die bedingungslose „Psychegläubigkeit" vieler Eltern, die sich womöglich auch selbst Vorwürfe für vermutetes Fehlverhalten etc. machen. Das führt zu abstrusen Fehlbehandlungen und teilweise unfassbar langem Zuwarten.

Wenn aber etwa ein neunjähriges Kind noch immer unter Bettnässen leidet, dann beeinträchtigt das sein soziales Dasein schwerst! Es kann nicht bei Freunden übernachten, hat Probleme im Urlaub etc.

Daraus entsteht dann logischerweise ein klares Minderwertigkeitsgefühl, das der psychogenen Therapie bedarf, denn das betroffene Kind weiß ja um sein Defizit und schämt sich zutiefst.

Sekundäres Bettnässen kann hinweisend sein auf unbewältigten Stress (⮕ Stress, ⮕ emotionaler Stress), dessen Ursache es herauszufinden gilt. Angstvolle Träume etwa können Auslöser sein. Hier sind Tees hilfreich (⮕ beruhigende Tees, ⮕ Entspannungstee).

Kindern helfen mit neuen Hausmitteln   Schuhmayer | Zwiauer

In allen Fällen psychischer Überlastung gibt es gute Erfahrungen mit der ⊃ MTG-Therapie, da die spielerische Arbeit mit den Tieren ohne jeden „therapeutischen Druck" zu den erwünschten Verhaltensänderungen führt. Viele andere Verfahren in „Praxisräumen" oder „Ambulanzen" setzen manche Kinder schon durch diese Umgebung unter zusätzlichen psychischen Druck. Das ist bei Erwachsenen übrigens auch nicht anders …

Nächtliches Einnässen	
Primär	**Sekundär**
■ Kind war NIE trocken ■ Reifungsverzögerung ■ KEINE psychische Beteiligung ■ Einfache Therapie mit Standardmedikament ■ Langes Zuwarten führt über Scham zu psychischer Belastung	■ Kind WAR bereits trocken ■ SEHR WAHRSCHEINLICH psychische Beteiligung ■ Ursachenfindung ■ Therapie entsprechend der psychischen Überlastung, wie z.B. MTG-Therapie und andere

Harnwegsinfekte können ebenfalls ebenfalls zu Bettnässen führen, nachdem das Kind schon sauber geworden ist – Mädchen sind hier von der Natur etwas benachteiligt, da sie eine kürzere Harnröhre haben, was unwillkürlichen Harnabgang zur Folge haben kann.

In der Niere wird der unkonzentrierte Harn unter Einwirkung des Hormons Vasopressin stark konzentriert. Bei einem Vasopressinmangel (⊃ Elektrolytmangel) kommt es ebenfalls zu Bettnässen.

Bewegungsmangel

Der Mangel an natürlicher Bewegung ist heute einer der wichtigsten Wegbereiter für verschiedene Störungen des kindlichen Lebens, allen voran für Übergewicht und Konzentrationsstörungen sowie Fehlentwicklungen beim Bewegungsapparat. Seitens des Schulsystems wird dem mit der ständigen Reduktion von Turnstunden laufend Vorschub geleistet.

Das betrifft naturgemäß vor allem Kinder in der Stadt, die nicht die Möglichkeit haben, direkt vor der Tür im Freien ungefährdet zu spielen, und deren Freizeitgestaltung sich stattdessen auf das Sitzen vor dem Computerschirm reduziert.

Bewegungsmangel

Die Auswirkungen von Bewegungsmangel sind vielfältig. Die mangelnde Routine in den Bewegungsabläufen führt etwa heute dazu, dass manche Kinder in der Volksschule etwa erst einmal „Laufen" lernen müssen, da sie bei raschen Beinbewegungen zunächst stürzen. Sie sind weit entfernt von einfachen Bewegungsübungen wie dem „Purzelbaum" und müssen in Sachen Bewegung mühsam nachgeschult werden.

Bewegung bedeutet nicht notwendigerweise Spitzensport, ist allerdings ein wesentliches Mittel des körperlichen Ausdrucks, um auch Stimmungen und Befindlichkeiten abzureagieren. Damit ist Bewegung nicht nur ein essentieller Faktor für die „physisch-organische" Gesundheit, sondern vor allem auch für die „seelisch-psychische".

Die Folgen sind nicht nur organische Minderentwicklung in Form von Haltungsschäden, mangelndem Gleichgewichtsvermögen oder Muskelschwäche, sondern auch in Form von Störungen der Aufmerksamkeit oder der seelischen Balance.

Dabei handelt es sich um eine Art Teufelskreis, denn wenn Bewegung nicht zum normalen Alltag gehört und daher Probleme verursacht, dann fördert das naturgemäß nicht die Freude an ihr. Stark vereinfacht ausgedrückt macht Bewegungsmangel träge und Trägheit im Umkehrschluss bewegungsarm.

In einem Leitartikel des angesehenen *British Medical Journal* stellten die Autoren fest: „Der gesundheitliche Nutzen der Bewegung ist so groß, dass sie vermutlich die wichtigste Behandlung ist, die man selber durchführen kann."

Experten empfehlen für Kinder mindestens 60 Minuten Bewegung täglich, wobei sich kleinere Kinder noch entsprechend länger bewegen sollen, um ihre motorischen und kognitiven Fähigkeiten zu trainieren. Die gemeinsame Bewegung im Spiel mit anderen Kindern stellt überdies eine wichtige Größe der Sozialisierung dar.

Darüber hinaus sollten Kinder am Stück nicht länger sitzen als 60 Minuten und danach Lockerungsübungen machen.

Bewegung im Freien – auch bei Schlechtwetter – unter der Voraussetzung einer ausreichend guten Kleidung stellt eine exzellente Methode zur Immunstimulation dar. Es kann großen Spaß machen, „gegen den Schneesturm" zu marschieren oder „gegen den Regen". Hier bewirken bereits zeitlich kleine Einheiten gute Erfolge in Sachen Abwehrsteigerung. Gewaltaktionen der Art „gelobt sei, was hart macht" sind damit aber nicht gemeint, sondern 15 Minuten flottes Marschieren reichen dabei völlig aus.

Weitere Details bietet die aktuelle Broschüre *Bewegungsempfehlungen für Jugendliche*, die 2012 vom Fonds Gesundes Österreich verfasst wurde und im Internet heruntergeladen werden kann (https://www.gesundheit.gv.at/Portal.Node/ghp/public/content/Empfehlungen_Kinder_Jugendliche.html).

Es ist mittlerweile eine sehr unerfreuliche Tatsache, dass unsere Kinder durch ihr passives Freizeitverhalten nicht nur unter Bewegungsmangel, sondern vielfach unter Bewegungskoordinationsstörungen leiden. Volksschulkinder etwa „stürzen" in der Kurve beim Laufen im Turnsaal, weil der Gleichgewichtssinn nicht ausreichend ausgebildet ist. Und kürzlich kippte ein Neunjähriger mit seinem Smartphone ohne jegliche Fremdeinwirkung gar vor eine U-Bahn …

Bienenstich ➲ Insektenstich

Bindungsstörungen

Vorweg ein Zitat des Bildungstheoretikers Matthias Burchardt: „Ich befürchte, dass die digitale Verwahrlosung in vielen Elternhäusern nicht mehr durch personale Pädagogik in den Schulen kompensiert werden kann. Das bedeutet: weniger Wissen, weniger Können, weniger soziale und persönliche Reife."

Was er beklagt, bestätigt die Aussage aktueller Studien, die uns zeigen, dass ein heute 25-Jähriger lediglich die Reife eines 19-Jährigen von vor 20 Jahren hat. Was würde passieren, wenn wir gar 40 Jahre zurückblicken könnten? Landen wir bei 15-Jährigen?

Bereits 2013 stellte die Österreichische Gesellschaft für Kinder- und Jugendpsychiatrie fest: „20 % unserer Kinder und Jugendlichen sind verhaltensauffällig, 10 % sogar therapiewürdig!" Das verhallte mehr oder weniger ungehört, wenn man von der zaghaften Erhöhung der Zahl an Kinder- und Jugendpsychiatern absieht. Weder Politik noch Gesellschaft reagierten auf diese massiven Veränderungen.

Immer mehr Kinder werden heute zwar „versorgt" im Sinne von Essen, Wohnen, Trinken, Kleidung und vor allem mit neuesten elektronischen Kleingeräten, sind aber hinsichtlich sozialer Wärme und Zuwendung völlig ausgetrocknet. Ihre Hauptbeschäftigung an irgendwelchen Schirmen von Handys, Tabs oder PCs erfordert weder soziale Fähigkeiten noch adäquate Sprache. Plattformen steuern, welche Meinung man haben darf, und dienen als Bühne für das verzweifelte Sammeln von „Likes" und „Freundschaften".

Bindungsstörungen

Die meisten virtuellen Spiele sind von permanenter Gewalt geprägt. Kinder leben in ihrem Spiel in einer Gewaltumgebung. Das Internet bietet gratis alles bis zum Gewaltporno. Bezeichnend, dass Sexualpädagogen häufig mit der Frage konfrontiert sind, warum man Analverkehr tolerieren solle, obwohl er schmerzhaft sei. Denn längst ist bei Buben das Internet die „Aufklärungsquelle" Nr. 1, und der Mensch lernt bekanntlich durch Nachahmung.

Ein weiteres häufiges Merkmal ist die sehr geringe Frustrationstoleranz, aber auch die Neigung, Probleme grundsätzlich mit Gewalt lösen zu wollen. Spielgewohnheiten werden dann in die Realität übertragen. Äußere Zeichen sind beispielsweise das Treten nach bereits auf dem Boden Liegenden, Tritte gegen den Kopf und Ähnliches. Wo es früher selbst unter sehr rauen Burschen ungeschriebene Regeln gab, bestehen heute keine mehr.

Was sagt die Natur?

Sie stellt ein eigenes Hormon bereit, um unsere Brutpflege und Liebesfähigkeit zu fördern: das Oxytocin. Ursprünglich dachte man, seine Funktionen wären auf Milchbildung und Gebärmuttereffekte beschränkt. Heute weiß man es besser und ordnet ihm weitere wichtige Qualitäten wie antidepressiv, angstlösend oder schmerzhemmend zu. Oxytocin soll zudem psychische Zustände wie Vertrauen, Zuneigung und Ruhe beeinflussen und spielt angeblich eine besondere Rolle in der Mutter-Kind-Bindung (Bonding). Ausgeschüttet wird das Hormon beim Gebären, Stillen, bei Berührungen wie Streicheln oder Umarmen, während des Geschlechtsverkehrs und dabei besonders beim Orgasmus, bei schreienden Babys, aber auch beim Denken an das eigene Baby.

Oxytocin beeinflusst somit besonders das Sozialverhalten, es steigert das Vertrauen gegenüber anderen Menschen, die soziale Kompetenz und die Bindungsfähigkeit.

In der Geburtshilfe gilt es heute als Standard, das Neugeborene sofort auf den Mutterbauch zu legen, um die Oxytocinproduktion bei Mutter und Kind zu fördern. Das scheint zu funktionieren.

Es würde hier zu weit führen, das Thema Bindung und dessen Entwicklung erschöpfend auszuführen. Daher nur einige wenige Punkte für den Alltag: In der gelebten Praxis unserer Gesellschaft ersetzt „Wartung" immer häufiger die ausreichende soziale Zuneigung, und diesbezügliche Defizite seitens der Erwachsenen werden durch das möglichst sofortige Erfüllen von Kinderwünschen verdeckt. „Ich tue wirklich alles für mein Kind", ist der zugehörige Standardsatz, der gar nicht hinterfragt, was denn eigentlich das Kind will oder vielmehr

Kindern helfen mit neuen Hausmitteln
Schuhmayer | Zwiauer

braucht, und sich im Wesentlichen damit beschäftigt, dass der Erwachsene sich gut fühlen soll bei dem, was er tut. Vor 30 Jahren bezeichnete man das Ergebnis als „Wohlstandverwahrlosung" und meinte damit die verzogenen Kinder reicher Eltern, die zwar alles bekamen, aber gleichzeitig erhebliche soziale Defizite aufwiesen. Heute reduzieren sich diese „Wünsche" vielfach auf elektronische Geräte mit allen Arten von Schirmen – und die leistet sich jeder. Bereits im Kindergarten tanzen die ersten Zwerge mit dem „Smartphone" an und die zugehörigen Mütter geraten in einen rauschähnlichen Zustand aus Freude darüber, dass IHR Kind es schon „bedienen" kann. Es gibt tatsächlich Menschen, die das für eine Form von Intelligenz halten!

Bedarfssituation

Wir alle haben soziale Bedürfnisse und benötigen deshalb einen Platz, Schutz, Wärme, Geborgenheit, Willkommensein, Dazugehören, ein Gegenüber, Verständnis, Wertschätzung und Bewunderung, Empathie und Verständnis sowie Grenzen und Orientierung.

Es ist eine einfache Denkübung, sich zu überlegen, welche Kriterien in einem Kinderleben tatsächlich abgedeckt werden, das hauptsächlich auf Wunscherfüllung aufgebaut ist. Möglichst noch inklusive eines hohen Taschengeldes, damit sich das arme Kind im Notfall „kaufen kann, was es will."

Es ist kein Zufall, wenn in Facebook und anderen sozialen Medien zahllose Bilder die Vergangenheit beschwören, in der Kinder unbehelligt und sicher auf der Straße spielen konnten, im Wald unterwegs waren und tatsächlich noch miteinander sprachen – ganz ohne Whatsapp-Kurzbotschaften. Der Großteil der Kinder war deutlich sportlicher als heute und es wäre unvorstellbar gewesen, dass Kinder der ersten Klasse Volksschule Probleme damit haben, im Turnsaal im Kreis zu laufen, weil ihr Gleichgewichtssinn unterentwickelt ist.

Ausgewählte Details

Störungen im Bindungsbereich betreffen die Klarheit oder Unklarheit des Fühlens, Verstehens und des Mitteilens der Wahrnehmungen in der eigenen Gemeinschaft (Familie) und Kultur.

Es bedarf einer entsprechenden Feinfühligkeit im Umgang mit dem Kind, um sich rasch orientieren und entsprechend reagieren zu können. Und so seltsam es klingen mag, es gibt eine Neurobiologie dieser Feinfühligkeit.

Sorglose/unfeinfühlige Fürsorge äußert sich messbar in EEG-Asymmetrie als Indikator für Ängstlichkeit. Wir finden mehr Ängstlichkeit bei bindungsgestörten Kindern. Daher lösen Interaktionen mit der Mutter und/oder mit einer fremden Person mehr negative Reaktionen im Sinne von Angst aus. Es kommt auch häufiger zu Stressreaktionen während des Tages. Die Initiative für positive Interaktionen ist ebenso vermindert wie die Aufmerksamkeit bei gemeinsamem Tun.

Ganz anders stellt sich die Neurobiologie der sicheren Bindung dar. Sie erzeugt wohlige Gefühle etwa durch Massage/Stillen, wärmende Umarmungen, sanfte Körperpflege oder später durch das Wiedersehen mit Vertrauten oder Freunden sowie durch gemeinsame Rituale wie miteinander essen. Es kommt dadurch zur Ausschüttung der „Liebeshormone" Dopamin und Oxytocin (siehe oben). Vor allem Oxytocin bewirkt Entspannung, ein Gefühl der sozialen Verbundenheit, der Angstmilderung. Der Blutdruck fällt ab und die Cortisolproduktion vermindert sich. Sogar Wundheilung und Wachstum werden angeregt, nicht zuletzt auch die eigene Ausschüttung.

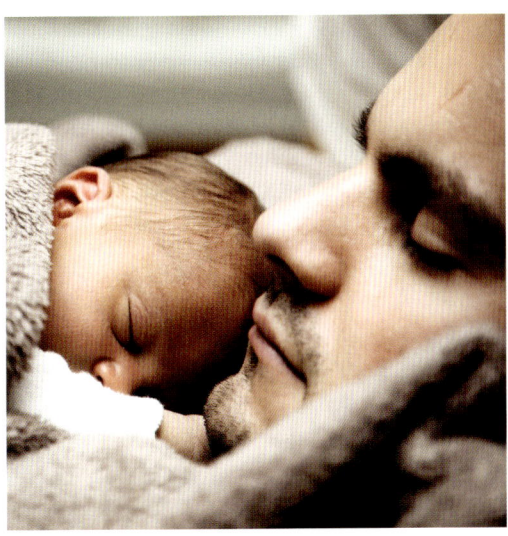

Diese Weichen werden schon sehr früh gestellt. Den epigenetischen Prägungsphasen zufolge, geht es zunächst um die ersten fünf Lebensjahre und dann die Zeit der Pubertät.

Wege zu einer sicheren Bindung sind liebevolle körperliche Fürsorge, ergänzt durch Schutz, zudem Annahme und Feinfühligkeit sowie eine behutsame, angemessene Unterstützung der Erkundungslust. Nicht zuletzt soll man zusätzliche enge Beziehungen zu anderen ermöglichen und erlauben.

Wo Licht ist, gibt es immer auch Schatten. Um nicht verlassen zu werden, um den Schutz des „Stärkeren und Weiseren" nicht zu verlieren, tun Kinder vieles den Eltern zuliebe, oft sogar Unvernünftiges. Sie nehmen auch schlechte Eltern in Schutz, selbst bei Vernachlässigung oder Misshandlung. Sie „bedienen" oft die Pathologie der Bindungsperson, sogar wenn sie das selbst schädigt, z.B. Kinder von Alkoholikern. Denn die Angst um die Eltern ist größer als die Angst um sich selbst. So sind posttraumatische Belastungsstörungen bei Kindern nach traumatischem Erlebnis stark, wenn die Eltern verletzt sind, aber viel geringer, wenn nur das Kind verletzt ist, die Eltern sich aber um es kümmern.

Kommunikation ist der Schlüssel

In den unzähligen Gesprächen, die ich (Wolfgang Schuhmayer) mit Erwachsenen über deren Kindheit geführt habe, fällt auf, dass unzureichende Kommunikation in der Kindheit bis ins hohe Erwachsenenalter wirkt. Nicht immer steht böses Wollen dahinter. So haben ganze Generationen von Menschen – Männern und Frauen – in ihrer Kindheit kaum Lob und Anerkennung erfahren. Probleme wurden unter den Tisch gekehrt, nicht besprochen. So wurde das Elternhaus nicht zum „allzeit sicheren Hafen", sondern zu einem Ort, dem man rasch entfliehen wollte. Desorganisierte Kommunikation ist stark traumatisierend und die häufigste Ursache für unterschiedliche psychopathologische Entwicklungen über das ganze Leben hinweg.

Organisierte Kommunikation beginnt im Kleinen. Hier ein gelebtes Beispiel. So gut wie jeden Abend boten meine Exfrau und ich ihren Töchtern das immer gleiche Abendritual an. Es wurde nachgefragt, ob der Tag etwas gebracht hatte, das aufwühlend war und vielleicht besprochen werden sollte. Es folgte ein gemeinsames kurzes Gebet, abschließend dann ruhige Musik oder eine kurze Geschichte auf einer CD oder eine meist längere frei erfundene. Jeden Abend, immer zur selben Zeit, von Kleinkind auf. Ich kenne daher diese Schlachten ums Schlafengehen nicht, die mir immer wieder berichtet werden. Aber natürlich erfordert es bei den Eltern ein Höchstmaß an Disziplin und partnerschaftlicher Abstimmung.

Gestörte Kommunikation führt zu klinisch manifesten Symptomen im Sinne einer Störung. Angstgefühle etwa können nicht gefühlt und dann verdrängt werden. Sie sind deshalb „undenkbar", weil sie von Bindungspersonen nicht erkannt worden sind, weil feinfühlige Rückmeldungen und ausgleichende Worte fehlen.

Die Folgen einer gestörten Kommunikation sind vielfältig. Dazu gehört etwa desorganisiertes Verhalten bei Belastung. Das Kind kennt keine Strategie, um bei Angst, Ärger oder Trauer psychische Sicherheit zu erlangen. Es weiß nicht, wie durch Nähe Entspannung und Sicherheit zu bekommen ist – oder dieser Gedanke macht ihm Angst.

Einsame Buben

Ein großes Problem in diesem Zusammenhang entsteht für manche Buben, die ohne männliches Rollenbild aufwachsen müssen. Zum einen ist dies eine Folge des Zerfalls der Großfamilie und letztlich der Familie überhaupt durch zahlreiche Scheidungen, nach denen der alleinerziehenden Mutter oftmals kein „Mann zur Seite steht". Allerdings muss diese Mann-Figur nicht notwendigerweise der leibliche Vater sein. Es kann der Opa, ein Nachbar oder auch ein Onkel sein.

Bindungsstörungen

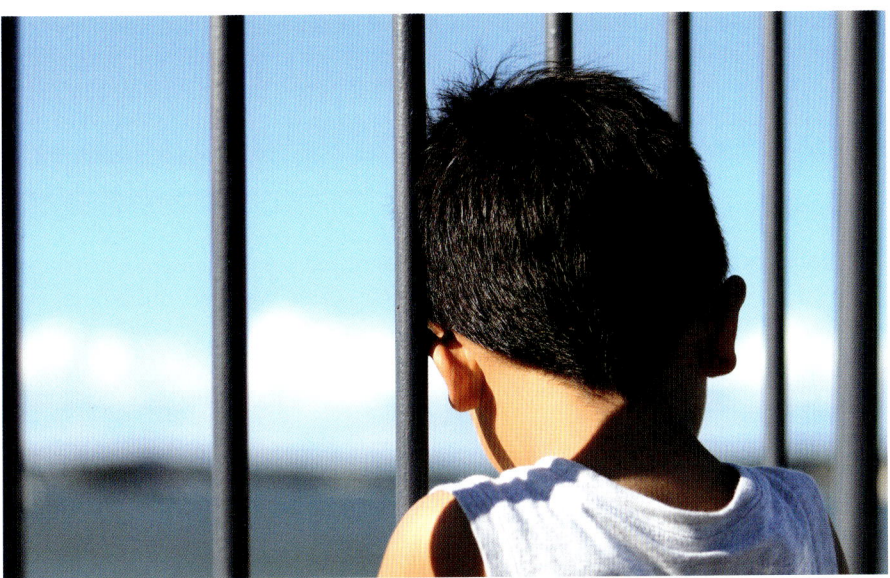

Nur eben keine Frau, und auch die beste Mutter kann in diesem Zusammenhang keinen Mann solo ersetzen. Das hat wohl etwas damit zu tun, wie die Natur den Menschen geschaffen hat.

Dieses Problem wird verschärft, da im pädagogischen Bereich immer weniger Männer zu finden sind. Im Kindergarten ohnehin schon immer nicht, aber weder in der Volksschule noch in der neuen Mittelschule und sogar an Gymnasien gibt es immer weniger Männer als Lehrer. Quasi eine stille „generalisierte Verweiblichung" und damit wie jede soziokulturelle Unausgewogenheit mit negativen Folgen behaftet.

Somit beginnt eine Entwicklung mit oft langfristigen Folgen, denn spätestens mit dem Beginn der Pubertät wissen viele Buben dann nicht mehr, wie sie sich positionieren sollen – da das männliche Vorbild fehlt. Unsicherheit, „mädchenhaftes" Verhalten, mehr Gewaltneigung, Impulsdurchbrüche, geringe Frustrationstoleranz, Unsicherheit und Ängste sind die Konsequenzen. Fälschlicherweise werden derartige Buben dann als ADHS-Fälle missinterpretiert und bekommen dann im „Katastrophenfall" auch noch Tabletten statt Therapie.

Dass der Vater fehlt, ist absolut keine Seltenheit. Circa 20 % der Familien in Deutschland leben „vaterlos". In Österreich dürfte es ähnlich sein. Heute ist sich die Wissenschaft einig, dass eine optimale Kindesentwicklung mit Mutter und Vater stattfindet. Väter leisten einen wertvollen Beitrag in der Erziehung und Entwicklung von Buben, den die Mütter eben nicht vollständig ersetzen können. Für ein Kind, das vaterlos aufwächst, ist es enorm wichtig, männliche Bezugspunkte zu schaffen. Wenn der Vater fehlt, haben Buben oftmals Probleme mit ihrer Männlichkeit, die sich später im Umgang mit Frauen bemerkbar machen können. Ohne entsprechendes Vorbild lernt ein Bub beispielsweise nicht, dass ein „richtiger Mann" keine Frauen schlägt (wenn er nicht gerade einen schlagenden Vater als schlechtes Vorbild hat).

Der Vollständigkeit halber sei hier noch erwähnt, dass natürlich auch Mädchen, die von einem alleinerziehenden Vater aufgezogen werden, unbedingt eine weibliche Bezugsperson benötigen – in der Regel sind es aber die Mütter, die im Trennungsfall für die Kinder da sind.

Bindungskiller Trauma

Traumatisch bedingt ist jene Form der Bindungsstörung, bei der im Extremfall ein einstiges Missbrauchsopfer sogar zum Täter wird, gelegentlich zu einem geradezu psychopathischen. Ein intensives Trauma gleich welcher Art und in welchem Alter bedarf einer professionellen Begleitung, um zu verhindern, dass es zu posttraumatischen Belastungsstörungen kommt.

Diese Art Bindungsstörung zeigt ein klares Muster. Es werden immer wieder Bindungen eingegangen und dann mit aller Gewalt geradezu zwanghaft beendet.

Was tun?

Wie bei allen anderen Überlassungsstörungen auch – allerdings in Abhängigkeit von deren Schweregrad –, ist eine umfassende Therapie die einzige sinnvolle Maßnahme. Die Idee, man könnte ein gewaltbereites Kind in die psychiatrische Klinik bringen und dort machen die Ärzte mit eine paar Tabletten wieder „alles gut", ist bei Bindungsstörungen absolut skurril. Voraussetzung für eine Therapie ist einerseits Freiwilligkeit und andererseits intensives persönliches Wollen, denn es handelt sich um einen intensiven Arbeitsprozess.

Gesprächstherapie ist von begrenztem Wert, da bis zum achten Lebensjahr nonverbal gearbeitet werden sollte und das allfällige „Zerreden" eines Problems das Verhalten des betroffenen Kindes oder Jugendlichen nicht nachhaltig beeinflusst.

Worum es geht, ist soziales Lernen, Beziehungsfähigkeit, Sozialisierung, Achtsamkeit sowie die Entwicklung und Erprobung geeigneter Strategien, um Defizite auszugleichen. Das funktioniert exzellent mit der ⮕ MTG-Therapie. Die Begründung ist einfach. Absolut keine andere Therapie kann dem Betroffenen einen unabhängigen sozialen Sparringpartner anbieten, der in der Lage ist, völlig unvoreingenommen zu agieren. Das kann im Unterschied zum Menschen nur das Tier. Dem Tier sind all die vielen Kriterien, nach denen Menschen einander so gerne beurteilen, völlig einerlei. Weiters lebt es absolut und ausschließlich im Jetzt. Eine wichtige Fähigkeit, die die Betroffenen erst erlernen müssen.

Blähungen

Befindet sich im Darmtrakt zu viel Luft, kann das sehr unterschiedliche Ursachen haben. Etwa Luftschlucken (Aerophagie) – Säuglinge schlucken beim Trinken an der Mutterbrust gerne und häufig erhebliche Luftmengen mit, die sie wieder loswerden müssen.

Eine meist harmlose Ursache wäre eine einfache ⊃ Verstopfung (Obstipation), eine weit dramatischere der Darmverschluss (Ileus) oder eine Darmverengung (Darmstenose), die beide umgehende ärztliche Hilfe erfordern. Auch eine ⊃ Magen-Darm-Entzündung kann durch Gärungsprozesse ebenfalls von Blähungen begleitet sein.

Das Symptom gehört auch zu den Zeichen eines sogenannten Laktasemangels. Das ist ein Mangel des Verdauungsenzyms (Laktase), das für eine funktionierende Verdauung von Milchzucker (Laktose) wichtig ist. Ein Laktasemangel (Laktosemalabsorption) sollte unbedingt medizinisch bestätigt werden, bevor mit der Verabreichung einer speziellen Nahrung begonnen wird.

Andererseits können Blähungen signalisieren, dass Teile der Nahrung nicht vertragen werden bzw. eine Allergie besteht (⊃ Nahrungsmittelallergie/Nahrungsmittelunverträglichkeit). Hier muss in jedem Falle sehr gewissenhaft – und leider auch ein wenig langwierig – abgeklärt werden, um eine unnötige Belastung des Kindes durch Fehldiäten zu vermeiden.

Immer häufiger findet man bei Kindern die Glutenunverträglichkeit (⊃ Zöliakie) – möglicherweise durch zu frühes Zufüttern von Getreideprodukten (vor dem vierten Lebensmonat) und zu kurzes Stillen verursacht. Man erkrankt daran entweder schon als Säugling oder erst im mittleren Erwachsenenalter. Konkret wird ein bestimmtes Eiweiß, das Gluten, nicht vertragen.

Bei hellhäutigen Menschen ist die Mukoviszidose mit 1:1.500 die zweithäufigste angeborene Stoffwechselerkrankung. Sie führt über eine Darmfunktionsstörung zu Blähungen.

Kindern helfen mit neuen Hausmitteln Schuhmayer | Zwiauer

Unter ➲ Möglichkeiten bei Blähungen finden sich verschiedene traditionelle Behandlungsansätze.

Blässe

Früher war eine Eisenmangelanämie, bedingt durch eine einseitige und eisenarme Ernährung, eine häufige Ursache für Blässe. Durch die Anämie, dem Mangel an roten Blutkörperchen, erschienen die Kinder blass. Eine andere Ursache war der Vitamin-B$_{12}$-Mangel (➲ Vitaminmangel), der auch zu einer Störung der Blutbildung gehört. Nicht zuletzt führt auch eine Nierenfunktionsstörung zu Blässe infolge Blutarmut.

Heute sollte man bei blassen Kindern eher an die Begleitsymptome von ➲ Infektionskrankheiten denken.

Im Falle einer ➲ Unterkühlung zieht sich das Blut gleichsam aus den Randregionen des Körpers zurück, um die lebenswichtigen Organe möglichst lange zu versorgen. Das führt unter anderem zu einer Blässe des Gesichts.

Blinddarmentzündung ➲ Erbrechen, ➲ Fieber

Bronchitis

Diese Erkrankung bezeichnet der Volksmund einfach als „Husten" – und dennoch ist die Situation vor allem bei kleineren Kindern deutlich anders als bei Erwachsenen. Begründet ist dies in der Tatsache, dass die betroffenen Strukturen der kindlichen Lunge wesentlich feiner und daher empfindlicher sind als beim Erwachsenen oder größeren Kindern. Jede geringe Schwellung der Schleimhäute führt daher schon zur einer unverhältnismäßig großen Verengung der Luftwege. Die Bronchien sind die großen Verzweigungen der Luftröhre, ausgekleidet mit Schleimhaut, die im Falle der Bronchitis entzündet ist.

Grundsätzlich ist die Bronchitis ein extrem häufiges Krankheitsbild – wenn man es im Zusammenhang mit der banalen Erkältung betrachtet, ist es sogar das häufigste.

Die akute Form wird von einer wesentlich selteneren chronischen sowie der obstruktiv (einengend) asthmatischen unterschieden.

Immer wieder ist Bronchitis auch eine Begleiterkrankung anderer Erkrankungen wie Feuchtblattern, Scharlach, Keuchhusten oder Masern.

Bronchitis

Meist wird eine Bronchitis von Erkältungsviren hervorgerufen wie etwa RS-, Adeno-, Coxsackie-, Parainfluenza- oder Influenzaviren (echte Grippe!), die dann zu den typischen Symptomen führen. Der obere Hals-Rachen-Raum ist in den meisten Fällen mitbeteiligt.

Wesentlich seltener sind Bakterien wie Streptokokken, Pneumokokken oder Haemophilus influenzae die Verursacher. Ganz selten können Pilze verantwortlich sein.

Die bakterielle Infektion äußert sich durch hohen Fieberanstieg und eitrig durchsetzten Auswurf. Der CRP-Test, den jede kinderärztliche Ordination machen kann, ist positiv.

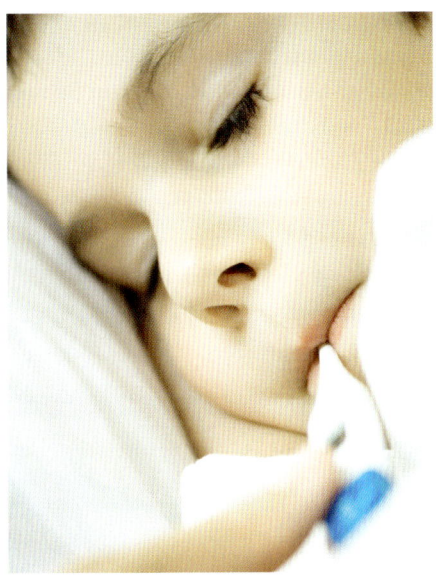

Der Krankheitsverlauf der Bronchitis beginnt allgemein mit Abgeschlagenheit und Fieber. Vor allem nachts tritt zunächst trockener Husten auf, der rau bis bellend klingt. Diese Phase kann sehr quälend und durch den Hustenreiz mitunter schmerzhaft sein. Nach wenigen Tagen wird weißlich schleimiges Sekret abgehustet, das gelb-grünlich durchsetzt ist. Wird es abgehustet, sind typische Rasselgeräusche zu hören.

Kleinkinder und Babys verschlucken dieses Sekret häufig. Gelegentlich erbrechen sie es später zusammen mit dem Mageninhalt.

Die Erkrankung dauert rund zwei Wochen. Je kleiner das Kind, umso schwerer muss die Krankheit bewertet werden.

Behandlungsprinzipien

Bei den dominierenden viralen Formen gibt es keine ursächliche Behandlung. Die Maßnahmen richten sich nach den Symptomen.

- Viel trinken, um den Schleim zu verflüssigen.
- Das Kind sollte erhöht liegen, da das die Luftwege entlastet.
- ⇨ Wadenwickel gegen Fieber.
- ⇨ Brustwickel in Abhängigkeit vom Alter des Kindes.
- ⇨ Inhalationen bei größeren Kindern.

- Feuchte Tücher über das Gitterbett oder Wasserverdunster an die Zentralheizung hängen.
- ⊃ Hustensirup vor allem zur Schleimlösung.
- ⊃ Tee bei Husten/Erkältung.
- Bei Erbrechen werden ⊃ Elektrolytlösungen verabreicht, ebenso bei extremem Schwitzen.

ACHTUNG: Nicht günstig sind alle Mittel, die den quälenden Hustenreiz eindämmen, da sie gleichzeitig das wichtige Abhusten des Schleims behindern.

Im Falle einer bakteriellen Infektion werden Antibiotika gegeben, um die Ausweitung in eine Bronchiolitis oder eine Lungenentzündung unbedingt zu verhindern.

Siehe auch ⊃ Natürliche Infektanfälligkeit.

Bronchiolitis

Verfolgt man die Luftwege lungenwärts, gehen die relativ weiten Bronchien in die wesentlich feineren Bronchiolen über. Falls diese Strukturen von einer Entzündung betroffen sind, spricht man von Bronchiolitis. Sie ist immer als eine schwere Erkrankung einzustufen, da hier bereits der Gasaustausch und damit die Versorgung des Organismus mit Sauerstoff bis auf ein dramatisches Maß reduziert sein kann. Meist sind Babys betroffen.

Der Beginn ähnelt einer Bronchitis oder es geht eine Bronchitis voran. Durch den reduzierten Sauerstofftransport kommen aber weitere bedrohliche Symptome hinzu. Die Atemfrequenz wird schneller und es kommt zu Atemnot – dies zeigt sich im sogenannten „Nasenflügeln", einer raschen, flatternden Bewegung der Nasenflügel.

Nun ist höchste Vorsicht geboten und das Kind gut im Auge zu behalten, denn aufgrund des fortschreitenden Sauerstoffmangels können sich Lippen, Zunge oder Haut blassbläulich verfärben.

ACHTUNG: Keinesfalls mehr warten, das Kind sollte zügig in die nächste Kinderklinik oder fachärztliche Ordination gebracht werden – möglichst mit vorheriger telefonischer Ankündigung!

Chronische (länger dauernde) & obstruktive Bronchitis

Diese Formen treten meist in Kombination mit anderen Erkrankungen wie Asthma oder schwereren Infektionskrankheiten auf.

Sie können ein Kind extrem schwächen und sich durch Atemnot stark negativ auf den Allgemeinzustand auswirken. Fieber und Appetitlosigkeit schwächen zusätzlich.

Bei obstruktiver Bronchitis klingt der Husten heiser bellend. Das Ausatmen klingt brummend bis pfeifend.

ACHTUNG: Auch hier endet die Wegstrecke der unabhängigen Behandlung mit traditionellen Mitteln und es ist ein Kinderarzt zur weiteren Klärung und zur Verordnung spezieller Medikamente, die die Luftwege erweitern, aufzusuchen.

Darmverschluss ⮕ Erbrechen

Depression

Auch Kinder sind nicht vor depressiven Verstimmungen oder gar Depressionen gefeit. Das besondere Problem bei Kindern ist, dass sie unter einem Alter von acht bis neun Jahren kaum feststellbar sind, weil sich die betroffenen Kinder nicht dazu äußern.

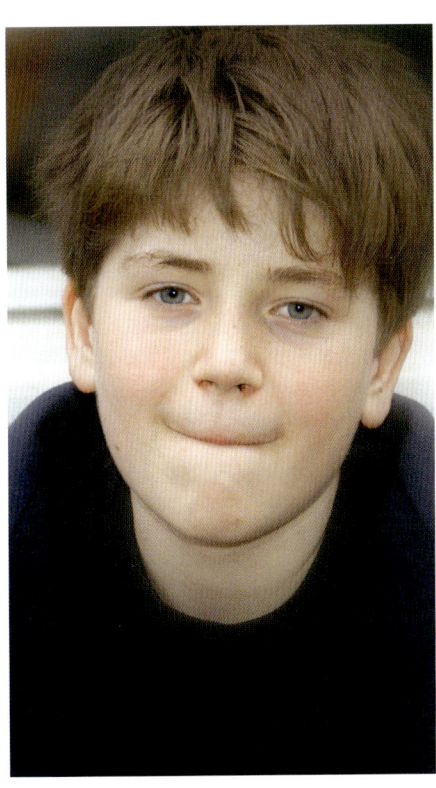

Das liegt insbesondere daran, dass die Beschreibung einer Depression sehr komplex ist. Es gibt aber etwa Zwölfjährige, die das problemlos zusammenbringen. Andererseits ist mangelnde Mitteilungsfreudigkeit keinesfalls beweisend für eine Depression! Natürlich gibt es Kinder, die einfach reservierter und stiller sind, ohne an einer „psychischen Störung" zu leiden. Darüber hinaus könnten andere Ursachen wie etwa eine ⮕ Autismus-Spektrum-Störung beteiligt sein.

Laut Studien sind ca. 5 % der Kinder betroffen, bei Jugendlichen ist der Prozentsatz höher.

Kindern helfen mit neuen Hausmitteln

Schuhmayer | Zwiauer

Grundsätzlich geht es unseren Kindern und Jugendlichen aber nicht gut, bereits 2013 konstatierte die Österreichische Gesellschaft für Kinder und Jugendpsychiatrie: „20 % der Kinder/Jugendlichen sind (verhaltens)auffällig, die Hälfte davon ist therapiewürdig!"

Vor diesem Hintergrund sollte jede Auffälligkeit ernst genommen und nötigenfalls frühzeitig einer Therapie zugeführt werden.

Es kann eine Reihe von vielfältigen und völlig uncharakteristischen Symptomen auftreten, wie Nahrungsverweigerung, Stille, Zurückgezogenheit, Niedergeschlagenheit, scheinbar unerklärbare Klagen über Schmerzen oder recht gegensätzliche Zeichen wie erhöhte Aggressions- und Konfliktbereitschaft. All das ist je nach Alter und Entwicklungsstadium völlig unterschiedlich ausgeformt. Die beigefügte Aufstellung der Symptome (siehe unten) stellt daher mehr ein Konzept dar als eine stets gültige Wahrheit.

Dieselben Symptome können aber für eine ⊃ Bindungsstörung stehen, Zeichen einer Essstörung sein und in der Pubertät die Vorboten einer schizoaffektiven Störung (Schizophrenie) darstellen.

Das ist wichtig zu wissen, denn sonst führt das Auftreten einzelner dieser Symptome zu einer überbesorgten, sicher ungewollten Stigmatisierung eines Kindes.

Wie bei allen fraglichen psychischen Störungen im Kindes-/Jugendalter, so sind im Verdachtsfall unbedingt speziell ausgebildete Fachärzte für Kinder- und Jugendpsychiatrie einzubinden, deren Zahl mittlerweile auch in Österreich ständig wächst. Zusätzlich gibt es etwa im Burgenland das Angebot wohnortnaher ambulanter Einrichtungen.

Dennoch kann grundsätzlich auch bei einem Kind eine Depression auftreten, oft durch einschneidende Veränderungen im Umfeld, wie durch den Verlust nahestehender Menschen, Scheidung, nicht nachvollziehbaren Ortswechsel und dergleichen mehr.

Weiters können Traumata in der Schule, etwa durch Lehrer, Übergriffe durch Mitschüler und in der Familie, wie etwa fortgesetzte Misshandlung (damit sind keine einmaligen Ereignisse gemeint), eine Rolle spielen, ebenso auch Mobbing. Kinder können aber schwierige Lebenssituationen überraschend besser meistern als viele Erwachsene.

Sehr häufig sind Depressionen mit anderen psychischen Krankheiten oder Fehlentwicklungen kombiniert, sodass die konkrete Diagnose noch schwieriger wird.

Im Verdachtsfall ist daher die möglichst frühe Einbeziehung eines Facharztes wichtig, da sich diese Diagnosen nicht nur aus „Symptomlisten" erstellen lassen, wie sie in der Psychologie wohlmeinend gerne verwendet werden. Sie können im Einzelfall bestenfalls vielleicht hinweisend sein, beweisend sind sie aber sicherlich nicht und daher eher ein Beitrag zu einer unwillkommenen Stigmatisierung als ein Weg der seriösen diagnostischen Abklärung.

Hinweis-Symptomatik nach Fux, 2005

Kleinkind (1–3 Jahre)

- Wirkt traurig, das Gesicht ist ausdruckslos.
- Ist ängstlich und schüchtern.
- Weint schnell oder wird schnell zornig.
- Hat keine Lust zu spielen.
- Schläft schlecht.
- Lutscht viel am Daumen oder spielt mit den Geschlechtsteilen.
- Wiegt sich hin und her.

Vorschulkind (3–6 Jahre)

- Wirkt traurig oder apathisch.
- Zieht sich zurück oder reagiert aggressiv.
- Leidet unter Alpträumen, wacht nachts oft auf.
- Hat keine Freude am Spielen, kann sich auch sonst nicht so recht freuen.
- Verliert Gewicht oder nimmt stark zu. Bewegt sich ungern.

Schulkind

- Erzählt, dass es traurig ist.
- Spricht über Selbstmord.
- Hat Schwierigkeiten in der Schule.
- Fühlt sich von den Eltern vernachlässigt.
- Hat unbegründete Schuldgefühle.
- Hat ein Gefühl der Hoffnungslosigkeit.

Jugendlicher

- Hat wenig Selbstvertrauen.
- Ist teilnahmslos oder ängstlich.
- Kann sich nicht konzentrieren.
- Die schulischen Leistungen nehmen plötzlich ab.
- Hat Schlaf- und Appetitstörungen.
- Fügt sich Verletzungen zu.
- Hat Selbstmordgedanken.

Hier ist unbedingt einschränkend anzumerken, dass das Auftreten entsprechender Symptome nicht BE-, sondern lediglich HINweisend auf eine mögliche Depression ist.

Kindern helfen mit neuen **Hausmitteln** Schuhmayer | Zwiauer

Behandlungsprinzipien

- Unbedingt klare diagnostische Klärung beim Facharzt.
- Klinikaufenthalte so lange wie möglich vermeiden. Kliniken sind nur zum Teil in der Lage, ausreichend gute individuelle Rehabilitation zu bieten. In vielen Institutionen ist die therapeutische Versorgung aus Gründen der Geld- und Personalnot deutlich geringer als ausreichend. Diese Meinung beruht vor allem auf direkten Patientenberichten.
- Möglichst keine oder nur spät Antidepressiva einsetzen. Diese sind an Kindern nicht ausreichend erprobt. Niemand kennt die Folgen auf ein heranreifendes Gehirn. Nötigenfalls nur sehr niedrig dosiert geben. Laut einem Artikel aus dem Fachmagazin *Lancet* zeigen Antidepressiva bei Kindern und Jugendlichen bei geringer Effizienz vor allem hohe Raten an Nebenwirkungen.
- Daneben durchaus mehrere Therapieoptionen nutzen.
- Eine sehr umfassende Methode ist die ⊃ MTG-Therapie, bei der gleichsam spielerisch behandelt wird. Sie ist sowohl effizient als auch rasch wirksam. Einen besonderen Stellenwert hat im Einzelfall die „Stoßtherapie" – eine hoch intensive Therapievariante über fünf Tage.
- Im komplementärmedizinischen Bereich können Homöopathie oder medizinische ⊃ Aromatherapie unterstützend eingesetzt werden, aber das möglichst unter Einbindung eines Facharztes.

Dermatitis, atopische ⊃ Neurodermitis

Drei-Tage-Fieber (Exanthema subitum/Roseola infantum)

Diese Infektionskrankheit (Exanthema subitum, Drei-Tage-Exanthem) wird durch Viren ausgelöst. Konkret handelt es sich um die humanen Herpesviren Typ 6 und Typ 7. Die Viren bleiben nach der akuten Erkrankung lebenslang im Körper und können über den Speichel wieder ausgeschieden werden. Über diesen Weg stecken völlig gesunde Erwachsene Kinder an. Grundsätzlich können alle Kinder daran erkranken, meist sind allerdings Kinder bis zum 24. Lebensmonat betroffen. Bis zum zweiten Geburtstag haben über 95 % der Kinder das Drei-Tage-Fieber bereits durchgemacht.

Wenn man die Erkrankung noch nie gesehen hat, ist sie sehr eindrucksvoll und kann beängstigend wirken. Das Kind bekommt hohes Fieber bis zu 40 Grad, das

Durchfall

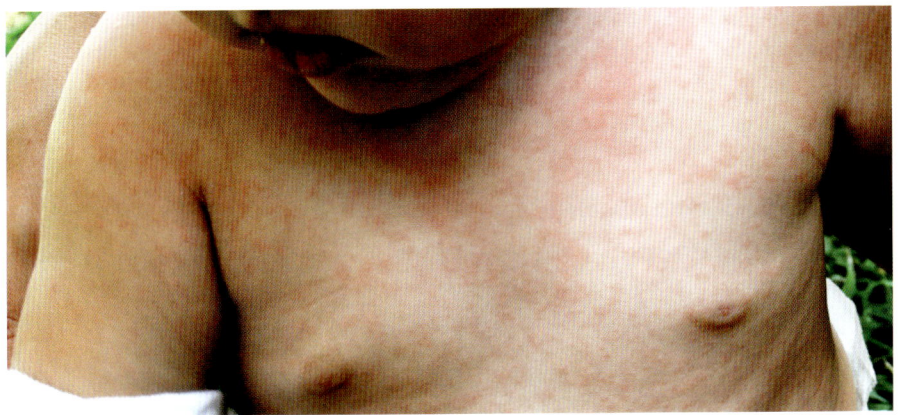

drei Tage anhält und dann rasch wieder abfällt. In dieser Phase tritt zunächst an Brust, Bauch und Rücken ein fleckiger, rötlicher Hautausschlag auf. Er hält wenige Tage an. Mit dem Auftreten des Ausschlags ist die Krankheit praktisch vorbei.

Im Einzelfall kann es zu Fieberkrämpfen kommen. Dann ist ein Kinderarzt aufzusuchen.

Behandlungsprinzipien

Gegen das Drei-Tage-Fieber gibt es wie bei den meisten Virusinfekten kein Medikament. Ab 38,5 Grad Fieber helfen ⊃ Beinwickel. Das Kind soll viel trinken, denn Babys und Kleinkinder benötigen bei hohem Fieber viel Flüssigkeit. Durch starkes Schwitzen kann es neben dem Flüssigkeits- auch zu Salzverlust (= Elektrolytverlust) kommen. Dann sind ⊃ Elektrolytlösungen sinnvoll.

Durchfall

Dieses Symptom betrifft zunächst die Konsistenz des Stuhls (breiig bis flüssig), aber auch die Zahl der Darmentleerungen.

Es handelt sich mit Sicherheit um eine häufige Beschwerde bei Kindern, die im Falle von Säuglingen – gegebenenfalls verschärft durch hohe Außentemperaturen im Urlaubsland – durchaus sehr rasch gefährlichen, ja lebensgefährlichen Charakter annehmen kann. Dafür sind zwei Faktoren verantwortlich: der Flüssigkeitsverlust, der zu einer massiven Kreislaufschwäche führt, und der damit einhergehende Verlust wichtiger Mineralstoffe, der sich auf wesentliche Organsysteme wie Herz, Gehirn oder Niere auswirkt. Im Extremfall droht ein Schock mit akuter Lebensgefahr.

Größere Kinder kommen damit allgemein besser zurecht, sollten aber nicht alleine gelassen werden.

Sehr bekannt ist die sogenannte Reisediarrhoe (➲ Reisedurchfall), die durch Nahrungsumstellung oder verunreinigtes Wasser verursacht sein kann.

Oft sind ➲ Magen-Darm-Entzündungen mit Viren verantwortlich, wie z.B. Noro- oder Rotaviren. Letztere stellen die häufigste Ursache für Brech-Durchfall-Erkrankungen bei Säuglingen und Kleinkindern dar. Seit der Impfung gegen Rotaviren ist die Zahl der schweren Rotavirus-bedingten Durchfallerkrankungen in Österreich dramatisch abgesunken.

Bakterien können ebenfalls zu derartigen Infektionen führen, ebenso wie ➲ Vergiftungen etwa mit verdorbenen Lebensmitteln, Pilzen, Chemikalien oder Nikotin.

Immer wieder tritt Durchfall als Begleitwirkung einer Antibiotikatherapie auf, da Antibiotika nicht gezielt nur Krankheitserreger angreifen, sondern auch Bakterien, die für eine gesunde Darmfunktion unbedingt nötig sind (➲ Antibiotikanebenwirkung).

Ebenso gehört dieses Symptom zu den wichtigsten Zeichen einer ➲ Nahrungsmittelallergie oder spezifischen Unverträglichkeit bestimmter Nahrungsstoffe wie bei der ➲ Zöliakie oder einer Laktosemalabsorption.

Eine Schilddrüsenüberfunktion (Hyperthyreose) könnte ebenfalls eine seltene Ursache sein, ebenso wie eine Gehirnhautentzündung (Meningitits), die im Gehirn entsprechend auslösende Areale reizt.

Es kann sich mit diesem Symptom allerdings auch die Seele zu Wort melden – wie das etwa bei unbewältigtem ➲ Stress (= Distress) der Fall ist.

Behandlungsprinzipien

Der ehestmögliche Ersatz von Flüssigkeit und Salzen in Form einer oralen Rehydrierungslösung, die in der Apotheke in fertiger Form zu kaufen ist, ist die wichtigste Maßnahme. Je kleiner das Kind, desto größer ist die Gefahr der Lebensbedrohlichkeit.

Heben Sie mit zwei Fingern eine Hautfalte des Kindes ab. Glättet sich die Haut nach dem Loslassen der Falte nicht sofort wieder, besteht absolute Dehydrierungs- und Schockgefahr. Das Kind ist in eine Klinik zu bringen.

Für den Ersatz von Flüssigkeit und Mineralsalzen siehe ➲ Elektrolytlösung.

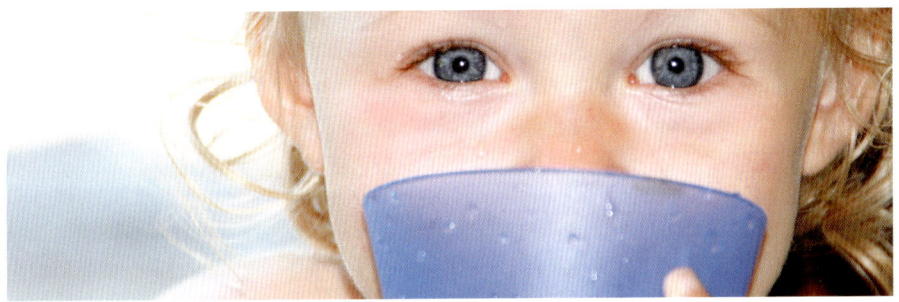

Durst, vermehrter

Vermehrter Durst ist zunächst eine lebenswichtige Reaktion, die bei gefährdendem Flüssigkeits- und Elektrolytverlust etwa im Rahmen von ⊃ Erbrechen, ⊃ Durchfall oder extremem Schwitzen (⊃ Elektrolytmangel) verstärkt auftritt.

Übermäßiger Durst zählt aber auch zu den Kardinalsymptomen des Diabetes (Diabetes mellitus 1 und 2 sowie Diabetes insipidus, einem Hormonstoffwechseldefekt im Gehirn).

Auch verschiedene Nierenfunktionsstörungen könnten grundsätzlich verantwortlich sein.

Ekzem, endogenes ⊃ Neurodermitis

Elektrolytmangel

Unter Elektrolyten versteht man chemische Verbindungen, an denen Mineralsalze beteiligt sind und die für den Transport elektrischer Ladungen und die Zellfunktionen im Körper Sorge tragen. Sie sind lebenswichtig. Die im Körper vorhandenen Elektrolyte sind Bikarbonat, Calcium, Chlorid, Kalium, Magnesium, Natrium und Phosphat. Der Normalspiegel – jener Spiegel, der die klaglose Körperfunktion gewährleistet – der einzelnen Elektrolyte ist unterschiedlich.

Ein Mangel an Elektrolyten kann durch die unzureichende Versorgung, etwa bei ⊃ Essstörungen oder durch erhöhten Verlust wie starkes Schwitzen, ⊃ Erbrechen oder ⊃ Durchfall entstehen. Das heißt, Flüssigkeitsverlust ist gleichzusetzen mit Salzverlust ist gleichzusetzen mit Elektrolytmangel. Umgekehrt führt Flüssigkeitsmangel ebenfalls zu Elektrolytverlust, da Flüssigkeit erforderlich ist, um Salze im Organismus zu halten.

Die Symptome eines Elektrolytmangels richten sich nach den einzelnen Elektrolyten, die fehlen, ein generalisierter Mangel führt über Müdigkeit, Erschöpfung und Leistungsabfall bis hin zum Salzverlustsyndrom mit Nierenschmerzen und im Extremfall zu Organversagen. Leichte Mängel verlaufen in der Regel symptomlos und unproblematisch.

Die Brisanz des Elektrolytmangels hängt ab vom Alter des Kindes. Bei Babys kann bereits ein relativ geringer Flüssigkeitsverlust zu extremer Salzmangelstörung führen. Ursachen sind meist Erbrechen und Durchfall, möglicherweise – etwa im Urlaub – gesteigert durch Aufenthalt in großer Hitze oder durch Schwitzen und Fieber.

Wenn ein Kind schwitzt, bitte möglichst darauf achten, dass es nicht lange in nassen Sachen im Bett liegt. Immer wieder abtrocknen und frische, trockene Kleidung anziehen, idealerweise aus Baumwolle oder anderen geeigneten, gut saugfähigen Naturfasern. Beim Kleidungswechsel sollte man sich nicht zu viel Zeit lassen und für eine ansprechende Raumtemperatur sorgen, um zu verhindern, dass sich das Kind verkühlt oder gar eine Lungenentzündung holt.

Schwitzen kann aber auch das Symptom einer Grunderkrankung sein, wie etwa eine Schilddrüsenüberfunktion, angeborene Herzfehler, Herzschwäche oder Lymphome (v.a. Nachtschweiß) und Bluterkrankungen. Bei vielen Infektionskrankheiten gehört vor allem der Nachtschweiß zum typischen klinischen Erscheinungsbild.

Überblick zu ausgewählten Mineralien und Elektrolyten

Mineralstoff (Mengenelement)	Empfohl. Zufuhrmenge Kinder	... reiche Lebensmittel (Beispiele)	Funktion im Körper	Besonderheit
Natrium	550 mg	Kochsalzreich: Wurst, Käse, Brot, Salzgebäck, Fischkonserven, Fertigprodukte.	Erhalt der Gewebespannung, Regulation des Wasserhaushalts, Bestandteil der Magensäure.	Eine tägliche Kochsalzzufuhr von 6 g pro Tag ist ausreichend. Eine stark erhöhte Aufnahme kann zu Bluthochdruck führen.
Chlorid	830 mg			
Kalium	2000 mg	Bananen, Kartoffeln, Trockenobst, Spinat, Champignons.	Erhalt der Gewebespannung und Reizweiterleitung im Nervensystem.	Ein Kaliummangel äußert sich durch eine Schwächung der Muskeln.

Überblick zu ausgewählten Mineralien und Elektrolyten

Mineralstoff (Mengenelement)	Empfohl. Zufuhrmenge Kinder	... reiche Lebensmittel (Beispiele)	Funktion im Körper	Besonderheit
Calcium	1000 mg	Milch und -produkte, grünes Gemüse, Hülsenfrüchte, Nüsse, einige Mineralwässer.	Wichtig für den Erhalt von Zähnen und Knochen, wichtiger Faktor bei der Blutgerinnung, beteiligt an der Weiterleitung von Reizen im Nervensystem und in der Muskulatur.	Eine ausreichende Calcium- und Vitamin-D-Versorgung ist neben ausreichender Bewegung wichtig für die Vorbeugung von Osteoporose.
Phosphor	700 mg	Leber, Fleisch, Brot, Milch, Eier, als Zusatzstoff in verarbeiteten Lebensmitteln.	Zusammen mit Calcium am Aufbau von Knochen und Zähnen beteiligt, wichtig für Konstanthaltung des pH-Werts.	Phosphor kommt in fast allen Lebensmitteln vor und wird häufig als Zusatzstoff verwendet.
Magnesium	männlich 350 mg weiblich 300 mg	Vollkornprodukte, Milch und -produkte, Leber, Geflügel, Fisch, Kartoffeln.	Wichtig für die Förderung der Knochenmineralisierung und für die Reizübertragung von Nerven auf den Muskel.	Muskelkrämpfe (z.B. in der Wade) deuten oft auf einen Magnesiummangel hin. Durch intensive körperliche Tätigkeiten kann sich der Magnesiumbedarf erhöhen.

Auch psychische Auslöser können verantwortlich sein, z.B. Angstschweiß. Schwitzen ist daher auch ein Element von Stressreaktionen. Nachtschweiß kann somit auch ein Zeichen von Stressabbau sein.

Kinder können zudem unter übermäßigem Schwitzen, einer sogenannten Hyperhidrose, leiden. Das starke Schwitzen beginnt meist zwischen dem 6. und 16. Lebensjahr. Kinder und Jugendliche schwitzen dann unabhängig von der Umgebungstemperatur. Typischerweise sind beide Achselhöhlen, Hände und/oder Fußsohlen betroffen.

Behandlungsprinzip

Es gibt eine Notfallrezeptur der WHO für eine selbstgemachte Elektrolytlösung, die bei uns nicht selbst hergestellt werden soll: Einfacher und wesentlich sicherer ist es, vorgefertigte Produkte aus der Apotheke zu verwenden. Sie sollten im Haushalt und auf Urlaubsfahrten niemals fehlen (➲ Elektrolytlösung).

Symptombeispiele einzelner Elektrolytmangelzustände:	
Calciummangel	Empfindungsstörungen, Reizbarkeit und Krämpfe
Magnesiummangel	Muskelzucken, Schwitzen und Krämpfe
Kaliummangel	Muskelkrämpfe, Schwäche und Herzrhythmusstörungen
Zinkmangel	Riech-/Geschmacksstörung, Akne und Nagelverfärbungen

Bei Hyperhidrose sind die Ursachen oft harmlos. Hält sie aber länger an, sollte ärztlicher Rat eingeholt werden. Betroffene Kinder sollten zudem scharfe Gewürze sowie sehr heiße Getränke und Speisen meiden, da diese Schweißausbrüche fördern können. Das Gleiche gilt bei Jugendlichen für Nikotin, Alkohol und Koffein. Man sollte nur Kleidung aus Naturfasern tragen. Entspannungsübungen können zusätzlich helfen, die Beschwerden zu lindern.

Emotionaler Stress, Trauer, Angst

Kinder reagieren auf emotionalen Stress, wie etwa Verlust oder Trauer, sehr unterschiedlich. Art und Intensität der Reaktion sind zunächst vom Alter und den damit verbundenen Möglichkeiten des Ausdrucks von Gefühlen abhängig. Eine weitere wichtige Rahmenbedingung ist ihr Halt in funktionierenden sozialen Strukturen wie der Familie. Je besser sie darin eingebettet sind bzw. je verständnisvoller und kindgerechter ihnen begegnet wird, desto geringer fällt die Reaktion aus. Umgekehrt können Verlusttraumata bei Kindern schwere psychische Irritationen bis hin zur Depression oder Sucht auslösen.

Es ist eine Irrmeinung, Kinder als „kleine Erwachsene" zu betrachten und daraus zu schließen, sie wären aufgrund des Alters oder der geringeren Körpergröße „schwach". Die psychische Stabilität hat mit diesen Parametern nichts zu tun.

Emotionaler Stress, Trauer, Angst

Je kleiner das Kind ist, desto geringer sind seine Möglichkeiten, sich über Worte mitzuteilen oder Situationen intellektuell zu erfassen. Je geringer die sprachliche Ausdruckskraft – das ist wie beim Erwachsenen –, desto häufiger treten körperliche Symptome an die Stelle des Gefühlsausdrucks. Auch bei Erwachsenen wissen wir, dass körperliche Schmerzen etwa der Wirbelsäule sehr häufig Ausdruck einer seelischen Überlastung sein können.

Stress entspricht einer Art unsichtbarem Rucksack, den diese Menschen mit sich tragen, ohne ihn ablegen zu können. Last erzeugt Schmerzen, wenn keine Verarbeitung, kein Abladen möglich ist.

So lässt sich die Tatsache gut verstehen, dass man bei bestimmten Zeichen vermehrt an seelischen Stress denken sollte.

Dazu gehören – und diese Liste kann nur beispielhaft sein –:
- Ein-/Durchschlafstörungen,
- Alpträume,
- nächtliches Einnässen,
- Appetitlosigkeit,
- Müdigkeit,
- Lustlosigkeit,
- Unruhe,
- Konzentrationsstörungen,
- Bauchschmerzen,
- Durchfall,
- Aggression.

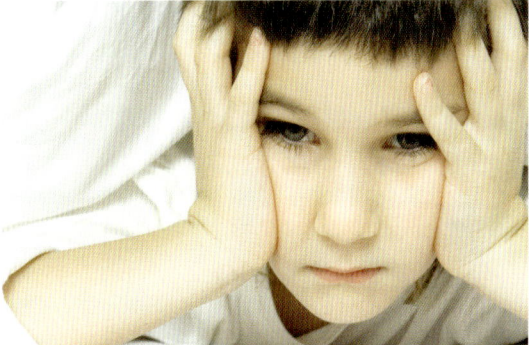

Die Auslöser können sehr vielfältig sein: Beziehungsprobleme in der Familie, Scheidung der Eltern, Konflikte mit Eltern oder Geschwistern, Gewalt durch Mitschüler, Unrecht durch die Lehrer, Mobbing oder Versagensangst – um nur einige Beispiele zu nennen.

Vielfach werden Stressreaktionen bei Kindern nicht erkannt. An die Stelle der Problemaufarbeitung treten häufig „Ersatzdiagnosen" wie etwa ADHS, wenn ein Kind unruhig und unkonzentriert ist. Medikamente sollen dann die Versäumnisse der Erwachsenen ausbügeln. Das gilt auch für Kinder mit den heute sehr häufig gewordenen ⮕ Bindungsstörungen (siehe dort).

Behandlungsprinzipien

Wie bei jedem psychischen Belastungszeichen, ist zunächst eine organische Ursache auszuschließen.

Kindern helfen mit neuen Hausmitteln

Schuhmayer | Zwiauer

Die wichtigste Therapie ist immer das vertrauensvolle Gespräch oder menschliche Nähe und Geborgenheit, wenn das Gespräch aus welchen Gründen auch immer noch nicht möglich ist.

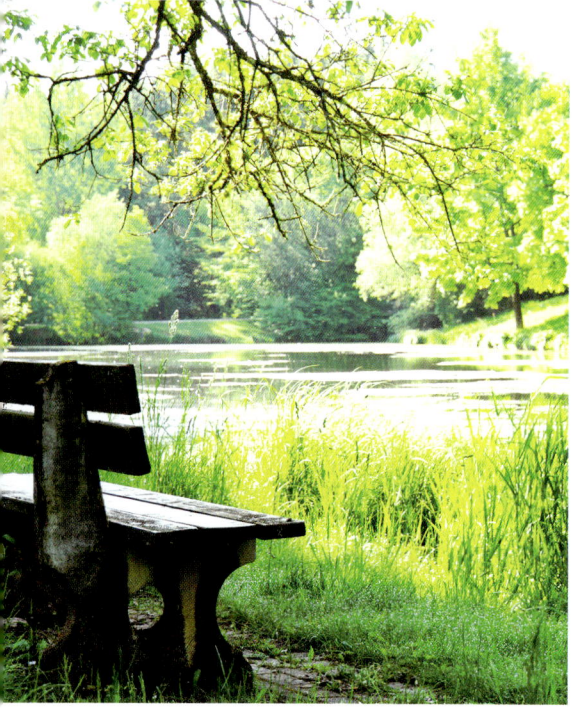

Gespräche lassen sich immer wesentlich leichter führen, wenn man dabei in der Natur spazieren geht oder auf einer Bank im Grünen sitzt. Wenn schon die Gesprächssituation des Einandergegenüber-Sitzens belastend ist, kann kaum ein gutes Gespräch entstehen. Dazu sei angemerkt, dass aus unserer Entwicklungsgeschichte heraus die Situation, einander frontal in die Augen zu blicken, zu jenen Ritualen gehört, die eindeutig Kampf signalisieren. Wer einen Hund hat, weiß das. Tiere haben eine unendliche Menge an Konfliktvermeidungsritualen, die allesamt die frontale Konfrontation immer tunlichst vermeidet.

Es gibt zur Aufarbeitung von Stress eine Reihe von nicht medikamentösen Therapieformen – wie etwa die tiergestützte Therapie –, die hier sehr erfolgreich helfen können.

Medikamente sind in den meisten Fällen nicht angebracht. Schon deshalb nicht, weil sie zur Aufarbeitung eines Problems ja keinen Beitrag leisten, sondern nur irgendeine Art der chemischen Manipulation bieten, die die Ursache des Leidens nicht beeinflusst.

Wer sich nicht zu helfen weiß, soll sich nicht scheuen, den Weg zum Kinderarzt, zum Kinder-/Jugendpsychiater oder zum Kinderpsychologen zu wählen. Schon deshalb, weil es dem außenstehenden Betrachter oft viel leichter möglich ist, ein Problem zu identifizieren. Auch Selbsthilfegruppen können unterstützend wirken.

Verschiedene Teerezepturen können diese Bemühungen begleiten (⊃ Beruhigende Tees). Wie bei allen Teerezepturen ist anzumerken, dass Kinder anders „schmecken" als Erwachsene, eine „Verfeinerung" mit Honig oder Fruchtsaft kann daher angezeigt sein. Niemand glaubt einem Getränk seine Heilkraft, wenn es grauenhaft schmeckt ☺.

Erbrechen

Erbrechen kann ein Begleitsymptom zahlreicher Erkrankungen sein, kommt für sich allein aber noch viel häufiger vor (nur etwa 5 % der Fälle gehen auf eine Erkrankung zurück) und ist daher vor allem bei größeren Kindern nicht unbedingt ein Grund für den sofortigen Arztbesuch. Wichtig ist – vor allem bei Babys und Kleinkindern – die ausreichende Flüssigkeitszufuhr (➲ Elektrolytmangel). Meistens geht Erbrechen auf verdorbene Nahrungsmittel oder zu große Nahrungsaufnahme zurück. Hohe Temperaturen und auch Migräne sind weitere Gründe, die nicht unbedingt einen Arztbesuch erforderlich machen.

Behandlungsprinzipien

Babys und Kleinkinder sollten bei länger andauerndem Erbrechen auch ohne Anzeichen weiterer Symptome zu einem Arzt gebracht werden, damit sie nicht dehydrieren. Bei gallig-grünem Erbrochenen bzw. Blutbeimengungen ist bei allen Kindern unverzüglich ein Arzt aufzusuchen, es besteht die Möglichkeit einer Blinddarmentzündung bzw. eines Darmverschlusses. Bei Fieberbeteiligung in Verbindung mit Nackensteife, Kopfschmerzen und/oder Krämpfen ist eine Hirnhautentzündung denkbar, weswegen auch in diesem Fall ein Arztbesuch angezeigt ist. Gleiches gilt für den Verdacht auf ➲ Vergiftungen. Auch ➲ Nahrungsmittelallergien sind denkbar und sollten medizinisch abgeklärt werden.

Bei Magen-Darm-Beschwerden, die auch fieberhaft sein können, kann man vor allem bei etwas größeren Kindern auf entsprechende Tees (➲ Tees bei Magen-Darm-Beschwerden) in Kombination mit kurzfristiger Nahrungskarenz zurückgreifen. Zeigt sich nach zwei Tagen keine Besserung, ist auch hier ein Arztbesuch notwendig.

Erdnussallergie ➲ Nahrungsmittelallergien/Nahrungsmittelunverträglichkeit

Erfrierungen

Ist Körpergewebe längere Zeit besonders tiefen Temperaturen ausgesetzt, kommt es vor allem an ungeschützten oder wenig geschützten Körperteilen wie Zehen, Finger, Nase oder Ohren zu Schäden. Hinsichtlich der Folgen hängt es vom Schweregrad ab, ob Dauerschäden entstehen oder eine vorübergehende

Schädigung vorliegt. Die Haut von Kindern reagiert wesentlich empfindlicher auf Temperatureinflüsse, daher kommt es auch leichter zu Erfrierungen. Ein entsprechender Schutz in Form von fetthaltigen Cremen – vor allem im Gesicht – ist ein wirksamer Schutz der sensiblen Kinderhaut. Insbesondere bei Säuglingen ist es wichtig, die Haut durch eine dicke Fettschicht zu schützen, da das Unterhautgewebe mehr Flüssigkeit bei Säuglingen enthält als bei Erwachsenen und daher gegenüber tiefen Temperaturen empfindlicher reagiert.

Die einfachste Unterteilung ist jene in oberflächliche und tiefe Erfrierung. Zunächst schwillt die Haut wie bei einer Entzündung an, ist dabei aber nicht gerötet, sondern porzellanartig blass. Auf das Kältegefühl folgen Taubheitsgefühl sowie teilweise erhebliche brennende oder stechende Schmerzen, die auch das Auftauen begleiten. In dieser Phase ist die Haut dann gerötet.

Bei tiefen Erfrierungen ist die Haut blau. Es bilden sich Blasen. Auf Druck kommt es nicht zu Schmerzen, aber zu einem „Missempfinden", das als dumpf beschrieben wird. Schließlich stirbt das Gewebe ab. An diesen Stellen bilden sich in der Folge Geschwüre.

Behandlungsprinzipien

Nur extrem selten tritt eine Erfrierung ohne Unterkühlung auf. Daher steht bei Unterkühlung die Wiedererwärmung im Vordergrund. Eine einfache Maßnahme bei kalten Fingern besteht darin, diese in die Achselhöhle zu schieben und die Körperwärme zu nutzen.

Der Wiedererwärmungsprozess kann schon bei oberflächlichen Erfrierungen mit erheblichen Schmerzen verbunden sein!

Erfrorene Köperstellen sollen weder bewegt noch aktiv erwärmt werden – etwa mit Heizkissen oder dergleichen. Tiefe Erfrierungen sollten steril abgedeckt werden.

Notarzt verständigen!

Erkältung – grippaler Infekt

Der grippale Infekt ist eine Erkrankung, die von verschiedenen Viren hervorgerufen wird. Häufig sind es Rhino-, Entero-, Corona-, Adenoviren und jene aus der Familie der Paramyxoviridae. Insgesamt können über 200 Viren eine Erkältung auslösen. Dennoch ist die Symptomatik all dieser unterschiedlichen Erreger sehr ähnlich, sodass die Frage nach dem konkreten Erregervirus nur akademische Be-

Erkältung – grippaler Infekt

deutung hat. Grundsätzlich ist diese Art der Infektion nicht gefährlich, aber bei Säuglingen und Kleinkindern bedeutet schon eine minimale Schleimhautschwellung etwa in der Nase nahezu einen Totalverlust des Atemflusses in diesem Organ.

Wie der Name schon sagt, hat die Erkältung mit Kälte zu tun. In der kalten Jahreszeit gibt es deutlich mehr Infektionen, wahrscheinlich bedingt durch längere Aufenthalte in geschlossenen Räumen, die zum Austrocknen der Schleimhäute führen. Zudem kommt es zu Beeinträchtigungen der Nasen-, Rachenschleimhaut durch Kälte, sodass die Schleimhaut nicht so gut ihrer Reinigungsfunktion nachkommen kann. Es konnte auch nachgewiesen werden, dass übermäßig lange und intensive Kälteeinwirkung zu einer Schwächung des Immunsystems führen kann. Dem entspricht etwa der Aufenthalt im Freien ohne ausreichend warme Kleidung oder mit nassen Kleidungsstücken am Körper. Dann führt die Luftbewegung über das Verdunsten der Flüssigkeit zu einem zusätzlichen Abkühleffekt.

Viren befallen zunächst die Nasen- und Rachenschleimhaut. Nach einer Inkubationszeit von einem bis fünf Tagen kommt es typischerweise zu serösem (= schleimigem) Schnupfen, die Nase rinnt. Begleitet wird das von Fieber, Reizhusten, Halsschmerzen und Appetitlosigkeit. Innerhalb von sieben bis zehn Tagen kommt es zur spontanen Abheilung, also zu einer Selbstheilung.

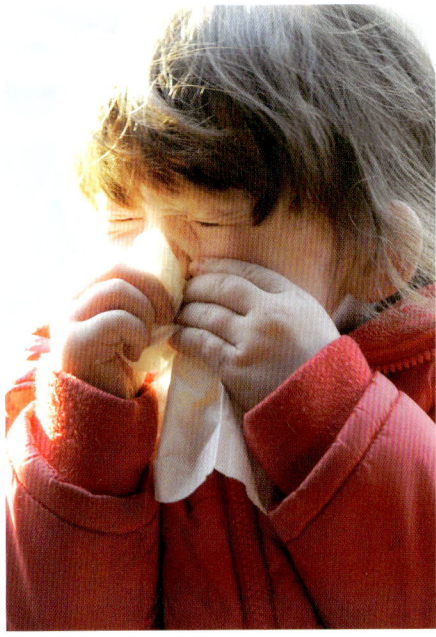

Je jünger die Kinder sind, umso unspezifischer ist dabei die Symptomatik. Die speziellen anatomischen Verhältnisse bei Säuglingen und Kleinkindern lassen verstehen, dass ein Schnupfen hier wesentlich weitreichendere Folgen hat als beim Erwachsenen. Sie sind überwiegend „Nasenatmer", und das Anschwellen der Schleimhaut um 1 mm reduziert das Lumen bereits um ca. 40 %! Der daraus resultierende Schleimstau bildet in der Folge einen guten Nährboden für Bakterienwachstum. Es kann grundsätzlich zur sogenannten Superinfektion kommen, die dann häufig die Stirn- und Nebenhöhlen befällt. Das ist sehr schmerzhaft, auch wenn noch keine bakterielle Zusatzinfektion aufgetreten ist.

Kindern helfen mit neuen Hausmitteln

Schuhmayer | Zwiauer

Am Krankheitsbeginn kann als erstes Infektionssignal das Frösteln stehen. Müdigkeit, Niedergeschlagenheit und Kopfschmerz können auftreten. Gelegentlich kommt es zu einem Temperaturanstieg und Fieber. Weitere Symptome sind Husten, Hals- und Gliederschmerzen. Ist die Verbindung zwischen Nase und Mittelohr durch Schleim verlegt, kommt es zu Druckgefühl und/oder Ohrenschmerzen und das Kind hört dadurch schlechter.

Sind die Verbindungen von der Nase zur Stirnhöhle verlegt, zeigt ein Stirnkopfschmerz an, dass eine Nebenhöhlenentzündung aufgetreten ist. Diese Art Kopfschmerz lässt sich mit einem einfachen Trick leicht prüfen. Das Kind sitzt mit gespreizten Beinen auf einem Sessel und beugt den Kopf rasch so weit wie möglich hinunter. Im Falle einer Nebenhöhlenentzündung macht sich der typische Stirnkopfschmerz bemerkbar. Es sollten so rasch wie möglich entsprechende Maßnahmen getroffen werden, wie etwa abschwellende Nasentropfen, mit denen man sonst grundsätzlich vor allem bei Kindern unter dem dritten Lebensjahr zurückhaltend sein sollte.

Fieber – eine Erhöhung der Körpertemperatur – gehört zur Standardausrüstung unseres Immunsystems und signalisiert eine Infektion. Eine erhöhte Körpertemperatur beschleunigt die Stoffwechselvorgänge und die Produktion von weißen Blutkörperchen (Leukozyten). Das Immunsystem arbeitet also schneller als ohne Fieber.

Außerdem fühlen sich die meisten Krankheitserreger bei erhöhten Temperaturen nicht mehr wohl und vermehren sich weniger gut als ohne Fieber.

Damit bietet Fieber dem Immunsystem also einen doppelten Nutzen. Weiters bewirkt es, dass wir uns nicht wohlfühlen, nach Ruhe sehnen und den Körper in seiner speziellen Situation keinen unnötigen Anstrengungen aussetzen.

Erhöhte Temperaturen des Körpers werden unterschiedlich benannt, je nachdem, wie hoch die Temperatur ist.

Temperatur in °C	Bedeutung
36,6° bis 37,4°	Normale Körpertemperatur
37,5° bis 38,0°	Erhöhte Temperatur
38,1° bis 38,4°	Fieber
38,5° bis 38,9°	Mäßiges Fieber
39,0° bis 40,9°	Hohes Fieber
ab 41,0°	Sehr hohes Fieber

Erkältung – grippaler Infekt

Bei kleinen Kindern steigt die Temperatur meistens recht schnell auf hohe Temperaturen, selbst hohes Fieber kommt bei ihnen häufiger kurzfristig vor, auch ohne schwerwiegende Erkrankungen.

Behandlungsprinzipien

Eines brauchen Kinder bei „banalen" Erkältungen sicherlich nicht – das sind Antibiotika. Sie wirken nur gegen Bakterien und wären sogar ein ärztlicher Kunstfehler. Es gibt etwa gegen die Erkältung keine ursächliche Therapie, sondern es wird je nach Symptomatik behandelt.

Forscher am Nebraska Medical Center fanden heraus, dass Inhaltsstoffe der ⊃ Hühnersuppe Infekte der oberen Atemwege hemmen. Sie untersuchten die Wirkung dieser Suppe auf die sogenannten neutrophilen Granulozyten (weiße Blutkörperchen, die der Körper bildet). Diese sind einerseits für die Abwehr der Viren nötig, sorgen im Übermaß aber auch für Erkältungssymptome wie das Anschwellen der Schleimhäute. Und siehe da: Die Brühe hemmte die Bewegungsfähigkeit der Abwehrzellen und damit die Schleimhautschwellung.

Es stimmt also nicht, wenn böse Zungen behaupten, Hühnersuppe würde deshalb so günstig wirken, weil in der Hühnerzucht besonders viele Antibiotika verabreicht würden. Dennoch raten wir ganz dezidiert zu Hühnern aus biologischer Haltung. Der geschmackliche Unterschied zu einem Billighuhn aus dem Supermarkt ist verblüffend. Es kann also sein, dass Ihr Kind danach nur mehr „gute Hühnersuppe" verlangt.

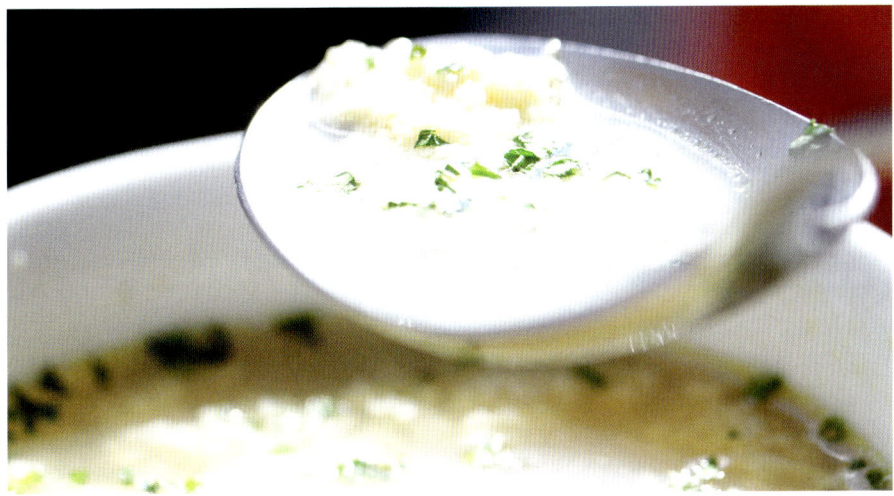

69

Kindern helfen mit neuen Hausmitteln Schuhmayer | Zwiauer

Die heiße Suppe erhöht außerdem die Körpertemperatur und lindert Gliederschmerzen. Nur die selbst gekochte Hühnersuppe hilft wirklich.

In der Regel haben die Kinder Durst und sollen reichlich Tee trinken. Bei Fieber über 38,5 Grad können ➲ Wadenwickel oder ➲ Schwitzkuren zum Einsatz kommen. Feuchte Wadenwickel leiten durch Verdunstungskälte Hitze aus dem Körper ab. Wichtig ist, dass der ganze Körper einschließlich der Füße bei der Behandlung warm bleibt.

Bei Schwitzkuren mit Tee kommen vor allem Lindenblüten- oder Holunderblütentee als klassische „Fiebertees" zur Anwendung.

Bäder mit einem Zusatz aus Menthol-, Eukalyptus-, Thymian- oder Fichtennadelöl können in der Anfangsphase von banalen Infekten bei größeren Kindern zur Anwendung kommen: Sie fördern die Durchblutung, lindern Gliederschmerzen und erhöhen die Körpertemperatur. Die ätherischen Öle lösen Sekret aus Nase und Bronchien. Die Kinder sollen dafür für etwa zehn Minuten in der Badewanne baden. Bei Fieber sollte man aber auf diese Form verzichten, da die Kreislaufbelastung relativ hoch ist.

➲ Inhalationen mit heißem Dampf, dem ätherische Öle zugegeben werden können, erleichtern das Atmen. ACHTUNG: Für Säuglinge und Kleinkinder sind diese Öle und Präparate aber nicht geeignet. Das gilt auch für Salben, die auf Brust und Rücken aufgetragen werden. Inhalationen können aber auch ebenso mit Kamille und anderen Kräutern durchgeführt werden.

Zweimal täglich sollte das „Krankenzimmer" – das Kind während dieser Zeit gut einpacken – intensiv gelüftet werden. Sehr hohe Zimmertemperaturen sind wegen Schleimhautaustrocknung weniger günstig (die optimale Raumtemperatur beträgt etwa um 18 bis 20°C), es sollte aber darauf geachtet werden, dass sich Kinder in der Nacht nicht abdecken und so abkühlen.

Nur selten kommt es zu einer sogenannten bakteriellen Superinfektion – so heißt in der Medizin eine zusätzliche Infektion mit Bakterien. Erst dann könnten gegebenenfalls – und nur, falls das diagnostisch auch gesichert ist – Antibiotika eingesetzt werden. Diese Diagnose stellt der Kinderarzt, und heute können fast alle Ordinationen sofort einen CRP-Schnelltest machen, der binnen kürzester Zeit anzeigt, ob eine bakterielle Infektion vorliegt oder eben nicht.

Erschöpfung

Zunächst kann diese sehr einfache Ursachen haben, wie Überanstrengung oder Sport. Insbesondere Kinder, die Bewegung nur ungenügend gewohnt sind, erschöpfen rasch. Das gilt nicht zuletzt für ⮕ Übergewicht, das aber keine Ausrede für mangelnde Bewegung sein darf, vielmehr müssen Art und Ausmaß der Bewegung der individuellen Situation des Kindes angepasst werden.

Adipöse Kinder „können nicht können", was Normalgewichtigen gelingt. Es wäre sogar gefährlich, von ihnen das gleiche Leistungsniveau zu verlangen oder sie gar dazu zu zwingen. Hier ist es sinnvoll, durch langsames Steigern der Leistungsgrenze einen moderaten, aber nachhaltigen Trainingseffekt zu erzielen.

Eine sehr häufige Ursache für Müdigkeit und Erschöpfung sind herannahende oder beginnende ⮕ Infektionskrankheiten aller Art – das heißt sowohl virale als auch bakterielle. Intensive Hustenanfälle können besonders bei kleineren Kindern rasch zur Erschöpfung führen.

Salz- und ⮕ Flüssigkeitsverlust durch Fieber, andauerndes Schwitzen, Erbrechen oder Durchfall bewirken ebenfalls Erschöpfungszustände.

Darüber hinaus können sich hinter langen Erschöpfungszuständen auch innere Erkrankungen wie Diabetes, Anämie, Herzschwäche, Magen-Darm-Erkrankungen, Schilddrüsenunterfunktion oder Nierenschwäche verbergen.

Nicht vergessen sollte man, dass vielen organischen Symptomen auch ein Leiden der Seele zugrunde liegen kann, wie etwa eine ⮕ Depression, seelischer ⮕ Stress, Isolationsgefühl oder ungelöste Konflikte.

Behandlungsprinzipien

Kurzzeitige Erschöpfungszustände haben meist einen einfachen Hintergrund. Hier achtet man auf Ruhe, ausreichende Versorgung mit Flüssigkeit und gegebenenfalls mit Elektrolyten (siehe ⮕ Elektrolytmangel).

Naht eine Infektionserkrankung, kann man bereits im Vorfeld auf die bewährte ⮕ Hühnersuppe zurückgreifen.

Bei Ursachen im Magen-Darm-Trakt verabreicht man die ⮕ Karottensuppe nach Moro, die dem Darm in vielerlei Hinsicht guttut. Auch ⮕ Haferschleimsuppe beruhigt einen rebellischen Magen-Darm-Bereich. Tees sind eine wertvolle Ergänzung.

Der Seele hilft immer ein behutsames Gespräch, aber auch viel Zuwendung.

Dauern Erschöpfungszustände länger an, ohne dass sich eine Erklärung finden lässt, dann ist der Weg zum Kinderarzt das Mittel der Wahl, der mit weiterführender Diagnostik nach den Ursachen fahndet.

Essstörungen

Der Schlankheitswahn und bestimmte Vorgaben der Medien sind bei Erwachsenen wesentlich an der Entstehung von Essstörungen beteiligt. Immer häufiger sind allerdings auch Kinder davon betroffen.

Man unterscheidet an wichtigen Formen die Esssucht, bei der überhöhte Nahrungsmengen je Mahlzeit aufgenommen werden, die nervöse Anorexie – also die klassische Magersucht – und die Bulimie, die Ess-Brech-Sucht.

Hinsichtlich der Hintergründe ist nicht immer klar, ob die Fehleinstellung gegenüber der Nahrungsaufnahme von den Eltern in die Kinder hineinprojiziert wird und sie diese gleichsam erlernen, oder ob es sich um eigenständige Phänomene handelt. Das heißt, wenn die Eltern ein Kind unter Druck setzen, „schlank" zu sein, entwickelt es ähnliche Störungen wie Erwachsene.

Ein grundlegendes Problem ist oft ein Strukturmangel, das heißt, geregelte Essenszeiten fehlen gänzlich. Das erschwert dem Kind das Erlernen einer adäquaten Nahrungsaufnahme.

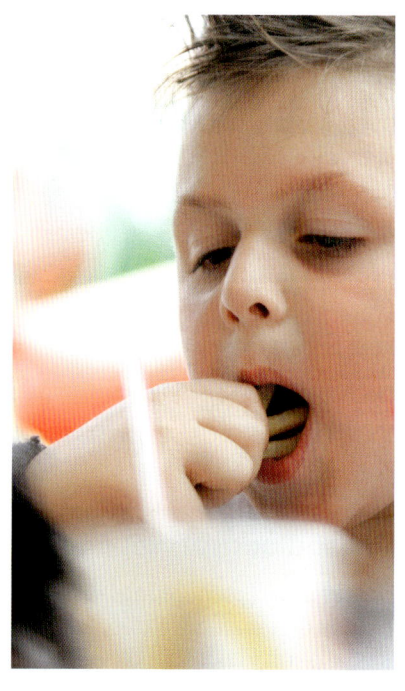

Meistens führen Essstörungen zu einer Unterernährung. Bereits bei fehlender altersadäquater Gewichtszunahme kann eine Essstörung zugrunde liegen. In der Regel stehen aber Phasen von übermäßiger Nahrungsaufnahme im Wechsel mit Nahrungsverweigerung oder vorsätzlichem Erbrechen im Vordergrund. Das Essen wird zu einem den Alltag beherrschenden Thema. Der Missbrauch von Abführmitteln oder Appetitzüglern kommt vor. Von Untergewicht spricht man, wenn der alters- und größenentsprechende Body Mass Index (kg/m^2) um 15 % oder mehr unterschritten wird.

Sieht man von hormonellen Störungen (z.B. Störungen des Sättigungsgefühls) oder von inneren Erkrankungen wie der Schilddrüsenüberfunktion (Untergewicht trotz intensiver Nahrungsaufnahme) ab, dann handelt es sich bei den Essstörungen vor allem um psychogene Störungen. Damit ist gemeint, dass die Ursachen in der Seele begründet liegen und daher nicht immer ganz einfach zu erheben sind. Es ist umso schwieriger, je kleiner das Kind ist. Das hängt mit dem Unvermögen zusammen, sich sprachlich ausreichend gut mitteilen zu können.

Daher ist dieses Erkrankungsfeld primär eine Aufgabe der Kinder- und Jugendpsychiatrie, die über geeignete multimodale Behandlungskonzepte verfügt, die auch die Angehörigen mit einbinden.

Behandlungsprinzipien

Zuwendung und Erhebung der seelischen Stressfaktoren, die im Hintergrund oft verborgen sind.

➲ Tees zur Appetitanregung können versucht werden, sind aber nur sinnvoll, wenn das betroffene Kind diese Art der Hilfestellung auch annehmen möchte.

Druck in jeder Form ist kontraproduktiv, wenn die entsprechende Einsicht fehlt.

Feuchtblattern (Windpocken, Varicellen)

Verursacher sind die Varicella-Zoster-Viren, die extrem ansteckend sind. Grundsätzlich erzeugt eine Infektion eine lebenslange Immunität, aber die Viren bleiben in Nervenzellen verkapselt und können im Erwachsenenalter zur Gürtelrose (Herpes Zoster) führen, die, je nach Verlauf, zu einem sehr belastenden chronischen Leiden werden kann. Sie tritt vor allem in Situationen auf, in denen das Immunsystem geschwächt ist, wie etwa im Alter. Die Übertragung erfolgt durch Tröpfcheninfektion, über Berührung des Bläscheninhalts, Husten oder Niesen. Erst wenn die Bläschen eine Kruste haben, ist die Ansteckungsgefahr vorbei.

Die Erkrankung beginnt häufig an Kopf oder Rumpf mit kleinen roten Flecken, die binnen kurzem Bläschen ausbilden, die stark jucken. Nach ein bis zwei Tagen verkrusten sie. Es bilden sich wiederholt neue Bläschen, sodass man alle Stadien der Erkrankung nebeneinander findet. Feuchtblattern dauern etwa zwei Wochen an und können hinsichtlich ihrer Intensität extrem unterschiedlich sein. Gelegentlich tritt Fieber auf. Das größte Problem ist häufig der quälende Juckreiz, weshalb die Kinder gerne kratzen. Das allerdings kann zu unschönen Narben (daher

Kindern helfen mit neuen Hausmitteln

Schuhmayer | Zwiauer

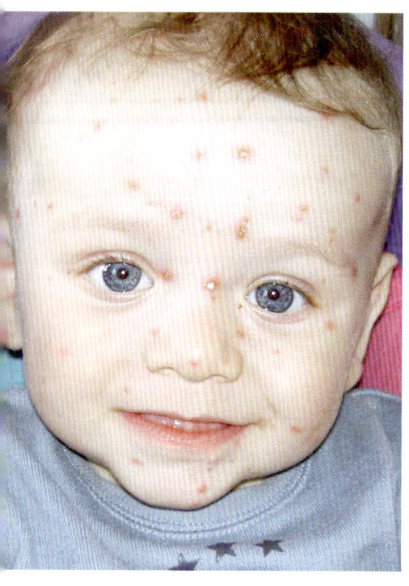

der Name „Windpocken") und im ungünstigsten Fall zu einer bakteriellen Infektion der Kratzstellen führen.

Ein Sonderthema sind Bläschen im Mund, die aufplatzen und brennen können. Säurehaltige Getränke daher bitte vermeiden. Auch Zucker wirkt ganz besonders reizend.

Grundsätzlich können auch Erwachsene an Feuchtblattern erkranken, die zu 95 % aber immun sind, da sie die Krankheit bereits durchlaufen haben. Je später die Erkrankung auftritt, desto schwerer ist allerdings der Verlauf, und bei Erwachsenen können extreme Komplikationen wie Hirnhaut- oder Lungenentzündung auftreten. Schon aus diesem Grund macht die Impfung Sinn. Schwangere dürfen keinesfalls mit Feuchtblattern in Berührung kommen, sofern sie keine Immunität aufweisen, da schwerste Schäden für das Ungeborene die Folge sein können.

Behandlungsprinzipien

Wie bei allen Viruserkrankungen, so sind auch in diesem Fall nur symptomlindernde Maßnahmen möglich. Vor allem versucht man, mit Puder die Haut auszutrocknen und den Juckreiz möglichst einzudämmen, der für Kinder sehr quälend sein kann. Frei verkäufliche Lotionen (z.B. Lotio alba) aus der Apotheke können Linderung verschaffen. Zudem wird alles, was kühlt, in der Regel als angenehm empfunden, z.B. kalte Waschungen (max. 35 Grad), Bäder oder Umschläge. Lange Bäder aber bitte vermeiden.

Kamille tut dem Kind gut. Entweder als Badezusatz oder als Kamillelösung zum Gurgeln. Weiters eigenen sich Fichtennadelöl und Kleieextrakt als Badzusätze.

Juckreizlindernd sind auch Olivenöl- oder Mandelölsalben mit Avocado.

Die Kleidung sollte nicht eng anliegend sein, sondern locker sitzen. Naturfasern wie Baumwolle reizen die Haut weniger als Kunstfasern.

Kurz geschnittene Fingernägel vermindern Kratzpuren auf der Haut, Säuglinge werden mit Baumwollhandschuhen oder Fäustlingen versorgt. Auch im Bereich der Windeln können diese Bläschen auftreten – dann bitte öfter wickeln, denn im feuchtwarmen Milieu unter der Windel ist der Juckreiz stärker.

Bei Bedarf ⊃ Wadenwickel gegen Fieber.

Fieber

Fieber ist bei Kindern eine häufige Begleiterscheinung unterschiedlichster Erkrankungen und ist allein wenig aussagekräftig, da man erst in der Kombination mit anderen Symptomen auf eine bestimmte Erkrankung schließen kann. Ob und wann man mit dem Kind zum Arzt gehen muss bzw. ob man auch auf Hausmittel zurückgreifen kann, hängt dann von der jeweiligen Erkrankung ab.

Details zu Fieber finden Sie unter
➲ Erkältung, grippaler Infekt.

Beachten Sie aber auch:
- ➲ Angina
- ➲ Antibiotikanebenwirkung
- ➲ Bronchitis
- ➲ Drei-Tage-Fieber
- ➲ Feuchtblattern
- ➲ Grippe, echte
- ➲ Harnwegsinfekt
- ➲ Kehlkopfentzündung
- ➲ Keuchhusten
- ➲ Lungenentzündung
- ➲ Magen-Darm-Entzündung
- ➲ Migräne
- ➲ Mittelohrentzündung
- ➲ Mumps
- ➲ Nebenhöhlenentzündung
- ➲ Pfeiffersches Drüsenfieber
- ➲ Reisedurchfall
- ➲ Scharlach
- ➲ Stimmbandentzündung
- ➲ Sonnenbrand
- ➲ Sonnenstich
- ➲ Unterkühlung

Zu denken ist aber auch an weitere Erkrankungen, wie beispielsweise Hirnhautentzündung, Mandelentzündung, Blinddarmentzündung, Nierenentzündung oder Hepatitis. Diese Krankheiten gehören ausschließlich in ärztliche Hand, Hausmittel sind hier weder hilfreich noch medizinisch sinnvoll.

Flöhe

Sie sind gleichsam eine Art „Zivilisationskrankheit", die dort vermehrt auftritt, wo Menschen auf engem Raum zusammen sind – also auch in Kindergärten oder Schulen. Es ist enger Körperkontakt notwendig, wie etwa auch in der U-Bahn, in Bussen und Straßenbahnen, um einen Sprung der Flöhe zu einem neuen Wirt zu ermöglichen.

Flöhe sind blutsaugende Parasiten. Es gibt verschiedene Formen, wobei Menschen häufig vom Menschenfloh und ggf. vom Hunde- oder Katzenfloh betroffen sein können. Flöhe sind besonders vom Frühjahr bis Herbst aktiv und können in dieser Zeit mehrere zehntausend Eier legen.

Wo der Floh gebissen und Blut gesaugt hat, entsteht ein kleiner roter Punkt mit einem hellroten Hof. Auffallend ist vor allem der lästige Juckreiz. Grundsätzlich können Flöhe jede Art von Keimen übertragen und zur Verbreitung von Infektionen beitragen.

Behandlungsprinzipien

- Juckreizmindernde Maßnahmen ➲ Juckreizstillung Flohbiss.
- Kühlende Umschläge ➲ Versorgung von Insektenstichen.
- Spezielle Flohlotions/-shampoos aus der Apotheke.
- Vermeidung von Wundinfektionen an den Bissstellen.
- Eliminierung der Flöhe im Haushalt, vor allem in Betten, Polstermöbeln, Ritzen im Boden etc.
- Behandlung der Haustiere, die eine Flohquelle darstellen können. Flohhalsbänder einsetzen und Liegeplätze regelmäßig absaugen.

„Frustfraß"

Hierbei handelt es sich um einen höchst unmedizinischen, unwissenschaftlichen Ausdruck, und genau deshalb kommt er hier vor. Was wir von Erwachsenen kennen, gibt es natürlich auch bei Kindern: Schokolade als Überbringer des „Glückshormons" Serotonin – gleichsam als „natürliches Antidepressivum".

Manche werden an dieser Stelle lächeln, Grund dazu gibt es keinen. Wenn diese Automatik von Frust, seelischem Leiden oder gar depressiver Verstimmung und Süßigkeitensucht (man gönnt sich ja sonst nichts) zur Automatik geworden ist, dann ist guter Rat teuer. Der Körper hat sich an den Zuckerfluss gewöhnt und „verlangt" danach mit Hungergefühl und dererlei mehr. Im Blut kann dieser Effekt nachgewiesen werden, es findet sich häufig ein hoher Basal-Insulin-Blutspiegel, der auch den ständigen Appetit und Hunger erklärt.

An jeder Supermarktkasse warten sie, die bunt verpackten Verführer, die wissen, dass das Kind danach schielt, wenn das Förderband mühsam mit dem Wocheneinkauf beladen wird, nachdem man 15 Minuten warten musste. Meist gibt es dieselben Waren auch an anderer Stelle des Marktes, aber weniger wirksam platziert. Bereits die jüngsten Konsumenten werden so ausgetrickst und ihr Konsumverhalten wird manipuliert.

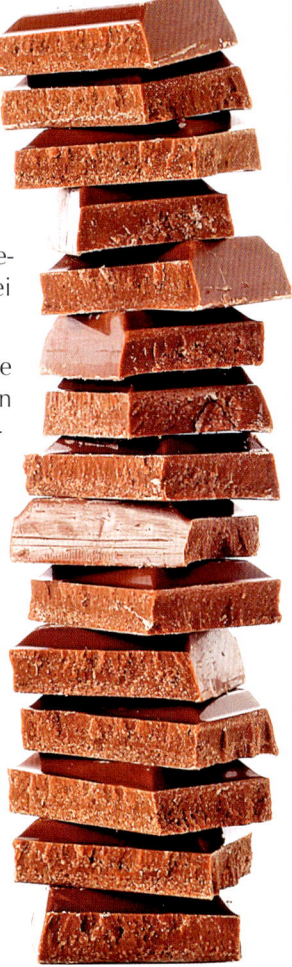

Ein fragwürdiger Grundstein ist zudem, Schokolade als Belohnung oder Mitbringsel einzusetzen. De facto ist das mindestens so gefährlich wie Alkohol und ein Relikt aus einer Zeit, in der die Menschen unter völlig anderen Bedingungen leben mussten.

Eine nicht unbedeutende Rolle spielt die Wahl der Nahrungsmittel, da bei uns oft hoch kalorische Nahrung zugeführt wird. Eine besonders unrühmliche Rolle spielt dabei die Fruktose/der Fruchtzucker.

„Zucker" hat es heute medizinisch schwer, denn zahllose Studien führen von ihm ausgehende Gesundheitsrisiken an – freilich meist, ohne Glukose und Fruktose zu unterscheiden. Generell sind die behaupteten Effekte häufig schwer zuordenbar und gehen vielmehr auf ein generelles Zuviel an Kalorien pro Tag zurück.

Dennoch gibt es etwa im Stoffwechsel der Fruktose wesentliche Unterschiede zur Glukose. Sie entzieht sich der Insulinkontrolle und sorgt für wesentlich raschere Einlagerung in den Leberzellen in Form von Triglyceriden (Fetten). Längst verlangt die WHO eine Senkung der sogenannten freien Zucker auf maximal 10 % der täglichen Energieaufnahme. Nahezu eine Utopie, betrachtet man etwa den Zuckergehalt von Softdrinks. Gilt die Lust nach Süßem etwa bis zum zweiten Lebensjahr noch als angeborenes Verhalten, so beginnt danach ein beinharter „Erziehungsprozess" der Lebensmittelindustrie, der mit dem vierten Lebensjahr abgeschlossen ist.

Kindern helfen mit neuen Hausmitteln Schuhmayer | Zwiauer

Es wäre allerdings ein Trugschluss, nun die natürlichen Fruktoselieferanten Obst und Gemüse zu Gesundheitsfeinden zu erklären. Wenn allerdings die Werbung behauptet, ein Liter Orangensaft enthalte das Beste aus zehn Orangen, dann wird das Thema schon deutlich ernster, denn das ist eine „Fruktosebombe".

Fruktose lässt das Bauchfett wachsen und bewirkt ungünstige Veränderungen des Fettprofils im Blut – vor allem mit Anstieg von VLDL, LDL, Cholesterin und Triglyceriden. Hyperkalorische Ernährung per se führt auf Dauer zu einer Erhöhung der Lebertransaminasen, später zu Fettleber mit dem potentiellen Endpunkt Fibrose. Nota bene gilt das nicht für kurzfristigen Mehrkonsum.

Neben den üblichen Verdächtigen wie Torten, Kuchen, Kekse verbirgt sich Fruktose beispielsweise in Limonaden, „Smoothies", Joghurtdrinks oder in industriell produzierten Fruchtsäften, ja sogar Cornflakes sind damit angereichert, damit sie den lieben Kleinen gut munden. Ketchup gilt ebenfalls als Fruktosebombe.

Fruktose kann die natürlichen Sättigungsmechanismen täuschen! In der Praxis bedeutet das, dass fruktosehaltige Getränke, die zur Mahlzeit konsumiert werden, den Appetit steigern, indem sie die Sättigungssignale ausschalten. Das gilt auch für die Gehirnareale der Belohnungsverarbeitung, was sich mittels MR-Studien bildlich darstellen lässt. In Summe ist Fruktose also eine Substanz, die weder belohnt noch satt macht und dazu negative metabolische Effekte hat. Zum Essen sollte man also lieber Wasser trinken.

Behandlungsprinzipien

Zucker sollte, wenn irgend möglich, in diesem Fall vom Speiseplan verbannt werden. Stattdessen sollte man komplexe Kohlenhydrate (solche, bei denen der Körper länger braucht, bis sie aufgeschlossen werden, und die zu keinem raschen Insulinanstieg führen, die einen niedrigen Glykämischen Index aufweisen) bevorzugen: Obst (aber auch hier gibt es „Zuckerbomben"), Gemüse, Vollkornbrotsorten.

Künstliche Süßstoffe sind keine Alternative.

Süßigkeiten sollten für Frustfresser am besten gar nicht mehr eingekauft und die Problematik erklärt werden, wenn das Kind groß genug ist. Keine „süße Lade/Naschlade" im Haushalt.

Schenken Sie Zeit und Gesprächsminuten, fragen Sie immer nach dem jeweiligen Schultag, wie es war, ob was weh getan hat oder schmerzhaft war, entwürdigend, demütigend … auch Lehrer sind keine Heiligen – und Mitschüler waren es nie.

Behutsam nach seelischen Auwehs fragen und sie gemeinsam aufarbeiten.

Übergewicht sollte niemals abwertend thematisiert werden, denn ab einer bestimmten Phase ist das eine echte Krankheit. Eine Schwäche mag es sein, eine der Seele meist, aber keine Disziplinlosigkeit. Niemand ist „gerne" dick.

Anmerkung: Gute Infos kommen von „www.adipositas-hilfe.at"

Gerstenkorn ⊃ Augenerkrankungen

Glutenunverträglichkeit ⊃ Nahrungsmittelallergien/ Nahrungsmittelunverträglichkeit, ⊃ Zöliakie

Grippaler Infekt ⊃ Erkältung

Grippe, echte

Sie wird durch Influenza-Viren hervorgerufen und durch Tröpfcheninfektion übertragen. Sie ist hoch infektiös und darf keinesfalls mit der ⊃ Erkältung/dem grippalen Infekt verwechselt werden. Das allerdings ist nicht schwierig, denn sie ist eine sehr schwere Erkrankung mit intensivem Krankheitsgefühl, hohem Fieber und im Einzelfall auch Fieberkrämpfen. Betroffen sind von der Infektion zunächst die oberen Atemwege. Eine kausale Therapie gibt es leider nicht. Es muss daher nach den Symptomen behandelt werden. Alle Komplikationen des grippalen Infekts sind möglich. Ärztlicher Rat ist unbedingt einzuholen. Es kann sein, dass ein sogenanntes Virustatikum verordnet wird, das die Vermehrung der Viren hemmt.

Unterscheidung zwischen dem **grippalen Infekt (Erkältung)** und der **echten Grippe** anhand von Symptomhäufigkeit und -schweregrad				
	Erkältung		Influenza – Grippe	
Symptom	Häufigkeit %	Schweregrad	Häufigkeit %	Schweregrad
Schnupfen	80–100 %	+ + +	20–30 %	+
Kopfschmerzen	25 %	+	85 %	+ + +
Halsschmerzen	50 %	+ +	50–60 %	+ + +
Abgeschlagenheit/Unwohlsein	20–25 %	+ +	80 %	+ + +
Husten	40 %	+ +	90 %	+ + +
Frösteln	10 %	+	90 %	+ + +
Fieber	1 %		95 %	
Muskelschmerzen	10 %	+	60–75 %	+ + +

Behandlungsprinzipien

Es wird nach Symptomen behandelt – wie beim grippalen Infekt.

Harnwegsinfekt

Damit sind die Besiedelung der Harnwege mit Bakterien und die darauffolgenden Infektionszeichen gemeint. Zu den Harnwegen gehören Harnröhre, Blase, Harnleiter und Niere. Die Symptome sind von der Hauptlokalisation des Geschehens abhängig und werden umso dramatischer, je höher die Infektion aufsteigt.

Bei Befall der Harnröhre, die durch den Urin immer wieder „ausgewaschen" wird, kann eine solche Infektion sogar symptomlos verlaufen. Ist das Nierenbecken betroffen, liegt eine schwere, extrem schmerzhafte Erkrankung vor.

Mädchen haben eine wesentlich kürzere Harnröhre und sind daher ungleich häufiger von Harnwegsinfekten betroffen als Buben. Übertriebene Reinlichkeit im Genitalbereich kann ebenfalls Vorschub leisten.

Bei Neugeborenen steigern Fehlbildungen der Harnwege oder Fehlfunktionen (Blasenentleerungsstörungen) das Infektionsrisiko. Insbesondere, wenn es dabei zur sogenannten Restharnbildung kommt, bei der nicht der gesamte Urin ausgeschieden wird und immer ein „Rest" in den Harnwegen zurückbleibt. Nicht zuletzt können gehäufte Harnwegsinfekte Symptom einer anderen Grunderkrankung wie Diabetes sein.

Die konkreten Symptome hängen von der Hauptlokalisation des Geschehens ab. Häufig findet man (nur) Brennen beim Wasserlassen. Der Harndrang ist verstärkt und es kann zu unbeabsichtigtem Einnässen kommen.

Ganz anders sind die Zeichen einer Nierenbeckenentzündung. Hier kommt (hohes) Fieber hinzu, zudem extreme Scherzen in der Nierengegend und eine starke Verschlechterung des Allgemeinzustandes. Bei jüngeren Kindern können zusätzlich Übelkeit und Erbrechen auftreten.

Bei fiebernden Säuglingen und Kleinkindern ist immer ein Harnwegsinfekt als Ursache auszuschließen. Harnwegsinfektionen können die Nieren schädigen, die dann in weiterer Folge einem „Schrumpfungsprozess" unterliegen, der im Absterben einer kompletten Niere enden kann.

Behandlungsprinzipien

Oberstes Ziel ist die Elimination der Keime.

Ganz leichte Infektionen müssen theoretisch nicht unbedingt mit Antibiotika behandelt werden, sondern könnten u.U. auch mit reichlicher Flüssigkeitszufuhr und ➲ Blasentees (größere Kinder) auskuriert werden. Das damit beabsichtigte „Ausschwemmen" der Erreger bietet aber keine Garantie einer kompletten Eliminierung. Daher empfehlen sich diese Maßnahmen doch meistens nur als Begleitbehandlung zur Antibiotikatherapie, die sich direkt gegen die Keime richtet.

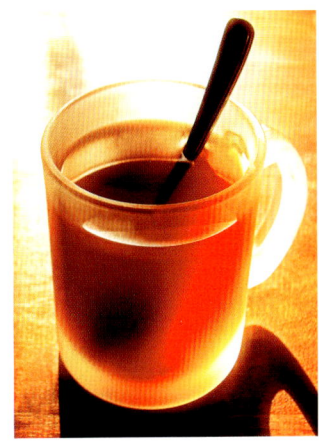

Nur durch die Gabe geeigneter Antibiotika lassen sich auch eventuelle schwere Folgeschäden hintanhalten. Tritt ein Harnwegsinfekt gehäuft auf, sollte nach einer Fehbildung oder nach einer begünstigenden Grunderkrankung gefahndet werden. Liegt organisch nichts vor, kann auch reiner Preiselbeer- bzw. Cranberrysaft als Präventionsmaßnahme versucht werden. Das bewies eine kürzlich publizierte finnische Studie, die zeigte, dass Kinder, die mit Preiselbeersaft behandelt wurden, signifikant seltener Antibiotikatherapien benötigten.

Hautpilz/Soor

Pilze bevölkern die Erde seit etwa 1,5 Milliarden Jahren. Sie haben sehr unterschiedliche Aufgaben und sind im menschlichen Organismus allgegenwärtig. Unter bestimmten Voraussetzungen können rund 80 Arten für Erkrankungen verantwortlich sein. Der bekannteste Pilz ist wohl Candida albicans. Er gehört zur Gruppe der Hefepilze.

Eine sogenannte Kandidose ist während der ersten sechs Lebensmonate eines Babys relativ häufig – vor allem im Mundraum und Windelbereich. Bei Kleinkindern besteht oft ein Bezug zu einer Therapie mit Antibiotika oder Cortison, seltener zu einer angeborenen Immunschwäche.

Eigentlich ist Candida albicans ein ganz natürlicher Gast auf der Haut und im Darm. Er gedeiht besonders gut in warmer und feuchter Umgebung. Daher findet man ihn etwa in feuchten Windeln oder unzureichend getrockneten Stilleinlagen.

Kommt ein Neugeborenes also etwa über entzündete Brustwarzen mit dem Erreger in Kontakt, kann das noch nicht voll entwickelte Immunsystem den Pilz nicht immer in Schach halten und es kommt zu Mundsoor. Wandert er über das Verdauungssystem weiter, siedelt er sich in den Windeln an.

Mundsoor hat ein relativ typisches Erscheinungsbild durch weiße Beläge auf Zunge und Mundschleimhaut, die sich nur schwer abwischen lassen. Mundgeruch und Trinkunlust können ebenfalls hinweisend sein.

Windelsoor ist von der einfachen Windeldermatitis zunächst nicht leicht zu unterscheiden. Es treten in der Folge aber weiß umkränzte Pusteln und offene Hautstellen auf. Es besteht eine Tendenz zur Ausbreitung auf den gesamten Windelbereich.

Behandlungsprinzipien

Da es sich um eine definierte Infektionskrankheit handelt, stehen entsprechende Medikamente im Zentrum der Therapie. Um die Gefahr einer Reinfektion zu vermeiden, wird manchmal auch die Mutter mitbehandelt.

Diversen Empfehlungen aus der Naturheilkunde muss man sehr reserviert gegenüberstehen, da jede unzureichende Therapie der Verschleppung einer Infektion mit entsprechenden Folgen entspricht.

Hautwolf ➲ Intertrigo

Hepatitis ➲ Fieber

Hirnhautentzündung ➲ Erbrechen, Fieber

Hitzschlag ➲ Sonnenstich & Co.

Impfen ➲ Natürliche Infektanfälligkeit

Infektionskrankheiten

Darunter versteht man alle Erkrankungen, die durch Erreger hervorgerufen werden. Im Wesentlichen können Viren, Bakterien und Pilze verantwortlich sein.

Nahezu allen Infektionskrankheiten gemeinsam ist eine Art Vorläuferstadium, das von Niedergeschlagenheit, Appetitlosigkeit, Übellaunigkeit und Müdigkeit geprägt ist.

Siehe auch ➲ Natürliche Infektanfälligkeit.

Prävention

Wann immer die Gefahr einer Infektion besteht, ist es ratsam, einfache Hygienemaßnahmen zu beachten, wie etwa Händewaschen. Alternativ kann man auch rückfettende Alkohole verwenden, die effizienter desinfizieren und händeschonender sind. Händehygiene vor dem Essen, im Umfeld der Toilettenbenutzung und nach Benutzung von öffentlichen Verkehrsmitteln sollte zum Standard gehören.

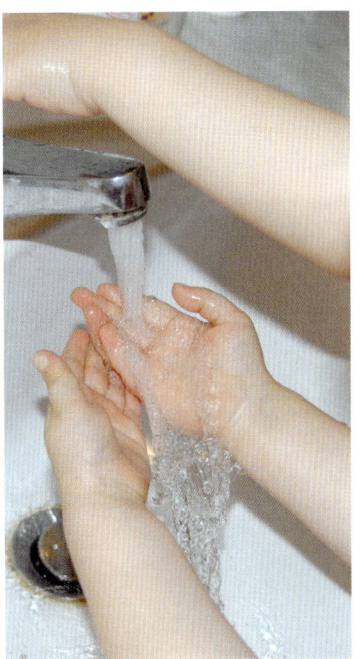

Wichtig ist auch, Kinder sich möglichst viel in frischer Luft bewegen zu lassen. Sauerstoff verfügt über eine endlos lange Reihe an heilsamen Qualitäten und ist eine Lebensquelle für unseren Organismus. Je besser der Körper mit Sauerstoff versorgt ist, desto stärker ist das Immunsystem.

Gleiches gilt auch für eine gesunde Ernährung. Wer ausreichend Gemüse und Obst zu sich nimmt, braucht auch in „Grippezeiten" keine Vitamintabletten oder ähnliche Zusatzpräparate. Besondere Wirkungen von Vitamin C in Bezug auf Infektionskrankheiten konnten am Menschen übrigens nie nachgewiesen werden.

Siehe auch unter

- ➲ Drei-Tage-Fieber
- ➲ Erkältung – grippaler Infekt
- ➲ Grippe, echte
- ➲ Feuchtblattern
- ➲ Keuchhusten
- ➲ Masern
- ➲ Mittelohrentzündung
- ➲ Mumps
- ➲ Pfeiffersches Drüsenfieber
- ➲ Pilzinfektionen im Ohr
- ➲ Scharlach

Kindern helfen mit neuen Hausmitteln Schuhmayer | Zwiauer

Insektenstich/-biss

Bienen, Wespen, Mücken, Zecken, Spinnen, Bremsen, Flöhe & Co. können mehr oder weniger schmerzhaft stechen, wobei es sich im Einzelfall auch um einen Minibiss handeln kann.

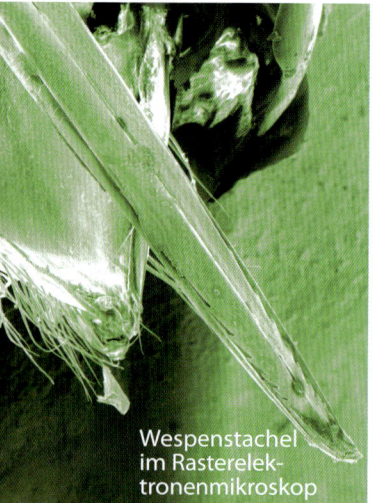

Wespenstachel im Rasterelektronenmikroskop

Der übliche Insektenstich ist weitgehend harmlos. Er zeigt eine punktförmige Stichmarke, umgeben von einer mehr oder weniger geschwollenen Rötung, die häufig juckt.

Es gibt aber eine Reihe von Ausnahmen, über die man Bescheid wissen sollte. Berücksichtigt ist hier nur die Situation in Europa.

Bienen-/Wespenstiche können auch Ursache einer Allergie sein, die im Einzelfall zu einer dramatischen Reaktion mit notärztlicher Intervention führen kann, wenn etwa eine schnell zunehmende starke Schwellung oder ein (Quaddel-) Ausschlag auf dem Körper eintritt sowie Übelkeit, Frösteln, Schwindelgefühl, Kopfschmerz oder Atembeschwerden vorliegen.

Waren es zunächst Zeckenstiche, die zur Übertragung von FSME (dagegen sollte man impfen!) und Lyme-Borreliose geführt haben, so können heute auch andere Stiche die Borreliose übertragen.

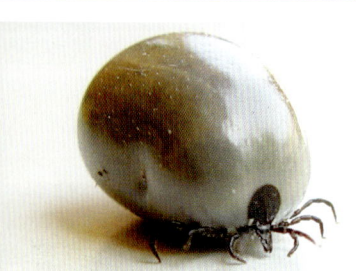

Darüber hinaus können grundsätzlich noch viele andere Keime durch Insektenstiche übertragen werden, was sich in der Regel über massive Entzündungsreaktionen an der Bissstelle zeigt.

Im Mittelmeerraum gibt es bereits ab Dalmatien eine mediterrane Form der „Schwarzen Witwe", eine eher kleine, unscheinbare Spinne, die ein höchst gefährliches Nervengift injiziert, das nicht nur Kindern gefährlich werden kann. Bei Verdacht (starke Schmerzen, Atemnot, Lähmungserscheinungen) ist sofort eine Klinik aufzusuchen. Das ist ein lebensgefährlicher Notfall, der nur in einer Intensivstation behandelt werden kann.

Behandlungsprinzip

Für den einfachen Insektenstich sind die wichtigsten Maßnahmen Kühlung und Abschwellung. Stacheln müssen mit der Pinzette entfernt werden.

Ätherische Öle helfen, ebenso bestimmte Erden und Rohpflanzenteile oder kühlende Umschläge (➲ Versorgung von Insektenstichen).

Anders beim allergischen Notfall: Vor allem, wenn über Limonade oder Süßspeisen ein Insekt im Mund zum Stich kommt, muss sofort der Notarzt verständigt werden. Bei bekannter allergischer Reaktion auf Wespen/Bienen ist bei den ersten anaphylaktischen Reaktionen die Gabe von Adrenalin über einen Allergie-Pen notwendig. Wenn dies nicht möglich ist, dann Eis oder Eiswürfel lutschen lassen. Eiskalte Umschläge um Hals und Nacken; Umschläge nach wenigen Minuten erneuern, da sie sich rasch erwärmen, beengende Kleidung entfernen. Mund-zu-Mund-Beatmung, falls die Atmung zum Stillstand kommt.

Weitere Maßnahmen:
- Das Kind beruhigen!
- Das Kind nicht allein lassen, bis die Rettung eintrifft.

Intertrigo

Diese Erkrankung, im Volksmund „Hautwolf" genannt, ist eine entzündliche Hauterkrankung, die in Hautfalten entsteht, wenn Haut auf Haut zu liegen kommt, Schweiß einwirkt und Hautirritationen entstehen. Zum Beispiel an der Leiste, im Schritt oder in Bauchfalten. Es ist eine Kombination aus Reibung, gestauter Wärme und Feuchtigkeit. Das zerstört die natürliche Hautbarriere. Hinzu kommen Zusatzinfektionen mit Bakterien und Pilzen. Zur Vorbeugung sollen die entsprechenden Stellen trocken und kühl gehalten werden.

Folgende Faktoren fördern die Entstehung einer Intertrigo:
- Übergewicht und Fettleibigkeit – hier kann es bereits bei Normalbelastung zum Reiben der Haut an den Schenkeln kommen.
- Starkes Schwitzen.
- Stereotype Bewegung, z.B. beim Radfahren.
- Mangelnde Bewegung, zum Beispiel aufgrund von Bettlägrigkeit.
- Eng anliegende Kleidung, synthetische Materialien wie Nylon.
- Schlechte allgemeine und persönliche Hygiene, z.B. Urin in der Leiste.
- Warme Umgebungstemperatur, warme Jahreszeit.
- Junges Alter (Säuglinge): Der kurze Hals, die gebeugte Körperhaltung und der rundliche Körper prädisponieren zu Hautfalten.
- Wegbereitende Organerkrankungen wie Diabetes.
- Intertrigo kann sehr hartnäckig immer wieder auftreten, wenn die Risikofaktoren nicht beseitigt werden können.

Behandlungsprinzip

Wenn der Erreger bekannt ist, wird gezielt therapiert. Cortison trägt zur Beruhigung der Hautreaktion bei, ist bei Superinfektion mit Pilzen aber umstritten. Die Austrocknung der Haut wird nicht von allen Hautärzten befürwortet.

Die traditionelle Medizin bietet äußerlich angewendete Tees und Bäder. Tinkturen werden aufgrund des Alkoholgehalts bei Kindern eher nicht empfohlen.

Kehlkopfentzündung (Laryngotracheitis, Laryngitis, Pseudokrupp)

Dabei handelt es sich zunächst um eine Entzündung des Kehlkopfes. Es können auch Luftröhre und Bronchien mitbeteiligt sein. Besonders Kinder während der ersten drei Lebensjahre erkranken. Nach dem sechsten Lebensjahr tritt der Pseudokrupp kaum auf.

Es besteht eine gewisse Verwandtschaft zum echten Krupp, der eigentlich die Kehlkopfdiphtherie ist. Bei uns zwar ausgerottet, liegen allerdings Länder, in denen sie nach wie vor vorkommt, in Osteuropa direkt vor unserer Haustür.

Grundsätzlich handelt es sich beim Pseudokrupp um eine Virusinfektion. Verantwortlich können letztlich alle Viren sein, die auch eine Erkältung hervorrufen können. Sie besetzen die Schleimhautregion im Bereich des Kehldeckels (daher Kehlkopfentzündung).

Durch die Infektion kommt es – wie bei der Erkältung auch – zur Schleimhautschwellung im betroffenen Areal. Das heißt, die Luftwege, die bei kleinen Kindern besonders eng sind, verengen sich und behindern akut die Atmung. Gelegentlich kann es auch zu einem Verschluss der Atemwege mit Erstickungsgefahr kommen.

Die Kinder zeigen durch die Atemnot eine stark intensivierte verschärfte Atmung, mit zunehmender Atemnot (v.a. beim Einatmen) ziehen die Kinder Haut und Muskeln oberhalb des Brustbeines und zwischen den Rippen ein. Ein sehr anstrengender Weg, Ausgleich zu schaffen, der rasch zu einem Erschöpfungszustand mit Sauerstoffmangel führen kann. Zusätzlich finden sich bellender Husten und Heiserkeit in der Stimme. All das spielt sich vor allem nachts ab. Im Vorfeld finden sich allgemeine Erkältungssymptome wie Schnupfen, Fieber und Abgeschlagenheit.

Wichtig ist es, das Ausmaß der Atemnot richtig zu beurteilen. Gefährlich wird es, wenn Aufmerksamkeit und Ansprechbarkeit des Kindes sinken, Haut und Lippen blass oder gar blau werden oder im Extremfall Bewusstseinsverlust auftritt.

Etwas tückisch ist die Entwicklung tagsüber, da hier die Symptome deutlich nachlassen können, um in der nächsten Nacht dann erneut wiederzukehren.

Behandlungsprinzipien

In schweren Fällen ist ein Klinikaufenthalt erforderlich, da diese Kinder intensivmedizinischer Betreuung bedürfen. Es sollte bei Pseudokrupp grundsätzlich immer ärztlicher Rat eingeholt werden.

Aufgrund der Atemnotsituation ist eine Pseudokruppattacke sehr eindrucksvoll. Sie erzeugt Angst, Spannung und Aufgeregtheit. Daher ist gezielte Entspannung oberstes Gebot. An allen Fronten. Eltern, die selbst panisch reagieren, übertragen die Emotion natürlich auf das erkrankte Kind. Das kann zu einer Verschlechterung des Zustandes führen. Wer sich dieser Situation nicht gewachsen fühlt, sollte das daher auch unbedingt zugeben und sich keinesfalls in diese Stresssituation begeben. Nur ein ruhiger Erwachsener kann ein Kind beruhigen.

ACHTUNG! Hinsichtlich der traditionellen europäischen Medizin sollte man zurückhaltend sein. Viele der Maßnahmen, die bei der Erkältung angezeigt sind – wie etwa feuchte Luft und Inhalationen – wären hier kontraproduktiv und sogar gefährlich, da sie die Schleimhautschwellung des Kehlkopfbereiches verstärken und so die Atemnot steigern könnten.

Im Wiederholungsfall dient ein Cortisonsaft zur Verhinderung schwerer Verläufe.

Keuchhusten (Pertussis)

Diese Infektionskrankheit wird durch Bakterien hervorgerufen (Bordetella pertussis) und ist genau genommen eigentlich keine Kinderkrankheit mehr. Durch Lücken im Impfschutz (eine Auffrischung ist alle zehn Jahre nötig) ist die Zahl der Erkrankungen seit 1995 wieder im Ansteigen begriffen, nachdem man den Keuchhusten fast ausgerottet glaubte.

Die Übertragung erfolgt durch Tröpfcheninfektion (Husten, Niesen, Sprechen). Eine ursächliche Behandlung mit Antibiotika ist nur im Anfangsstadium möglich. Daher ist es sehr ratsam, dagegen immer wieder zu impfen.

Kindern helfen mit neuen Hausmitteln

Schuhmayer | Zwiauer

Die Erkrankung beginnt ähnlich wie eine Grippe mit Niesen, Schnupfen/Nasenrinnen, Halsschmerz und Husten. Man weiß zu diesem Zeitpunkt noch nicht, dass sich ein Keuchhusten entwickelt, allerdings ist die Erkrankung bereits in diesem Stadium ansteckend und die Träger der Infektion übertragen sie während dieser Zeit bereits auf andere. Die Medizin nennt das das „katarrhalische Stadium".

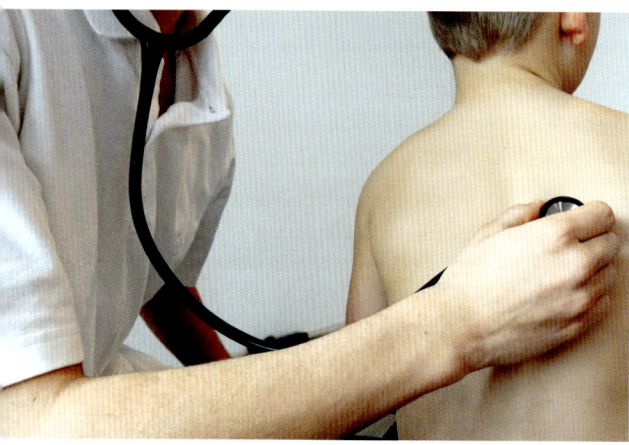

Erst etwa zwei Wochen später treten jene Symptome (konvulsivisches Stadium) auf, die der Krankheit den Namen gaben. Es kommt zu krampfartigen, starken Hustenanfällen, die von keuchendem Einatmen begleitet sind. Besonders nachts kommt es zu diesen typischen Attacken.

Die quälenden Hustenanfälle können auch zu Übelkeit, Würgen und Erbrechen führen.

Es kann zu Fieberanstieg kommen.

Säuglinge zeigen die typischen Symptome nur in geringem Ausmaß – allerdings kann es bei ihnen zu Atemaussetzern kommen, die auch zum Tod führen können.

Die Erkrankung ist schwer, langwierig und auszehrend. Sie dauert über mehrere Wochen an.

Leider ist die Komplikationsrate – insbesondere bei Säuglingen – hoch. Dazu zählen Lungenentzündung, Mittelohrentzündung, Hirnhautentzündung mit Krampfanfällen und Bewusstlosigkeit. Wichtig: Es gibt dagegen seitens der Mutter keinen „Nestschutz", auch nicht durch das Stillen des Säuglings. Die Erkrankung ist also ab dem ersten Lebenstag ansteckend.

Auch bei größeren Kindern kann es gelegentlich zur Atemnot kommen, weiters zu Nasenbluten, Leisten-, Nabel- oder sogar Rippenbrüchen durch die Anstrengung des gepressten Hustens.

Bleibende Folgeschäden wie Lähmungen, Sehstörungen, Hörstörungen und geistige Behinderung sind möglich.

Es dauert mehrere Wochen, bis der Husten schließlich abgeklungen ist (Erholungsphase). Jeder Erwachsene, der einen Husten hat, der länger als sechs Wochen dauert, ist höchst verdächtig, an Pertussis erkrankt zu sein. Es sind gerade Erwachsene, die dann die Erkrankung auf kleine Säuglinge, die besonders gefährdet sind, übertragen.

Behandlungsprinzipien

Die Medizin versucht in jedem Fall mit einem Antibiotikum Hilfe zu bieten. Die üblichen Hustenmittel helfen kaum. Keuchhusten ist pflegeintensiv. Wenngleich sich die Kinder zwischen den Hustenattacken oft nur wenig krank fühlen, ist die Situation während der Anfälle eine ganz andere, da diese den Körper immens anstrengen. Das Kind sollte aufrecht, leicht vorne übergebeugt sitzen. Bereiten Sie sich auf die Möglichkeit des Erbrechens vor.

Sobald die geringsten Störungen der Atmung auftreten, ist die Rettung zu holen. Wer hier zuwartet, kann wertvolle Minuten verlieren.

Man sollte alles versuchen, um das Kind bei Kräften zu halten, sofern es in der Lage ist, zu essen. Reichlich Flüssigkeit ist ebenfalls wichtig (⮞ Tee bei Keuchhusten).

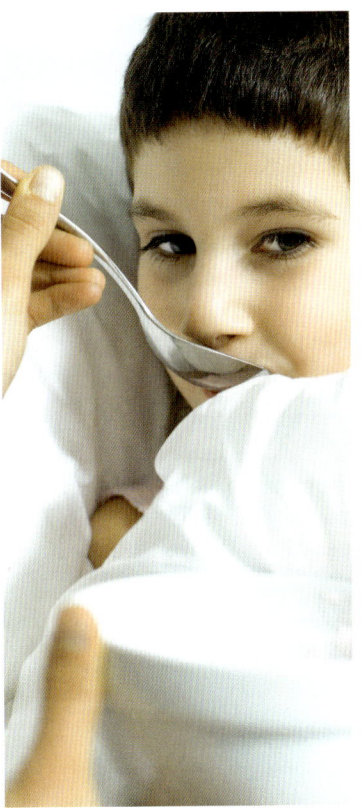

Kopfläuse
(Quelle: Tiroler Landesregierung)

Diese kleinen Schmarotzer sind leider auf dem Vormarsch. Galten sie eine Zeit lang als weitgehend ausgerottet, wurden sie aus dem Ausland wieder vermehrt eingeschleppt. Überall, wo Menschenansammlungen sind, können sie sich optimal verbreiten – also auch in Kindergärten und Schulen.

Um hier gleich einem weit verbreiteten Irrtum entgegenzutreten: Kopfläuse können auch eine hygienisch einwandfrei gepflegte Kopfhaut befallen.

Läuse gehören zur Gruppe der Insekten, sind etwa 2–4 mm lang, grau bis hellbraun, flügellos und haben drei Paar Beine. An den Beinenden befinden sich Klauen, mit denen sie sich an den Haaren festhalten. Mehrmals am Tag wandern sie auf die Kopfhaut und saugen sich mit Blut voll. Ihre maximale Überlebensdauer ohne diesen Nährstoff beträgt rund 50 Stunden.

Die Befallenen fühlen diese Umtriebe als Juckreiz und beginnen sich an der Kopfhaut zu kratzen. Ein alter boshafter Kinderspruch lautete deshalb, wenn sich jemand kratzte: „Nicht kratzen, waschen!"

Die Jungstadien der Läuse nennt man Larven. Sie sind noch nicht vermehrungsfähig und können noch nicht auf andere Köpfe wandern. Sie leben im Haar für rund eine Woche in den sogenannten Nissen (Hüllen der Läuseeier) und sind nach dem Schlüpfen binnen einer weiteren Woche geschlechtsreif. Reife Weibchen legen bis zu vier Eier täglich ab. Der Gesamtlebenszyklus beträgt 18 Tage (Ei – Larve – Laus – neue Eiablage).

Im Zentrum der Verbreitung steht die Übertragung von Mensch zu Mensch. Läuse müssen krabbeln, denn sie können nicht springen oder fliegen. Haustieren droht keine Gefahr. Ansteckungsrisiko besteht überall dort, wo Köpfe nahe genug zusammenstecken, wie z.B. bei spielenden Kindern oder Bettnachbarn. Über Gegenstände, die mit Haaren in Kontakt gekommen sind, werden Läuse eher selten übertragen.

Das einzige Symptom ist quälender Juckreiz, der häufig erst zwei bis vier Wochen nach der Erstbesiedelung auftritt. Der Juckreiz verursacht Schlafstörungen und damit eine Reduzierung des Gesundheitszustandes.

Die Prüfung auf Läuse wird am nassen Haar mit einem besonders feinzinkigen Nissenkamm durchgeführt. Das Haar wird Strich für Strich gescheitelt und mit einer Leselupe bei gutem Licht nach Läusen und Nissen abgesucht. Die Läuse selbst sind oft schwer zu finden, die ca. 1 mm großen, gleichmäßig geformten glänzenden Nissen jedoch deutlich besser entdeckbar.

Bevorzugt befallene Stellen befinden sich hinter den Ohren, an den Schläfen und im Nacken. Entdeckt man auch nur eine einzige Laus, liegt jedenfalls Läusebefall vor. Er umfasst oft nur wenige Läuse, daher gelten auch Nissen, die innerhalb eines Abstandes von 1 cm, ca. Fingerbreite, von der Kopfhaut entfernt an den Haarschäften kleben, als Befallbeweis.

Werden bei gegebenem Juckreiz weder Läuse noch Nissen gefunden, müssen die Haare noch zwei Wochen lang zweimal pro Woche kontrolliert werden.

Liegt eine Besiedelung mit Läusen vor, müssen Kontrolle und Bekämpfung der Läuse unbedingt nahe Kontaktpersonen, besonders Geschwister, andere Familienmitglieder und Spielkameraden einbeziehen, falls die auch befallen sind. Ansonsten reichen regelmäßige Kontrollen, zwei Wochen lang zweimal pro Woche.

Kopfläuse

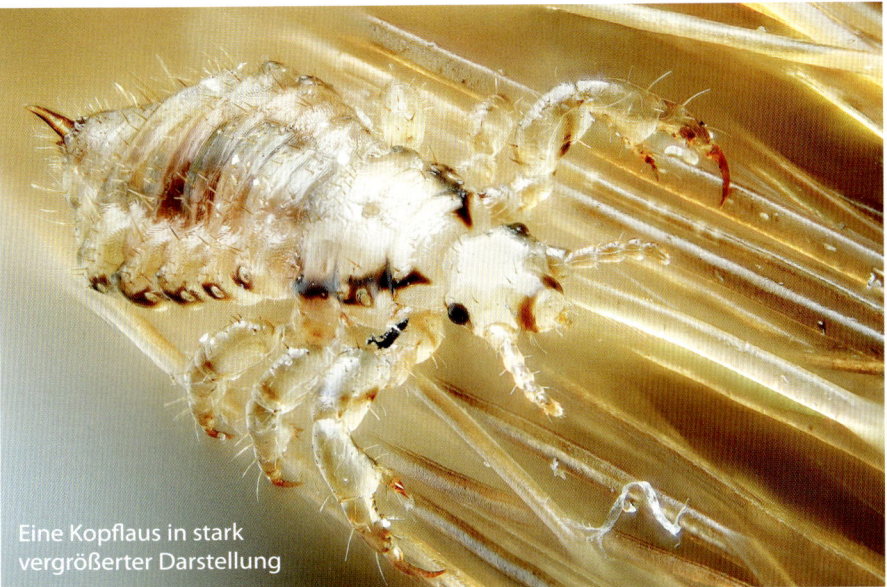

Eine Kopflaus in stark vergrößerter Darstellung

Behandlungsprinzipien

Werden Läuse und/oder Nissen entdeckt, müssen möglichst rasch und umfassend alle potentiell Gefährdeten informiert werden.

Die handelsüblichen Lausmittel bekämpfen die Läuse, indem sie das Nervensystem der Tiere angreifen und sie damit umbringen. Je nach Wirkstoff sind etwas unterschiedliche Behandlungsintervalle einzuhalten, die den Packungsbeilagen zu entnehmen sind. Wiederholende Behandlungen sind notwendig, um auch die später aus den Eiern geschlüpften Tiere zu vernichten.

Grundsätzlich handelt es sich um eine Ektoparasitose, also eine Infektionskrankheit, bei der der Erreger/Parasit nicht in den Organismus eindringt. Daher hat die Traditionsmedizin weitgehend Pause, mit Ausnahme juckreizstillender Tinkturen (➲ Juckreizstillung bei Flohbiss), denn es gibt eine Vielzahl spezifisch wirksamer Präparate.

Insbesondere die immer wieder kolportierte Verwendung von Teebaumöl ist unzulänglich, daher vor allem ein Beitrag zur Krankheitsverlängerung und damit zur Läuseverbreitung.

Aus Großmutters Zeiten, als das Wissen um Läuse, deren Bekämpfung und Suche noch weit verbreitet war, kommt der Trick, die Haare nach dem Waschen mit Essiglösung zu spülen (mind. 2 EL Speiseessig auf 1 l Wasser). Das hat gleich mehrere Vorteile: Brennt die Spülung auf der Kopfhaut, liegen Kratzdefekte vor. Das Haar bekommt einen schönen Glanz und wird besonders weich. Vor allem aber lassen sich Nissen mit dem Kamm deutlich besser vom Haar ablösen.

Intensität und Dauer der Maßnahmen hängen im Wesentlichen von der Intensität des Befalls und der individuellen Haarmenge ab.

Krätze ⇨ Scabies

Kuhmilchproteinallergie ⇨ Nahrungsmittelallergien/Nahrungsmittelunverträglichkeit

Laktoseintoleranz ⇨ Nahrungsmittelallergien/Nahrungsmittelunverträglichkeit

Kurzsichtigkeit

Kinder, die sehr viel an Smartphone, Tablet & Co. und kaum im Freien spielen, haben ein hohes Risiko, kurzsichtig zu werden. Generation Smartphone „verlernt" nicht nur das Reden und Schreiben, sondern nun auch das Sehen …

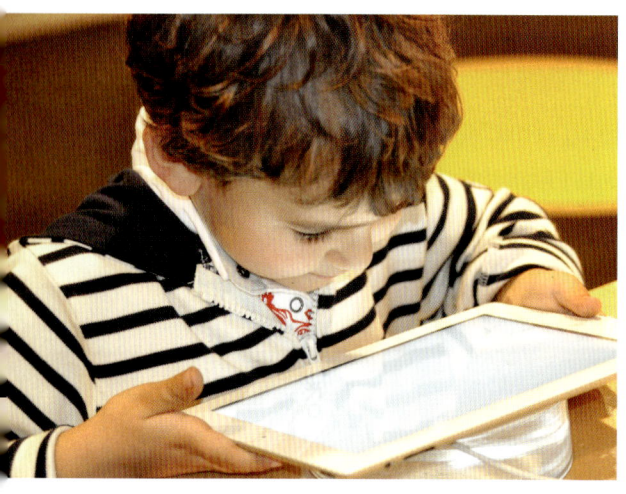

In 30 Jahren wird jeder zweite Mensch kurzsichtig sein. Etwa 40 % der Kinder und Jugendlichen sind es bereits – das heißt, sie sehen nahe Dinge scharf und alles Ferne unscharf. Das sind doppelt so viele wie vor 20 Jahren In manchen Regionen Asiens brauchen bereits 90 % der Heranwachsenden eine Sehhilfe. Es gibt in Österreich mittlerweile Kinder, die gar nicht mehr wissen, dass man mit den Augen auch Dinge in der Ferne sehen kann, weil sie es nie realisiert bzw. vergessen haben.

Kurzsichtigkeit

Wir werden etwas weitsichtig geboren, daher mit einem etwas zu kurzen Augapfel. Normalerweise wächst er bis ins junge Erwachsenenalter, dann ist die Normalsichtigkeit erreicht. Verschieben sich die Anforderungen vorwiegend in Richtung Nahsicht, kann das Auge dies kurzfristig adaptieren, aber schließlich beginnt der Augapfel in die Länge zu wachsen. Schließlich wird das Auge „zu lang" und eine Fernsicht ist nicht mehr möglich.

Bereits in frühester Jugend entscheidet sich, ob jemand kurzsichtig wird. Wer es einmal ist, bleibt es auch. Das Auge schrumpft nicht wieder. Meist beginnt die Kurzsichtigkeit bereits im Grundschulalter und nimmt im Laufe der Jahre zu. Je früher sie beginnt, desto stärker wird sie. Wenn der Augapfel im Alter zwischen sechs und zehn Jahren zu stark wächst, führt dies zum Verlust der Sehschärfe im Fernbereich. Weiters erhöht eine starke Kurzsichtigkeit zusätzlich das Risiko für eine Netzhautablösung, für Grauen Star durch erhöhten Augeninnendruck sowie für eine spätere Erblindung.

Das Thema ist deshalb in diesem Buch gelandet, weil wir in der Praxis mit Überraschung feststellen mussten, dass die meisten Eltern darüber gar nichts wissen. Wir kennen einen Fall, da ein gerade mal neunjähriges Mädchen bereits seit Jahren im Sechs- bis Neunmonatstakt ständig stärkere Brillen erhält, aber niemand das dahinterliegende Problem zu erkennen scheint. Trotz mittlerweile 7,5 Dioptrien. Weder die Schule noch die Augenärztin sind verwundert. Dabei ist das ein völlig typischer Fall, da mit Ausnahme der Mutter in dieser Familie alle ständig vor allerlei Schirmen kleben. Das Mädchen möchte entsprechend „Youtuberin" werden. Natürlich dienen Handy und Laptop in dieser Familie auch als Kindersitter, da die Mutter chronisch mannigfach krank ist ...

Am ausufernden Lesen von Büchern liegt diese Entwicklung übrigens sicher nicht, denn es wird ja ganz bestimmt nicht mehr Gedrucktes gelesen als früher. Dafür sorgen schon fortschrittliche Schulunterrichtskonzepte, bei denen Bücher und Lesen kaum mehr eine Rolle spielen.

Kurzsichtigkeit hat bei Kindern mehrere Gründe:

- Zu wenig Aufenthalt im Freien. Nach Untersuchungen taiwanesischer Forscher halbiert sich das Risiko für Kurzsichtigkeit, wenn Kinder mindestens 80 Minuten täglich bei vollem Tageslicht draußen verbringen. In Zimmern beträgt die Lichtstärke im Durchschnitt 300 bis 500 Lux, im Freien dagegen an einem hellen Sommertag rund 100.000 Lux. Untersuchungen aus Skandinavien zeigen, dass die Kurzsichtigkeit in der dunklen Jahreszeit zunimmt, während sie in der hellen Jahreszeit stagniert.
- Auf Smartphone-Bildschirmen ist alles viel kleiner als im Buch, deshalb halten die Kinder die Smartphones sehr nah vor die Augen.

Kindern helfen mit neuen Hausmitteln

Schuhmayer | Zwiauer

- Zusätzlich schaut man bei Smartphone & Co. in eine Lichtquelle, was per se deutlich anstrengender für die Augen ist. Spezielle, getönte PC-Brillen werden hingegen kaum verwendet.
- Das Licht der Displays enthält einen hohen kurzwelligen Blauanteil, der die Netzhaut schädigen kann. Kinderaugen sind besonders klar und durchlässig. Deshalb kann das kurzwellige Licht ungehindert bis zur Netzhaut vordringen. Mit der Zeit erzeugt das blaue Licht an der Netzhaut quasi einen Sonnenbrand. Besonders betroffen ist die Netzhautmitte. Die verursachten Sehstörungen können bis zum Verlust der Lesefähigkeit reichen.
- Der hohe Blaulichtanteil hemmt die Ausschüttung des Schlafhormons Melatonin. Es kann also zu Schlafstörungen kommen, wenn etwa ein Smartphone kurz vor dem Zubettgehen verwendet wird.
- Allgemeine Schäden langer Monitorkontakte bei Kindern sind zudem Augenreizung, -ermüdung und -austrocknung, das räumliche Vorstellungsvermögen kann leiden, womit es zu verschwommenem Sehen oder Schielen kommen kann.

Hier auch eine Warnung für Erwachsene: Zwar ist das Auge nach der Pubertät ausgewachsen. Aber der Augapfel kann auch wieder größer werden, wenn ein Erwachsener zum Beispiel bei der Arbeit häufiger auf einen Bildschirm schaut oder sich seltener im Freien aufhält. Dies nur als Anmerkung, falls jemand aus dem bisher Geschriebenen ableitet, als Erwachsener könne ohnehin nichts passieren. Tipp für den Schreibtisch: Es gibt getönte Brillen/Sehhilfen für Computerarbeiter. Sie entlasten die Augen erheblich.

Lässt sich Kurzsichtigkeit vermeiden?

Grundsätzlich ja, wenn Sie in der Lage sind, ein Kind so zu erziehen, dass es bei Ge-/Verboten keinen Tobsuchtsanfall bekommt. Daran sind manche Kinder kaum noch gewöhnt und entwickeln dem gegenüber eine eher niedrige „Akzeptanz". Denn ohne klare Veränderungen in der Lebensführung wird man nicht erfolgreich sein. Gut nur, dass die Dinge, die verlangt werden, für viele Gesundheitsaspekte günstig sind und so jede Menge Zusatznutzen produziert wird.

Trauen Sie sich bitte, Ihrem Kind auch etwas zu verbieten! Sie sind der Erwachsene, haben nicht nur die Erfahrung und das Wissen, sondern vor allem die Verantwortung und damit die Pflicht der bestmöglichen Fürsorge. Bei diesem Thema geht es definitiv um bleibende Schäden, die im Extremfall bis zur Erblindung führen können. Sie können Ihrem Kind aus pädagogischen Gründen ja mal mit einem Schal die Augen verbinden und es dann über 30 bis 60 Minuten die Welt ergründen lassen. Das sollte ein „überzeugendes" Experiment sein.

Kurzsichtigkeit

Wie kann der Maßnahmenkatalog aussehen?

- Smartphone, Tablet & Co. sind nichts für Kleinkinder – elektronische Medien bitte keinesfalls vor dem vierten Lebensjahr!
- Vier- bis Sechsjährige: maximale Nutzungsdauer von dreißig Minuten pro Tag.
- Grundschulalter: Medienzeit aus augenärztlicher Sicht maximal eine Stunde täglich.
- Ab einem Alter von etwa zehn Jahren sind bis zu zwei Stunden pro Tag vertretbar.
- Kinder sollen mehr Zeit im Freien verbringen (etwa 15 Stunden pro Woche). Dadurch kann das Auge entspannen. Das Auge trainiert zudem die Ferneinstellung und Tageslicht regt die Produktion des Hormons Dopamin an, das wiederum das Wachstum des Augapfels bremst.
- Kinder sollten nicht länger als eine Stunde am Stück auf den Bildschirm schauen. Besser wäre es, nach 30 Minuten eine „Glotzpause" für zehn Minuten einzulegen.
- Der Mindestabstand zum Bildschirm sollte 30 cm nicht unterschreiten. Also nicht mit der Nase auf dem Smartphone kleben!
- Der Blaulichteffekt sollte minimiert werden. Dazu gibt es bereits Apps, die das übernehmen (Stichwort „Blaulichtfilter"). Sie filtern Blau heraus und geben einen anderen Farbton dazu. Am PC hilft eine getönte Computerbrille.
- Etwa zwei Stunden vor dem Zubettgehen sollte auf Smartphone & Co. verzichtet werden.

Es ist jedem medizinischen Autor bewusst, dass derartige Empfehlungen oder Forderungen nicht immer auf Gegenliebe stoßen. Zumal zur Umsetzung die geeigneten Rahmenbedingungen erforderlich sind. Wer mit seinen Kindern – und das ist leider häufig geworden – allgemein wenig spricht, darf nicht erwarten, dass sie ausgerechnet dann zuhören, wenn es um Gebote oder gar Verbote geht. Es ist daher erforderlich, sich Zeit zu nehmen für eine ausreichende Erklärung. Dennoch handelt es sich um ein wichtiges Thema, ja um einen potentiell sehr schweren Zivilisationsschaden, der die gebührende Beachtung verdient.

Lungenentzündung

Die Medizin nennt diese Erkrankung auch Pneumonie. Vor der Entdeckung des Penicillins verstarben vier von fünf an bakterieller Lungenentzündung erkrankten Kindern. Das alleine zeigt schon, um welch ernste Krankheit es sich handelt.

Betroffen ist das Lungengewebe bzw. die Alveolen, in denen der Luft-Sauerstoff-Austausch erfolgt. Daher kommt es im Rahmen dieser Erkrankung zu einer relativen Unterversorgung mit Sauerstoff.

Grundsätzlich können die Ursachen recht unterschiedlich sein. Eine erhebliche Zahl von Erregern kann für eine Pneumonie verantwortlich sein. Dazu gehören Bakterien, Viren oder Pilze. Weiters können chemische Substanzen und immunologische Reaktionen eine Pneumonie hervorrufen. Sie kann als eigenständige Erkrankung auftreten oder in der Folge einer Erkältung. Von sekundärer Lungenentzündung spricht man, wenn es bei einer viralen Pneumonie zu einer bakteriellen Zusatzinfektion kommt. Bei der erregerbedingten Lungenentzündung ist der Infektionsweg die „Tröpfcheninfektion" durch Husten, Niesen und dergleichen.

Bakterielle Pneumonien sind in ihrem symptomatischen Erscheinungsbild meist eindrucksvoller als virusbedingte, was deren Erkennung schwieriger macht und die Erkrankung umso gefährlicher. Bakterien erzeugen in der Regel hohes Fieber, während Viruspneumonien sogar „kalt" verlaufen können.

Viren sind die häufigste Ursache der Pneumonie bei Kindern unter zwei (80 %) und zwischen zwei und fünf Jahren (50–60 %). Der Anteil bei über Fünfjährigen beträgt rund 30 %. Viren, die häufig Lungenentzündungen hervorrufen, sind etwa das Influenzavirus, das Parainfluenzavirus, das humane Pneumovirus oder das Respiratory-Syncytial-Virus (RSV). Insbesondere Säuglinge können schwer an einer RSV-Pneumonie erkranken.

Je älter das Kind, desto höher steigt der Anteil an bakteriell verursachten Pneumonien. Entsprechende Keime sind beispielsweise Streptokokken, Staphylokokkus aureus, Pneumokokken oder Hämophilus influenzae. Gegen die beiden letzteren kann man impfen.

Pilze können grundsätzlich auch Lungenentzündungen hervorrufen, tun dies in der Regel allerdings nur dann, wenn gleichzeitig ein Immundefekt, also eine Abwehrschwäche, vorliegt, wie das etwa bei Diabetes gegeben wäre, oder bei Frühgeborenen.

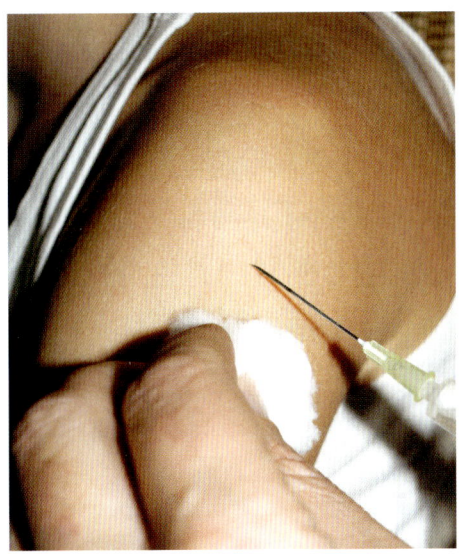

Die Symptome einer Lungenentzündung sind zunächst nicht sonderlich spezifisch, was immer die Gefahr mit sich bringt, dass sie erst spät diagnostiziert wird. Man findet Abgeschlagenheit, Trinkunlust, Appetitlosigkeit, Schüttelfrost und Fieber, schnelle, schwere Atmung bis zur Atemnot, beschleunigte Herzfrequenz (Puls), Husten mit grünlichem oder blutigem Auswurf, begleitet von Brustschmerzen beim Abhusten, „Nasenflügelatmen" (die Nasenflügel bewegen sich deutlich mit der Atmung).

Hinzu kommen weitere Symptome wie ein geblähter Bauch und Bauchschmerzen oder Kopfschmerzen. Gelegentlich wird die Atemnot so stark, dass sich die Lippen bläulich verfärben. Insbesondere Bakterien erzeugen hohes Fieber (bis zu 40°C).

Bei Virusinfektion fühlen sich die Kinder abgeschlagen, klagen über trockenen Husten, Kopf- oder Gliederschmerzen und zeigen leichtes Fieber.

Behandlungsprinzipien

Der Arzt sucht zur Bestätigung seiner Diagnose zunächst nach typischen Atemgeräuschen (Rasselgeräusche). Bei schweren Verläufen ist besonders bei Früh-/Neugeborenen sogar eine Klinikeinweisung erforderlich.

Bakterielle Lungenentzündungen werden mit Antibiotika behandelt. Gegen Viren gibt es keine ursächliche Therapie, daher sind Antibiotika hier wirkungslos. Die Unterscheidung kann durch einen CRP-Test (zeigt spezifisch bakterielle Infektionen an) getroffen werden.

Man versucht bei häuslicher Pflege bestmöglich symptomatisch zu behandeln, wie das bei ⮕ Erkältung oder ⮕ Grippe auch geschieht.

ACHTUNG: Der Einsatz ätherischer Öle wie Kampfer, Menthol und dergleichen mehr ist erst bei Kindern ab dem vollendeten zweiten Lebensjahr empfeh-

lenswert, da Neugeborene, Babys und Kleinkinder auf diese Produkte mit Hausauschlägen, Erbrechen oder sogar Bewegungsstörungen reagieren können. Gelangen die Produkte in Mund oder Nase, sind lebensbedrohliche Verkrampfungen des Kehlkopfs möglich.

Magen-Darm-Entzündung (akute Gastroenteritis, Durchfallerkrankung)

Die akute Gastroenteritis, wie die Erkrankung in der Medizin genannt wird, hat meist einen infektiösen Hintergrund. Es ist ein sehr häufiges Krankheitsbild, meist hervorgerufen durch Viren oder Bakterien. Grundsätzlich können in Ländern mit niedrigem Hygienestandard auch Parasiten die Verursacher sein.

Der Volksmund spricht von „Darmgrippe" oder „Magen-Darm-Virus", obwohl die beteiligten Viren mit Grippeviren nichts zu tun haben.

Das Leitsymptom ist Brechdurchfall, hinzu kommen Übelkeit, Erbrechen, Bauchschmerz, breiiger Stuhl.

Wenngleich bei größeren Kindern eine eher harmlose Erkrankung, so ist die Infektion bei Neugeborenen, Säuglingen und Kleinkindern ein bedrohliches Ereignis. Bei ihnen kommt es extrem rasch zur Dehydrierung (Austrocknung), zu Elektrolytverlust (⊃ Elektrolytmangel) und schwerem Krankheitsgefühl. Folgende Zeichen sind als Alarmsignale aufzufassen: Trinkschwäche, schwacher Saugreflex, hohes Fieber, andauerndes Erbrechen und hohe Stuhlfrequenz, schlechter Allgemeinzustand, eingesunkene Fontanelle (nicht verknöchertes Areal im Bereich des Schädeldaches), apathisches Verhalten.

Treten diese Symptome auf, ist es höchste Zeit für die Fahrt ins Kinderspital.

Behandlungsprinzipien

Bei Brechdurchfall verliert der Körper sehr rasch Flüssigkeit und wichtige Elektrolyte (⊃ Elektrolytmangel). Je massiver dieser Verlust ist, desto intensiver stellt sich das Krankheitsgeschehen dar, da so gut wie alle Signalsysteme des Körpers auf das Vorhandensein der Elektrolytbausteine angewiesen sind. Das gilt für die Kommunikation zwischen Zellen genauso wie für jene der Nervenfasern oder der Muskulatur.

Oberstes Ziel ist daher der möglichst rasche Ersatz der Flüssigkeit und auch der Elektrolyte (⊃ Elektrolytmangel).

Cola mit Salzstangen ist übrigens keine empfehlenswerte Variante, sondern lebensgefährlich, da durch die hohe Osmolarität der Lösung Wasser in den Darm angezogen wird.

Bei gestillten Säuglingen soll weiter gestillt werden, bei Kleinkindern eine normale Nahrung, gemischte leichte Kost verabreicht werden, um das Magen-Darm-System zu beruhigen und wieder einer normalen Funktion zuzuführen:

- ➲ Karottensuppe nach Moro
- ➲ Haferschleimsuppe
- später ➲ Hühnersuppe

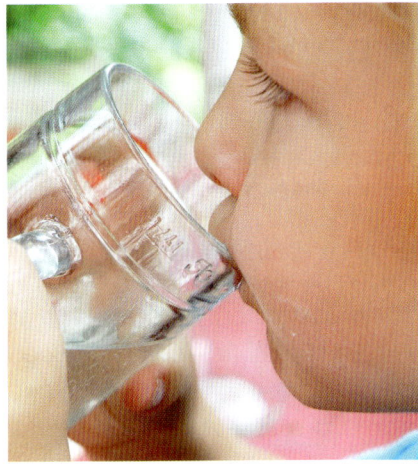

Es gibt auch spezielle Teemischungen, die eine Magenentzündung günstig beeinflussen. Im Falle einer Magen-Darm-Entzündung sollte der Geschmack aber mit Süßstoff verbessert werden und nicht mit Honig oder Zucker, da Zucker zu den stärksten Säurelockern im Magen zählt (➲ Tee bei Magen-Darm-Beschwerden).

Diätetische Hinweise

Wenn der Brechreiz vorüber ist, kann rasch mit Suppen und leichter Kost auf eine normale Ernährung übergegangen werden. Tagelanger Kostaufbau oder Fasten sind obsolet und haben keinen Vorteil, sondern Nachteile für den Magen-Darm-Trakt.

Fettreiche Lebensmittel und große Mengen von Zucker sollen ebenso gemieden werden wie scharfe und reizende Gewürze.

Magenschleimhautentzündung

Der medizinische Ausdruck für diese Erkrankung ist Gastritis. Der wichtigste Auslöser ist Stress. Auch bei Kindern kann das bereits vorkommen. Weiters kommt ungeeignete Nahrung wie zu scharfe Speisen oder zu kalte Getränke als Auslöser in Frage. Auch im Sommer soll die Temperatur von Getränken angemessen sein, besonders in heißen Regionen. Man möge sich vorstellen, wir würden bei einer Außentemperatur von über 30°C plötzlich mit eiskaltem Wasser geduscht. Das wäre vor allem ein Schock. Diesen Schock sollte man dem Magen ersparen und Eisgekühltes möglichst nicht trinken. Selten kann sich auch ein Vitamin-B$_{12}$-Mangel hinter der Gastritis verbergen.

Das wesentlichste Problem ist, dass Kinder oftmals Probleme haben, sich ausreichend klar mitzuteilen. Und das bei einer Erkrankung, die durchaus erheblich schmerzhaft sein kann. Erwachsene schildern das Schmerzgeschehen „wie ein Messer, das sich im Magen umdrehen" würde. Daher ist eine gute Beobachtungsgabe erforderlich, um die Gastritis als solche zu erkennen. Folgende Anzeichen sprechen dafür: Weinerlichkeit, Appetitlosigkeit, Übelkeit (während der Mahlzeit)/Erbrechen, nach dem Essen Bauchschmerz und auch am Morgen, dunkler Durchfall (Meläna). Letzteres kann auch das Symptom einer Magenblutung sein und das Kind ist rasch zum Arzt zu bringen.

Grundsätzlich ist aber jeder Gastritisverdacht ein guter Grund, eine Ordination aufzusuchen, um auch eine Infektion mit Helicobacter pylori auszuschließen.

Behandlungsprinzipien

Es gibt spezielle Medikamente gegen Gastritis.

Hinsichtlich der Ernährung und symptomatischen Behandlung verhält man sich wie bei einer ➲ Magen-Darm-Entzündung.

Masern

Diese Infektion wird durch Masernviren hervorgerufen. Der Impfschutz ist enorm wichtig, da im Zusammenhang mit dieser Krankheit extrem bösartige und lebensgefährliche Komplikationen auftreten können.

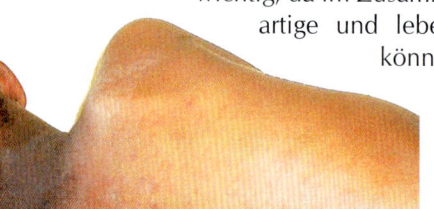

Die Übertragung erfolgt durch Tröpfcheninfektion. Infektiös ist die Erkrankung fünf Tage vor Ausbruch des Hautauschlages bis vier Tage danach.

Die Erkrankung beginnt unspezifisch wie eine Erkältung mit Husten, Heiserkeit, Schnupfen und Bindehautentzündung. Es kann zu hohen Fieberschüben, Übelkeit, Hals- und Kopfschmerzen kommen. Die Lymphknoten am Hals sind geschwollen. Die Kinder sind typischerweise wegen der die Masern begleitenden Bindehautentzündung lichtscheu.

Erst nach knapp zwei Wochen tritt das eigentliche Leitsymptom auf, ein fleckiger Hautausschlag, der langsam konfluiert (Flecken fließen zusammen). Er beginnt typischerweise hinter den Ohren. Im Rachen findet sich eine fleckige Rötung, ebenso gelegentlich an der Wangenschleimhaut weiße, kalkspritzerartige Flecken auf gerötetem Grund. In der Abheilungsphase kann es zur Hautschuppung kommen.

In etwa 25 % kann es zu erheblichen Komplikationen mit teilweise extremen Folgeschäden kommen:
- Durchfall,
- Mittelohrentzündung,
- Lungenentzündung (Masernpneumonie),
- Hirnhautentzündung,
- SSPE (subakut sklerosierende Panencephalitis – schwerste, immer zum Tod führende Entzündung des Gehirns, die Jahre nach der Maserninfektion auftritt).

2018/2019 kam es in Österreich zu einem vermehrten Auftreten von Masernfällen. Hintergrund ist die schlechte Durchimpfungsrate, weil die Gefährlichkeit der Erkrankung schlicht und ergreifend nicht verstanden wird. Noch dazu melden sich zahlreiche „Pseudoexperten" zu Wort, die Un- sowie Halbwahrheiten verbreiten und mit allerlei Vergiftungs- und Verschwörungstheorien eine Art Kreuzzug gegen die Medizin führen. Das Erstaunliche dabei ist, dass das Niveau der Argumentation frühmittelalterlichen Charakter hat und dennoch von vielen Menschen angenommen wird. Ein merkwürdiges Phänomen im 21. Jahrhundert.

Behandlungsprinzipien

Virusinfektionen können nicht ursächlich behandelt werden. Das macht die Impfung extrem wichtig. Nicht zuletzt wegen der hohen Komplikationsrate der Maserninfektion. Die Therapie ist damit ausschließlich symptomatisch und richtet sich nach den auftretenden Beschwerden.

Migräne

Es mag verwundern, aber wenn man alle Kopfschmerztypen zusammenfasst, so haben ca. 90 % aller Zwölfjährigen bereits einmal im Leben eine Kopfschmerzattacke hinter sich. Das Kopfschmerzproblem bei Kindern wird während der letzten Jahrzehnte häufiger und könnte ein Zeichen von Reizüberflutung darstellen. Damit ist gemeint, dass das Kind einer höheren Reizdichte ausgesetzt ist, als es aufgrund der entwicklungsbedingten Ressourcen verarbeiten kann. Es führen hinsichtlich der Schmerztypen der Spannungskopfschmerz und die Migräne (Quelle: kopfschmerzforum.at).

Kinder erkranken häufig an einer Migräneform, bei der Übelkeit und Erbrechen im Vordergrund stehen. Dazu können Störungen des Körperschemas und in seltenen Fällen auch Verwirrtheitszustände kommen. Die Attacken können sich durch Reizbarkeit und Unwillen ankündigen. Besonders wichtig ist eine genaue Verhaltensbeobachtung durch die Eltern, vor allem bei kleineren Kindern, die Kopfschmerzen noch nicht verbal äußern können. Migräneattacken bei Kindern zeichnen sich durch folgende Merkmale aus:

- Das Kind hört plötzlich zu spielen auf, ist blass und will sich hinlegen und schlafen.
- Das Kind schläft während der Attacke ein und wacht beschwerdefrei wieder auf.
- Die Anfälle dauern kürzer als bei Erwachsenen.
- Das Kind klagt besonders über Übelkeit und Erbrechen, die anderen Beschwerden sind eher im Hintergrund.
- In manchen Fällen sehen Kinder „phantastische Bilder" (Alice-im-Wunderland-Syndrom).
- Aurasymptome wie Lichtblitze, Gefühlsstörungen an einer Körperseite oder Sprachstörungen kommen bei Kindern seltener vor als bei Erwachsenen.
- Die Kopfschmerzen sind oft nicht einseitig wie bei vielen Erwachsenen, sondern werden häufiger beidseitig, meist im Bereich der Stirn, wahrgenommen.

Es ist ratsam, einen sogenannten Kopfschmerzkalender zu führen, in dem exakt vermerkt wird, wann und in welcher Situation es zu welchen und wie lange dauernden Symptomen gekommen ist. Das hilft dem Kinderarzt bei seiner Beurteilung.

Kopfschmerz als solcher kann natürlich auch Zeichen einer anderen Krankheit sein, wie etwa der Meningitis (Hirnhautentzündung). Daher soll man darauf achten, welche Beschwerden sonst noch auftreten. Bei folgenden Symptomen sollte man den Arzt unbedingt konsultieren:

- der Schmerz hat ganz plötzlich und heftig eingesetzt,
- hohes Fieber,
- starkes Erbrechen,

- Benommenheit und Apathie,
- Krampfanfall,
- Seh- oder Sprachstörungen,
- plötzliche Schwäche in einem Arm oder Bein.

Behandlungsprinzipien
- Keinesfalls ein „Erwachsenenmedikament" verabreichen.
- Ruhe und Zuwendung.
- Verdunkelung (Reizabschirmung) und Schlaf.
- Kühlende Tücher auf die Stirn.
- Schmerzstillende Medikamente in Rücksprache mit dem Kinderarzt.

Mittelohrentzündung (Otitis media)

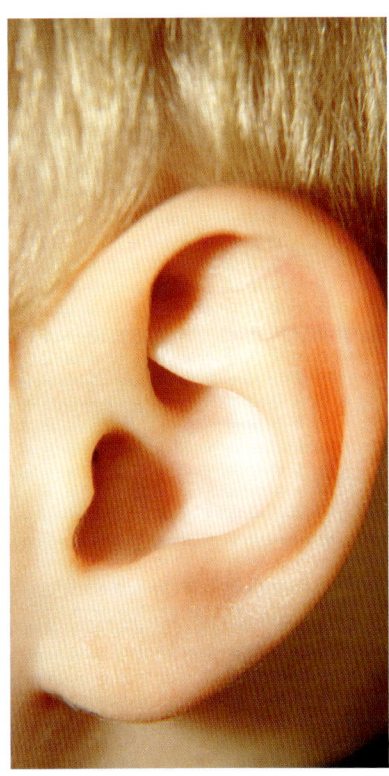

Die Mittelohrentzündung gehört zu den häufigsten Erkrankungen im Kindesalter. Entgegen früherer Lehrmeinungen weiß man heute, dass sie vorwiegend von Viren hervorgerufen wird.

Das Mittelohr ist ein luftgefüllter Hohlraum, der nach außen vom Trommelfell begrenzt wird. Zum Nasen-Rachen-Raum besteht ein feiner Verbindungskanal, die „Ohrtube" (Eustachische Röhre). Das sichert die Belüftung des Mittelohrs. Da inbesondere bei Babys und kleinen Kindern die Ohrtube noch vergleichsweise kurz ist, steigen Krankheitserreger aus Nase und Rachen leicht ins Ohr auf.

Weiters schwellen bei einer Infektion die Schleimhäute an und blockieren so die enge Ohrtube. Dann verschließt das Mittelohr, es kommt zum Sekretstau, wodurch das Wachstum von Bakterien begünstigt wird. Zusätzlich ist dann der Druckausgleich mit der Umgebung nicht mehr möglich, was zu – starken – Schmerzen führen kann.

Vor allem Virusinfekte der Luftwege (Erkältung oder grippale Infekte) sind die Ursache. Nur selten kommt es zusätzlich zu einer Bakterieninfektion (bakterielle Mittelohrentzündung). Leider ist das vielen Menschen noch nicht bewusst und sie rufen automatisch nach Antibiotika, weil sie meinen, dies würde die Heilung beschleunigen. Leider nein. Kinder mit Mittelohrentzündung benötigen einfach einige Tage intensive Pflege.

Häufigste bakterielle Erreger sind die sogenannten Pneumokokken, die auch Lungen- und Hirnhautentzündungen hervorrufen können. Die Impfung gegen Pneumokokken ab dem dritten Lebensmonat vermindert deshalb auch nachhaltig das Risiko, eine bakterielle Mittelohrentzündung zu bekommen.

Die Symptome sind unter anderem abhängig von der Schwere der Entzündung und der Intensität der Schmerzen, die erheblich sein kann. Der Kopf wird immer wieder unruhig gedreht, manche Kinder legen sich auf die schmerzende Seite oder fassen sich ans schmerzende Ohr. Letzteres kann bei leichteren Verläufen sogar das einzige Zeichen sein.

Besonders wenn diese Symptome im Anschluss an einen Schnupfen oder anderen Infekt auftreten, soll man an eine Mittelohrentzündung denken. Die Abklärung erfolgt durch den Kinderarzt.

Nur äußerst selten kommt es so zu einer Entzündung der umliegenden Knochen oder schlimmstenfalls zu einem Übergreifen der Infektion auf die Hirnhäute. Wichtig ist immer die engmaschige kinderärztliche Überwachung.

Siehe auch ➲ Natürliche Infektanfälligkeit.

Behandlungsprinzipien

Bei 80 % aller Kinder ist eine Mittelohrentzündung auch mit starken bis mittelstarken Schmerzen verbunden. Daher werden Säfte mit entsprechend schmerzstillenden Substanzen verordnet. Diese Maßnahme steht im Vordergrund, da es gegen Viren keine ursächliche Therapie gibt. Abschwellende Nasentropfen sorgen dafür, dass die Schleimhautschwellung in der Ohrtube zurückgeht und die ausreichende Belüftung wieder möglich wird.

Nur bei jüngeren oder besonders gefährdeten Kindern oder wenn innerhalb von ein bis zwei Tagen keine Besserung bzw. ein Fieberanstieg eintritt, wird ein Antibiotikum verordnet.

Antibiotika müssen unbedingt „zu Ende" gegeben werden, auch wenn die Schmerzen schon vergangen sind. Andernfalls werden nicht alle Keime abgetötet und die Entzündung flackert wieder auf. Außerdem besteht die Gefahr, dass sich resistente Keime bilden, die dann schwerer zu bekämpfen sind.

Unterstützend wird der Arzt möglicherweise auch abschwellende Nasentropfen verordnen. Sie helfen, die Schleimhäute zu beruhigen und so die Belüftung des Ohres zu verbessern.

Man bietet reichlich Flüssigkeit an.

Als Hausmittel bieten sich ⊃ Zwiebelwickel am Ohr an. Auch ein ⊃ Topfenwickel kann versucht werden.

Mumps

Mumps ist eine Virusinfektion, die man wegen der hohen Durchimpfungsrate der Masern-Mumps-Röteln-Impfung kaum noch sieht. Die Inkubationszeit liegt bei zwei bis drei Wochen. Es kommt zu einer schmerzhaften Schwellung der Ohrspeicheldrüse – daher der lateinische Name *Parotitis epidemica*. Nach wenigen Tagen ist die andere Seite an der Reihe. Die Schmerzen können in die Umgebung (Ohr, Hals) ausstrahlen und sich beim Öffnen des Mundes, Kauen oder Schlucken verstärken.

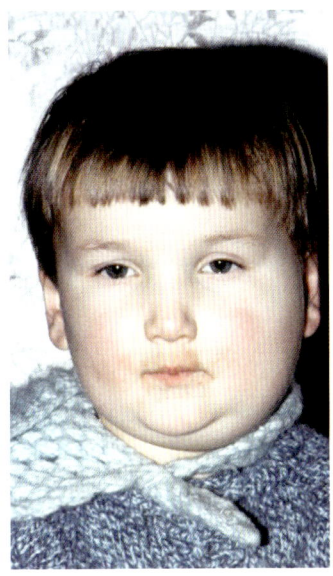

Trotz geringen Fiebers und eines nur leichten Krankheitsgefühls sollte das Kind ca. eine Woche Bettruhe einhalten. Wenn kein Fieber auftritt, kann es aufstehen, sollte aber zuhause bleiben.

Das Hauptproblem sind vor allem die Schmerzen, die beim Kauen lästig sein können.

Behandlungsprinzipien

Wärmeanwendungen auf die geschwollene Backe werden von den meisten Kindern als schmerzlindernd empfunden.

Bewährt haben sich Auflagen mit warmer Erzengelwurzsalbe (fertig in der Apotheke), Calendulaöl oder -salbe oder Eukalyptuspaste, die das Ohr bedecken. Auch eine Wärmflasche leistet gute Dienste.

Kindern helfen mit neuen Hausmitteln   Schuhmayer | Zwiauer

Allerdings mögen manche Kinder die Wärme nicht und reagieren auf kühlende Umschläge mit Topfen (➲ Topfenwickel) oder essigsaurer Tonerde besser.

Flüssig-breiige Kost ist günstig, wenn das Kauen wehtut. Saure Speisen regen die Speichelproduktion an und können die Schmerzen dadurch verstärken.

Gerne angenommen werden Kartoffel- oder Gemüsepürees, Suppen, Joghurt, Pudding oder pürierte, gekochte Obstkompotte. Es kann auch wieder die ➲ Hühnersuppe zum Einsatz kommen.

Muskelverspannung

Eigentlich ist sie Teil eines kleinen Teufelskreises, denn Fehlhaltung oder Bewegungsmangel führen zu Verspannungszuständen der Muskulatur, und Muskelverspannung bewirkt Fehlhaltung. Aber auch über lange Zeit stereotyp ausgeführte Bewegungen wie das Klicken mit der Computermaus können zu Verspannungen und damit zu schmerzhaften Zuständen führen.

Falsche Sitzhaltung führt zu den häufigsten Schmerzen, die durch Muskelverspannung hervorgerufen werden – den Nackenschmerzen. Daneben kann auch Stress zu den Ursachen gehören.

Kommt Kopfschmerz hinzu, dann sollte abgeklärt sein, ob gegebenenfalls auch Symptome einer Hirnhautentzündung oder Migräne auftreten.

Behandlungsprinzipien
- Spannung ruft nach Entspannung.
- Turnübungen für den Nacken.
- Nicht länger als 50 Minuten sitzen, danach aufstehen und lockern.
- Warme Bäder zur Muskelentspannung.
- ➲ Topfenwickel wirken erstaunlich gut gegen Schmerzen.

Nahrungsmittelallergie/ Nahrungsmittelunverträglichkeit

Viele Menschen glauben, sie haben eine Nahrungsmittelallergie. Wenige wissen, ob das tatsächlich stimmt. Behauptet wird viel, die Diagnose ist aufwändig, wenn man wirklich gültige Antworten haben will. Zumindest bei Kindern ist das ganz sicher so. Die Nahrungsmittelallergie gehört heute zu den gesellschaftlich und in den Medien sehr präsenten Erkrankungen. Das erzeugt vielfach den Eindruck, dass es sich um eine Art Volkskrankheit handeln könnte.

Unterschieden werden muss zunächst die echte Allergie von der Nahrungsmittelunverträglichkeit. Erstere ist relativ selten. Glücklicherweise entwachsen der häufigsten Nahrungsmittelallergie, der Kuhmilchproteinallergie, ca. 80 bis 90 % der Betroffenen etwa im Alter von drei Jahren. Im Erwachsenenalter beträgt die Inzidenz von Nahrungsmittelallergien ca. 1–3 %. Kinder mit einem allergischen Elternteil haben etwa das doppelte Risiko, an einer Nahrungsmittelallergie zu leiden. Sind beide Elternteile Allergiker, erhöht sich das Risiko um das Vier- bis Sechsfache.

Das Grundprinzip der Nahrungsmittelallergie unterscheidet sich nicht von anderen Allergien. Bei einer Nahrungsmittelallergie betrachtet der Körper einen oder mehrere Stoffe der Nahrung als schädlich. Beginnt der Körper, die Nahrungsbestandteile zu bekämpfen und gegen sie Antikörper zu bilden, können allergische Beschwerden auftreten. Medizinisch gesehen werden sogenannte Antikörper der Klasse E (IgE) gebildet, die Entzündungszellen im Körper besetzen und „scharf machen". Diesen Prozess nennt man Sensibilisierung. Bei neuerlichem Allergenkontakt können explosionsartig Entzündungsstoffe ausgeschüttet werden, die für die allergischen Symptome verantwortlich sind. Zwischen der Sensibilisierung und dem Auftreten erster Symptome können Monate bis Jahre vergehen. Wesentlich ist, dass ein Erstkontakt erforderlich ist, um die Allergie gegen eine bestimmte Auslösersubstanz gleichsam einzurichten, ab dem Zweitkontakt kommt es dann zu den akuten Symptomen.

Die Nahrungsmittelallergie stellt nicht notwendigerweise eine lebenslang wachsende oder gleichbleibende Belastung dar. In Studien findet sich bei der Hühnerei- und Milchallergie bis zum dritten Lebensjahr eine starke Abnahme der Intensität, die sich dann etwa im fünften Lebensjahr stabilisiert. Im Unterschied dazu nehmen Sensibilisierungen gegen Erdnüsse und Fisch im Kindheitsverlauf nicht wesentlich ab.

Echte Allergien auf Nahrungsmittel sind relativ selten und treten bei ca. 5 bis 8 % der Kinder und ca. 1 bis 3 % der Erwachsenen auf. Allergien in den ersten Lebensjahren bilden sich in vielen Fällen wieder zurück.

Man kennt zwei Allergietypen, den Soforttyp und die verzögerte Reaktion. Die Stelle, an der sich allergische Beschwerden zeigen, muss (im Fall der IgE-Allergie) nicht mit der Kontaktstelle identisch sein. Die Symptome der Soforttypallergien

Kindern helfen mit neuen Hausmitteln
Schuhmayer | Zwiauer

treten zumeist sehr rasch – innerhalb von Minuten – oder aber seltener auch „verzögert" nach ein bis zwei Stunden auf. Form und Ausprägung können individuell sehr unterschiedlich sein. Von den Beschwerden sind häufig Mund, Rachen, Nase, Atemwege, Haut und Augen betroffen. Aber auch der Magen-Darm-Trakt, die Lunge sowie das Herz-Kreislauf-System können auf das Allergen ansprechen. Konkret handelt es sich um Beschwerden, wie man sie auch bei anderen Allergien (siehe dort) findet. Nahrungsmittelallergien können daher in schweren Fällen bis zum anaphylaktischen Schock führen und lebensbedrohliche Ausmaße annehmen. Körperliche Anstrengung und Medikamente können die Beschwerden verstärken. Es ist nicht möglich, bestimmten Lebensmitteln typische Symptome zuzuordnen.

Wo aber liegen die Hintergründe und Ursachen? Rund 170 verschiedene Stoffe in unserer Nahrung können verantwortlich sein. Allergische Reaktionen können grundsätzlich gegen jeden Nahrungsmittelbestandteil auftreten. Laut EUFIC (European Food Information Council) in Brüssel sind in Europa die häufigsten Nahrungsmittelallergene in Kuhmilch, Eiern, Soja, Weizen, Krustentieren, Früchten, Erdnüssen und Baumnüssen wie Walnüssen enthalten.

Die Unterschiede zur Nahrungsmittelunverträglichkeit: Die Symptome einer Nahrungsmittelunverträglichkeit können jener einer Nahrungsmittelallergie durchaus ähneln (inklusive Brechreiz, Durchfall und Magenkrämpfe). Lebensmittelintoleranz bedeutet, dass der Körper einen oder mehrere Nahrungsmittelbestandteile nicht richtig verdauen kann. Kinder mit einer tatsächlichen Intoleranz müssen das nicht verträgliche Nahrungsmittel als solches weitgehend unverdaut ausscheiden. Menschen mit einer Intoleranz können dennoch häufig kleine Mengen des Nahrungsmittels ohne Symptome vertragen. Ausnahmen davon sind jene Personen, die gluten- und sulfidempfindlich sind. Die beiden häufigsten Ursachen für eine Lebensmittelintoleranz sind Laktose und Gluten.

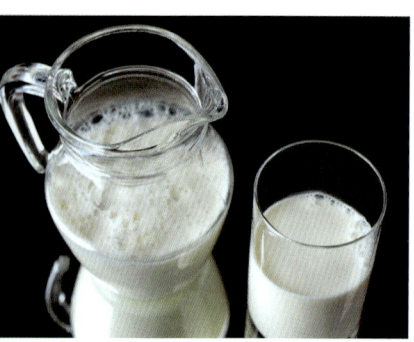

Kuhmilchproteinallergie (KMPA)

Im Allgemeinen findet sie sich bei 0,5 bis 4 % der Säuglinge und Kleinkinder. Die Verbreitung sinkt jedoch mit zunehmendem Alter. Die häufigsten Symptome betreffen die Haut (atopisches Ekzem, Nesselausschlag, Juckreiz), die Atmungsorgane (allergischer Schnupfen, allergisches Asthma bronchiale) und das Verdauungssystem (Durchfälle, blutige Stühle oder Verstopfung). Glücklicherweise sind diese Reaktionen jedoch von kurzer Dauer.

Nahrungsmittelunverträglichkeit

Die Allergenität – also die Intensität, mit der sie eine Allergie auslöst – von Kuhmilch kann durch die Hydrolysierung (Aufspaltung) von Milcheiweiß reduziert werden. Bei einer diagnostizierten KMPA müssen die Kinder entweder mit diesen Hydrolysaten oder sogar mit einer Aminosäurenmischung über einen unterschiedlich langen Zeitraum behandelt werden, bis sie eine Toleranz gegen Milch entwickelt haben.

Erdnuss- und Nussallergien

Sie beginnen schon im frühen Lebensalter, können ein Leben lang anhalten und sogar tödliche Folgen haben. Erdnüsse und Baumnüsse wie Mandeln, Paranüsse, Haselnüsse und Walnüsse können schon durch geringsten Kontakt über die unversehrte Haut oder durch Einatmen allergische Symptome entstehen lassen.

In der mildesten Form kommt es zu Hautausschlägen, Übelkeit, Kopfschmerzen sowie zu einem Glottisödem. Unter einem Glottisödem (= Kehlkopfschwellung) versteht man ein akute Schwellung (Ödem) der Kehlkopfschleimhaut. Was beim Erwachsenen zu vergleichsweise harmlosen Symptomen führt, kann beim Neugeborenen zur extremen Bedrohung werden. Schwillt die Schleimhaut in diesem Bereich um nur 1 mm an, dann bedeutet das eine Einschränkung des Luftstromes um bis zu 80 %! Das heißt, das Kind muss nicht nur gegen einen enormen Widerstand ein- und ausatmen, sondern es bekommt auch kaum Luft. Rasche Erschöpfung und akuter Sauerstoffmangel sind die Folge.

Die extremste Form ist ein anaphylaktischer Schock. Jeder Kontakt mit Erdnüssen und Nüssen ist daher unbedingt zu vermeiden, und es sollte immer ein Notfallset mit Adrenalin mitgeführt werden.

Laktoseintoleranz (eigentlich besser Laktosemalabsorption)

Laktose ist eine Zuckerart, die in der Milch enthalten ist. Normalerweise spaltet das Enzym Laktase im Dünndarm die Laktose in einfache Zucker (Glukose und Galaktose). Ist die Enzymaktivität jedoch niedrig, wird unverdaute Laktose in den Dickdarm transportiert. Dort wird sie von den Darmbakterien vergoren, und dies kann die Ursache von Symptomen wie Blähungen, Schmerzen und Durchfall sein. Etwa 70 % der erwachsenen Weltbevölkerung kann nicht genug Laktase produzieren und weist daher ein gewisses Maß an Laktoseintoleranz auf. In Europa ist ein Laktasemangel bei ungefähr 5 % der weißen Bevölkerung vorhanden.

Kindern helfen mit neuen Hausmitteln
Schuhmayer | Zwiauer

Andere ethnische Gruppen weisen mit 50 bis 80 % einen weitaus höheren Anteil auf. Produkte, die einen niedrigen Laktosegehalt haben, wie Hartkäse und Joghurt, werden üblicherweise gut vertragen. Weiters kann der Verzehr von laktosehaltigen Nahrungsmitteln als Teil einer Mahlzeit durch die Reduktion der Menge des laktosehaltigen Nahrungsmittels bei sensitiven Personen jederzeit die Toleranz verbessern.

Glutenunverträglichkeit (siehe auch ⊃ Zöliakie)

Bei dieser Form der Unverträglichkeit – auch Zöliakie oder Sprue genannt – verträgt der Körper Gluten, ein Protein, das in Weizen, Roggen sowie Gerste vorkommt, nicht. Die Verbreitung dieser Erkrankung wird unterschätzt. Bluttests weisen die auf anderem Wege nicht diagnostizierbare Erkrankung in 1 % der europäischen Bevölkerung nach. Dabei gibt es aber regionale Unterschiede, deren Ursache man nicht kennt.

Glutenhaltige Nahrungsmittel beschädigen vor allem die Auskleidung des Dünndarms, der in der Folge kaum noch in der Lage ist, wesentliche Nährstoffe wie Fette, Eiweiß, Kohlenhydrate, Mineralstoffe und Vitamine zu absorbieren. Die Symptomatik umfasst Durchfall, Gewichtsverlust und Magenkrämpfe. Bei Kindern können Symptome von Fehlernährung einschließlich Wachstumsstörungen bis hin zu schweren Gedeihstörungen auftreten. Gegenwärtig ist die einzige Hilfe eine glutenfreie Nahrung. Damit bessert sich der Zustand des Darms allmählich und die Symptome verschwinden.

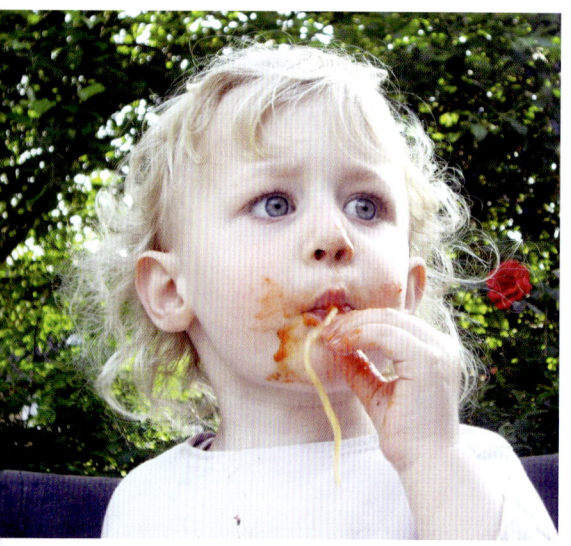

Die Welt der Kinder muss man hinsichtlich Glutenunverträglichkeit heute recht kritisch beurteilen. Vorschnelle und oberflächliche Diagnosen erzeugen Fehlentscheidungen und machen möglicherweise aus einem gesunden Kind sogar ein krankes. Wichtig ist daher eine sehr genaue und umfangreiche Erfassung der Situation in Kombination mit exakten Labortests, die nur in Spezialkliniken durchgeführt werden. Werden nur Krankengeschichte und Laborwerte erhoben, führt das im Einzelfall oft zu Nahrungskarenzen (Ausschließungen) gegen Lebensmittel, die tatsächlich jedoch problemlos vertragen werden könnten.

Warum ist das so? Die Nahrungsmittelallergie ist in der Bevölkerung ganz offensichtlich überaus „beliebt". Bis zu 34 % der Personen gaben in einer Umfrage an, sie würden darunter leiden. Die tatsächliche Häufigkeit liegt aber weit darunter. Der Weg zu dieser Wahrheit führt allerdings nur über eine sehr gewissenhafte und durchaus aufwändige Diagnostik, der sich viele Menschen nicht unterziehen wollen bzw. der sie ihre Kinder nicht aussetzen möchten.

Oft kann aber schon anhand des ausführlichen Gespräches mit den Eltern die Wahrscheinlichkeit einer bedrohlichen Nahrungsmittelallergie ausgeschlossen werden.

Daher wird – leider – die Diagnose „Nahrungsmittelallergie" auch nach weit einfacheren und ungenaueren Tests wie dem Ritztest an der Haut ausgesprochen. Die Folge sind sogenannte Diäten, deren Sinnhaftigkeit zunehmend hinterfragt werden muss. Insbesondere vermutete Nahrungsmittelallergien bei Säuglingen sind ins Visier der Babynahrungsindustrie gelangt, die ohne ausreichende wissenschaftliche Studienabklärung bereitwillig „Spezialnahrungen" zur Verfügung stellt. Bei größeren Kindern können restriktive Diäten sogar zu schwersten neurologischen Schäden mit lebenslangen Konsequenzen führen. Es ist daher wesentlich, diese diätetischen Maßnahmen unter entsprechender fachlicher Führung umzusetzen. Es gibt Hinweise, dass ergänzend dazu – und nicht anstatt – Chiropraxis, Homöopathie, Akupunktur (nicht Elektroakupunktur), TCM und Probiotika Linderung verschaffen können.

Behandlungsprinzipien

Die therapeutische Linie ist klar und einfach: gezielte, strenge Allergenvermeidung, denn die Symptomatik reicht von Juckreiz und Hautausschlag bis zum schwer beherrschbaren anaphylaktischen Schockzustand mit akuter Lebensgefahr.

Nasenbluten

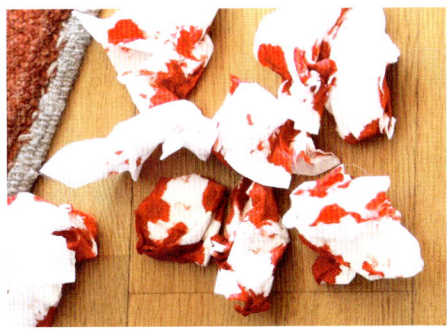

Kinder bekommen häufig Nasenbluten, sei es durch Fremdeinwirkungen (Stürze, beim Sport, beim Spielen usw.) oder auch ohne Berührungen, wenn ein Blutgefäß in der Nase platzt. Auch Nasenbohren, heftiges Schnäuzen oder eine trockene Schleimhaut können Blutungen auslösen. Immer wiederkehrendes Nasenbluten ohne äußere Einwirkung kann aber auch ein erster Hinweis auf eine Blutererkrankung sein.

Behandlungsprinzipien

Um Übelkeit zu vermeiden, sollte das Blut nach außen abfließen können. Das Kind sollte sich also vorbeugen (NICHT nach hinten beugen). Ein kalter Umschlag im Nacken (Kälte verengt die Gefäße) und eventuell das Zusammenpressen des betroffenen Nasenflügels sind hilfreich.

Kann die Blutung nicht gestoppt werden, ist ein Arztbesuch sinnvoll, wo eine Tamponade angelegt wird. Blutet Ihr Kind überdurchschnittlich häufig, wäre die Verätzung des betreffenden Gefäßes durch den Arzt zu überlegen. Eine zugrundeliegende Grunderkrankung wie Bluthochdruck oder eine Gerinnungsstörung sollte ausgeschlossen sein.

Natürliche Infektanfälligkeit

Recherchiert man zu diesem Thema im Internet, findet man eine erstaunliche Zahl von Meinungen, die in Ausformung und Wortwahl geradezu einer Art Glaubenskrieg ähneln. Das verwundert etwas, ist aber möglicherweise in massiven Geschäftsinteressen begründet, die oft hinter solchen „Meinungen" stehen. Tatsächlich ist das kein konfliktreiches, sondern ein recht klar umrissenes Thema.

Die meisten Kinder zeigen im Säuglings- und Kleinkindalter eine hohe Zahl von Infektionskrankheiten, insbesondere der oberen Atemwege. Bedingt ist das durch

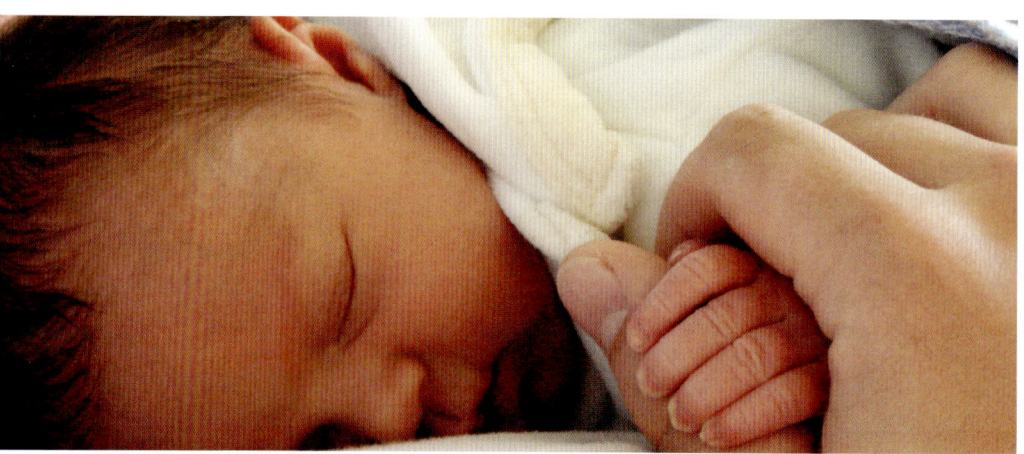

Natürliche Infektanfälligkeit

ihr noch nicht voll entwickeltes Immunsystem. Vom natürlichen Konzept her bekommt die körpereigene Abwehr in dieser Phase durch die Muttermilch „immunologische Schützenhilfe", was aber dennoch eine erhebliche Zahl von Infekten nicht ausschließt. Daher sind acht bis zehn unkomplizierte Atemwegsinfektionen pro Jahr in den ersten beiden Lebensjahren durchaus als normal zu betrachten. Einmal im Monat wäre hier also zu viel.

Von dieser natürlichen Infektanfälligkeit wird eine krankheitswertige Infektanfälligkeit unterschieden. Ihr liegt in der Regel eine andere Grunderkrankung zugrunde, das heißt, sie ist selbst Symptom einer anderen Krankheit, die die eigentliche Ursache darstellt, wie etwa Zelldefekte am Immunsystem, Organschäden oder Stoffwechselerkrankungen.

Die Abgrenzung ist in der Regel nicht besonders schwierig und kommt mit der gewissenhaften Erhebung der Krankengeschichte und wenigen Labortests aus. Ein Kind mit chronischer Infektanfälligkeit wirkt neben einem gesunden Kind, das eben im Moment an einem Infekt leidet, deutlich kranker und geschwächter.

Kurz einige Sätze zu Atemwegsinfekten: Dazu gehören beispielsweise Bronchitis, Nebenhöhlen- oder Mittelohrentzündung. Sie sind mit Abstand die häufigsten Infektionen in Kindheit/Jugend und stellen die häufigsten Gründe für einen Arztbesuch dar.

In über 80 % der Fälle werden sie von Viren ausgelöst, wogegen es keine ursächliche Therapie gibt, und dennoch sind sie gleichzeitig der häufigste Grund für völlig sinnlose und im Sinne der Resistenzentstehung letztlich gefährliche Antibiotikaverordnungen. Weit über 50 % dieser Antibiotikaverordnungen sind total nutzlos, da diese Medikamente gegen Viren unwirksam sind und die Unterscheidung, ob es sich möglicherweise um eine Virusinfektion handelt, auf die sich Bakterien aufgesetzt haben, mit ein wenig Geduld binnen 48 Stunden schon aufgrund der Symptome getroffen werden kann.

Weiters steht mit dem CRP-Schnelltest – auch wenn dafür möglicherweise einige Euro zu entrichten sind – ein gutes Instrument zur Verfügung, um festzustellen, ob eine bakterielle oder virale Entzündung vorliegt. Neuerdings gibt es ihn sogar für den „Hausgebrauch" – allerdings etwas teurer.

Fahrlässige Antibiotikafehlverordnungen sind sowohl bei Kindern als auch Erwachsenen der Hauptgrund für das Ansteigen von Resistenzen. Darunter versteht man die Bildung von Keimen, die sich gegen Antibiotika erfolgreich zur Wehr setzen, indem sie diese durch vielfältige biologische Tricks ausschalten. So können Bakterien ihr „Wissen" über eine Art Impfung sogar an andersartige Keime weitergeben. Zur Entwicklung dieser Resistenztricks haben die Bakterien weit weniger lange gebraucht als die Entwicklung eines neuen Antibiotikums dauert.

Kindern helfen mit neuen Hausmitteln
Schuhmayer | Zwiauer

Zudem ist noch immer der „Volksglaube" verbreitet, Antibiotika als schnell gesundmachende Wundermittel zu sehen. Gekoppelt ist das gelegentlich auch mit einer völlig übersteigerten Erwartungshaltung gegenüber der vermeintlich modernen Medizin. Tatsache ist, dass uns eine Virusinfektion beim Kind 10 bis 14 Tage teilweise intensiv beschäftigt, denn durch das Fehlen einer ursächlichen Behandlungsmöglichkeit muss man sich auf die Linderung der Symptome beschränken. Das ist sowohl zeitaufwändig als auch intensiv, aber eine Sofortheilungsmethode gibt es nicht. Wer seinem Kind unkritisch Antibiotika gibt, setzt es also einem erheblichen Risiko aus.

Der Hintergrund für eine natürliche Infektanfälligkeit liegt also in der partiellen „Unreife" immunologischer Zellfunktionen, kombiniert mit einer generellen „Antigenunerfahrenheit" des noch jungen Abwehrsystems. Es muss sich an den ständigen Totalangriff durch Viren, Bakterien und Pilzen, dem wir ausgesetzt sind, erst „gewöhnen". Verstärkt wird das durch den Aufenthalt in Kinderkrippen und -gärten, wo der soziale Kontakt gleichbedeutend ist mit dem Vorhandensein zahlreicher Krankheitserreger. Hat das Immunsystem seine ersten beiden „Trainingsjahre" hinter sich, kann es mit dieser Situation besser umgehen und hat gegenüber häufigen Erregern eine gewisse Routine erworben. Dennoch kommt es immer wieder zu Erkrankungen bei Virenkontakt, da diese Erreger besonders rasch Mutationen (Abwandlungen) hervorbringen, die das Immunsystem noch nicht zu so gut kennt und daher nicht sofort attackiert.

Zur Abschätzung des Verdachtes auf eine nicht natürliche Immunschwäche wurden in der Medizin zehn Warnsignale definiert.

1. Acht oder mehr Mittelohrentzündungen pro Jahr.
2. Zwei oder mehr schwere Nebenhöhlenentzündungen pro Jahr.
3. Zwei oder mehr Monate einer ineffektiven Therapie mit Antibiotika.
4. Zwei oder mehr Pneumonien pro Jahr.
5. Mangelhafte Gewichts- oder Größenzunahme.
6. Wiederkehrende tiefe Haut- oder Organabszesse.
7. Hartnäckige Candida-Pilzinfekte an Haut/Schleimhaut jenseits des ersten Lebensjahres.
8. Notwendigkeit intravenöser Antibiotikagabe, um Infekte zu heilen.
9. Zwei oder mehr „tiefsitzende" Infektionen (z.B. Hirnhaut-, Knochenentzündungen).
10. Bekannter primärer Immundefekt in der Familie.

Natürliche Infektanfälligkeit

Behandlungsprinzipien

Stillen ist sehr wichtig, hilft aber auch nicht gegen „alles". Es zeigt eine gesicherte Schutzwirkung über mindestens vier Monate bezüglich Abwehr von Magen-Darm-Infektionen und Mittelohrentzündung, möglicherweise auch positive Effekte hinsichtlich Abwehr von Infektionen der unteren Atemwege und Harnwegsinfektionen.

Kinder sollen keinesfalls Zigarettenrauch ausgesetzt sein! Passivrauchen ist ein signifikanter Risikofaktor für ein vermehrtes Auftreten von Atemwegsinfektionen. Die Bedeutung ist derartig hoch, dass es Experten gibt, die es bereits mit fahrlässiger Körperverletzung gleichsetzen, wenn etwa im Auto geraucht und ein Kind mitgeführt wird. Ohne Passivrauchen sinkt die Häufigkeit von Infektionen der oberen und unteren Atemwege um mindestens 30 %.

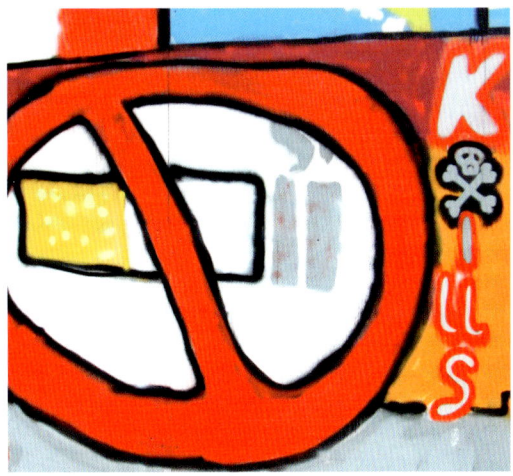

Impfungen sind nach allen weltweiten Daten die sicherste und effektivste Infektionsprophylaxe. Wesentlich ist, dass das Kind zum Zeitpunkt der Impfung gesund ist. Sollte es zu leichtem Temperaturanstieg oder vorübergehenden Rötungen im Bereich der Impfstelle kommen, dann sind das harmlose Impfreaktionen und keine spektakulären Nebenwirkungen.

Impfstoffe sind heute international noch wesentlich genauer geprüft als Medikamente. Sie unterliegen einer laufenden, endlosen Dauerbeobachtung durch die Gesundheitsbehörden und sind nichts anderes als ein natürliches Trainingsprogramm für das Immunsystem gegenüber häufigen Erregern. Die internationale UNO-Kinderrechtskonvention verpflichtet Ärzte sogar, Kinder zu impfen, weil diese Prävention die bestmögliche Therapie darstellt. Das alles ist längst und durch zigtausende Studiendaten belegt.

Dennoch gibt es eine starrsinnige und lernresistente Minderheit, die in missionarischem Eifer eine ganz besonders eigenartige Form der „Wirklichkeit" konstruiert. Medizinisch gesehen könnte man auch beschreiben, dass sich diese Menschen eine eigene unverrückbare Art der Wirklichkeit zurechtlegen und darauf beharren. Das wäre nach Karl Jaspers eines der wesentlichen Wahnkriterien. Er

Kindern helfen mit neuen Hausmitteln

Schuhmayer | Zwiauer

bezeichnete das als Unkorrigierbarkeit einer objektiv befremdlichen Überzeugung. Weiters werden von einzelnen Menschen willkürlich wahllose Behauptungen aufgestellt oder Tatsachen aus dem tatsächlichen Zusammenhang isoliert, um sie zu „neuen Fakten" zusammenzubasteln – und diese Überzeugung bedarf keinerlei Beweises. Ein weiteres Wahnkriterium.

Als Beispiel sei hier ein Text zitiert, der an vorsätzlicher Fehinformation nur mehr schwer zu überbieten ist und ganz offensichtliche Unwahrheiten suggeriert:

„Impfstoffe werden teilweise aus abgetöteten, menschlichen Föten oder Krebszellen gezüchtet und bergen wohl noch völlig unbekannte Langzeitrisiken. Oft wird in Hühnereiern gezüchtet, welche mit knapp 40 % als Allergieauslöser Nummer 2 nach der Kuhmilch bekannt sind. Weiters: Aluminiumhydroxid, ein Aluminiumsalz, das als starkes Allergen bekannt ist. Rekombinante Hefezellen, die gentechnisch verändert sind. Formaldehyd, welches laut WHO als krebserregend gilt. Thiomersal, eine Quecksilberverbindung, die zu 50 % aus hochgiftigem Quecksilber besteht. Antibiotika."

Impfungen aus Krebszellen? Ja, das gibt es! Seit 2013 ist in den USA ein therapeutischer Impfstoff gegen Prostatakrebs zugelassen, zu dessen Entwicklung Oberflächeneigenschaften von Krebszellen an diesen Zellen entnommen wurden, um zu lernen, wie man sie zerstört. Der Prostatakrebs ist aber eine Erkrankung des fortgeschrittenen Mannesalters …

Abgetötete menschliche Föten? Das unterstellt die Weiterverwendung menschlichen Zellgewebes aus Abtreibungen. Eine besonders abartige Behauptung. In Österreich werden Föten per Gesetz ebenso wie amputierte Körperteile einer kontrollierten Massenbestattung zugeführt. Alles andere wäre Kriminalität.

Impfstoffe, Hühnereier & Allergie? Allergien sind keine Infektionserkrankungen und können daher auch nicht per Impfung „übertragen" werden. Weiters gibt es keine wie auch immer gearteten speziellen „allergieerzeugenden" Hühnereier, die hier ursächlich beteiligt sein könnten. Es stimmt, dass Hühnereier unter den Nahrungsmittelallergenen eine wichtige Bedeutung haben, aber die echte Nahrungsmittelallergie ist eine extrem seltene Erkrankung. Wäre die Argumentation schlüssig, würde vor diesem Hintergrund eine Impfung bei Betroffenen binnen weniger Minuten einen massiven allergischen Schock auslösen.

Aluminiumhydroxid? Das ist eine völlig natürliche, in Form verschiedener Minerale vorkommende chemische Verbindung. Es ist derartig harmlos, dass es in zahlreichen, frei verkäuflichen und millionenfach eingenommenen Mitteln zur Neutralisierung der Magensäure enthalten sein darf. Weiters ist es in Deodorants enthalten, da es die Schweißdrüsen verschließt. In Impfungen ist es enthalten, um die Wirkung des Impfstoffes zu verstärken. Es hilft, dass nicht mehrere Stiche

Natürliche Infektanfälligkeit

ertragen werden müssen, sondern das Immunsystem bereits bei einer einzigen Impfung ausreichend reagiert. Darüber hinaus wird Aluminium ständig über Lebensmittel aufgenommen. Es kann grundsätzlich für Rötungen an der Einstichstelle verantwortlich sein.

Hefezellen? Wir verdanken es einem Schimmelpilz, dass das Penicillin entdeckt wurde. Die Gewinnung von Substanzen auf Pilzzellkulturen ist daher keine beunruhigende Neuigkeit, wenn man Bescheid weiß.

Thiomersal? Ja, das ist ein Quecksilbersalz, das in Spuren in manchen Impfstoffen vorhanden sein kann. Es dient als eine Art Antiseptikum, um die Impfstoffe sauber zu halten. So wirkt es auch im menschlichen Körper. Vor mehr als 20 Jahren behaupteten amerikanische Impfgegner, es würde durch wiederholte Impfungen im menschlichen Organismus Autismus auslösen. „Abgeleitet" wurde das aus der Fähigkeit von Quecksilber, in hohen Konzentrationen als Nervengift zu wirken. Obwohl die Impfgegner jeden wissenschaftlichen Beweis dieser Behauptung schuldig blieben, wurde international sofort intensiv nach möglichen Hinweisen gesucht. 2004 gab es dann Entwarnung. Heute wird Thiomersal möglichst nicht mehr eingesetzt – allerdings aus ökologischen Gründen, um eine erhöhte Umweltbelastung zu verhindern. Nahezu alle Impfstoffe sind daher bereits thiomersalfrei.

Formaldehyd? Wird in der Produktion zur Reinigung bestimmter Impfstoffe verwendet und dann weitgehend entfernt. Die gesetzliche Grenze besagt, dass ein Impfstoff nicht mehr als lediglich 0,02 % Formaldehyd enthalten darf! Deutlich unter der erlaubten „normalen" Umweltbelastung. Wer besorgt ist, sein Kind wäre durch Formaldehyd belastet, wird rasch fündig bei Spanplatten, Dämmstoffen, Teppichböden und Möbeln. Polstermöbel etwa werden mit Formaldehyd eingesprüht, um sie widerstandsfähiger gegenüber Flecken, Schimmel und Falten zu machen.

Antibiotika? Eine besonders spannende Idee. Tatsächlich gibt es Impfstoffe, in denen Antibiotika in minimalsten Spuren enthalten sind, die im Herstellungsprozess trotz vieler Reinigungsverfahren zurückbleiben, dies aber in Konzentrationen, die minimalst sind und keine Systemwirkung aufweisen. Natürlich muss im Beipacktext und in der Fachinformation der Impfstoffe darauf eingegangen werden, wenn die Gefährdung begründet ist. Diese liegt dann vor, wenn eine Person gegen die entsprechenden Antibiotika allergisch reagiert, bei einer bekannten Allergie gegen das Antibiotikum.

Daher nochmals abschließend in diesem Kapitel: Laut WHO ist jeder Arzt verpflichtet, jedem Kind die bestmögliche medizinische Versorgung zuteil werden zu lassen. Alles andere fällt unter fahrlässige Körperverletzung. Impfstoffe sind die bestgeprüften Substanzen, die die Medizin überhaupt hat. Sie unterstehen als einzige Substanzen überhaupt einer dauerhaften Endloskontrolle. Impfungen ermöglichen es, mit geringem Aufwand Tod, Leid und lebenslange Krankheitsfolgen abzuwehren. Vor allem aber sind sie wie sonst kaum etwas in der Medizin eine durch und durch „natürliche" Intervention, da dem Immunsystem lediglich ein ungefährlicher Erreger präsentiert wird, der das Immunsystem trainiert. Alles andere macht es von selbst. Damit steigern Impfungen im besten Sinne des Wortes die natürliche Immunität.

Nebenhöhlenentzündung

Im Bereich des Gesichtsschädels befinden sich knöcherne Hohlräume – vermutlich einerseits aus Gründen der Gewichtsersparnis bzw. um verschiedene luftführende Areale miteinander zu verbinden. Die wesentlichsten Nebenhöhlen sind jene der Nase sowie der Stirn und des Jochbeins. Diese knöchernen Höhlen sind mit Schleimhäuten ausgekleidet. Durch Kanalverbindungen entspringt der Druck in ihrem Inneren jenem der Außenwelt/Umgebung.

Infektionen der oberen Atemwege führen zu einer Anschwellung dieser Schleimhäute. Es sind meist Viren, selten auch Bakterien (dann kommt es zu Fieberanstieg und typisch klopfenden Schmerzen) verantwortlich.

Das Ergebnis ist der Verschluss der Verbindungsgänge durch die Schleimhautschwellung und damit das Fehlen der Möglichkeit zum Druckausgleich. Das typische Symptom ist ein Schmerz, der anfangs leicht ziehend sein kann und sich dann zu einem beachtlich starken Druckschmerz entwickelt. Die Patienten sind derartig schmerzsensibilisiert, dass bereits die Annäherung der Untersucherhand an das betroffene Areal eine Reaktion hervorruft. Im Fall der Stirnhöhlen kann auch Lichtempfindlichkeit oder allgemein Reizempfindlichkeit auftreten. Ein Kind, das in dieser Situation weint, ist nicht besonders empfindlich, sondern hat einfach starke Schmerzen. Größere Kinder, die bereits wissen, dass der Kopf ein wichtiger Köperteil ist, könnten auch Angst bekommen, nun sterben zu müssen (selbst erlebt – ich [W. Schuhmayer] war ein chronisches Sinusitiskind), da die Schmerzen nahezu unerträglich sind.

Behandlungsprinzipien

Als ersten Schritt sollte man keine traditionellen Maßnahmen andenken, sondern ein rasch abschwellendes Mittel (Nasentropfen) verwenden. Meerwasserlösungen sind zwar gut für die Nasenschleimhaut, haben aber nicht den unbedingt erforderlichen abschwellenden Effekt. Wichtigstes Ziel ist die Wiedererlangung des Druckausgleichs. Die Anwesenheit von Sauerstoff in der Luft verhindert zudem das überschießende Gedeihen sogenannter Anaerobier. Das sind besonders wenig wünschenswerte Keime, die zu ihrem Wachstum vor allem ein sauerstoffarmes Milieu bevorzugen. Luftdichter Abschluss mit Sauerstoffmangel ist für sie eine ideale Wachstumsvoraussetzung.

Flankierend mit der Abschwellung können jene Maßnahmen zur Anwendung kommen, die bei ⊃ Erkältung sinnvoll sind, wie etwa ⊃ Inhalationen.

Antibiotika sind nur bei nachweislicher bakterieller Beteiligung sinnvoll. Also in weniger als 20 %. Man benötigt sie auch nicht „präventiv", da die Öffnung der Luftwege das wesentliche Therapiekriterium und von Antibiotika keinesfalls beeinflussbar ist.

Hinsichtlich der Vermeidung und Prävention von Sinusitis sollten Kinder, die dazu neigen, ab Herbstbeginn unbedingt immer eine Kopfbedeckung tragen. Darüber freuen sich nicht alle, aber wer diesen Schmerz einmal erlebt hat, hält das im Sinne einer Präventivmaßnahme für keinen hohen Preis.

Neurodermitis/atopische Dermatitis/ endogenes Ekzem

Die Häufigkeit der sogenannten atopischen Dematitis liegt bei 5 bis 15 % und damit etwas unterhalb jener für Asthma. Es handelt sich um die häufigste Krankheitsmanifestation aus dem allergischen Formenkreis. Typisch ist der schubhafte Verlauf, in dessen „floriden" (wenn der Ausschlag blüht) Episoden sehr hoher Leidensdruck mit dem Auftreten von massiven Ekzemen und Schlafstörungen besteht. Dazwischen können die betroffenen Areale etwa in Form trockener und schuppiger Haut durchaus wenig auffällig sein.

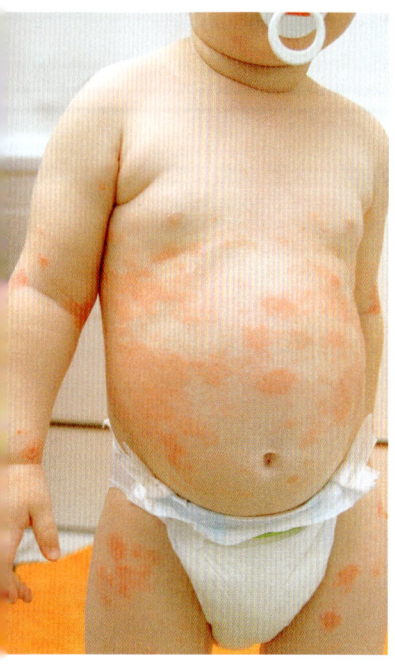

Die Spontanremissionsrate ist mit bis zu 60 % relativ hoch. Eine Heilung ist nicht möglich, eine langfristige Abnahme der Beschwerden aber immerhin wahrscheinlich.

Neurodermitis ist eine chronische Entzündung der Haut mit den zunächst einfachen Leitsymptomen Juckreiz und trockene Haut. Sie ist anlagebedingt, nicht ansteckend und hat verschiedenartige Auslösefaktoren, deren Hintergründe man nicht kennt. Weitere deckungsgleiche Begriffe sind neben atopischer Dermatitis auch atopisches Ekzem oder endogenes Ekzem. Unter Atopie versteht man eine erbliche Veranlagung zu bestimmten Erkrankungen wie Neurodermitis, allergischem Heuschnupfen, allergischem Asthma und Nahrungsmittelallergie. Sie tritt am häufigsten bei Kleinkindern auf und betrifft oft die Beugeseiten von Armen und Beinen. Sie verursacht insgesamt eine beträchtliche Störung der Lebensqualität durch quälende Hautsymptome (Juckreiz, Brennen, Trockenheit der Haut), Schlafmangel, Einschränkungen in Schule und Freizeit, psychische Belastung durch die Krankheit, aber auch Belastung durch die Therapie.

Bei der Entstehung spielen Vererbungsfaktoren mit 70 % die größte Rolle, Auslösefaktoren machen 30 % aus. Es kommt häufig zum gleichzeitigen Auftreten von anderen Allergien.

Auslöser können sein: Wasser (heißes Duschen/langes Baden), Seife und Kosmetika, mechanische Reizung, ungeeignete Kleidung (gut sind leichte und glatte Stoffe), Sport (Schweiß), Arbeitsplatz/Schule, Kratzen oder Luftverschmutzung (insbesondere durch Rauchen).

Unterschieden werden je nach Ausprägung der Leitsymptome auf der Haut (Rötung, Schwellung, Papeln, Krusten, Kratzspuren und Hautvergröberung) vier Stufen:

- **Stufe 1:** trockene Haut
- **Stufe 2:** leichte Ekzeme
- **Stufe 3:** moderate Ekzeme
- **Stufe 4:** dauerhafte, schwer ausgeprägte Ekzeme

Behandlungsprinzipien

Analog dazu bestehen die therapeutischen Maßnahmen in Stufe 1 vorwiegend in einer entsprechenden Basishautpflege mit Cremes (Salbengrundlagen) und Ölbädern, die nicht wärmer als 35 °C sein sollen. Zur Körperreinigung sollen keine Seifen benutzt werden. Nach Kontakt mit Wasser wird die Haut wieder großflächig eingecremt.

Regelmäßige Entspannungsphasen und die Erhaltung einer positiven Lebensstimmung ergänzen diese Maßnahmen. Hier liegt die Domäne komplementärer Ansätze mit Olivenöl oder Mandelölsalben. Sie helfen der Haut, ihre Aufgabe als „Barriere" gegen Wasserverlust oder das Eindringen von Keimen wahrzunehmen.

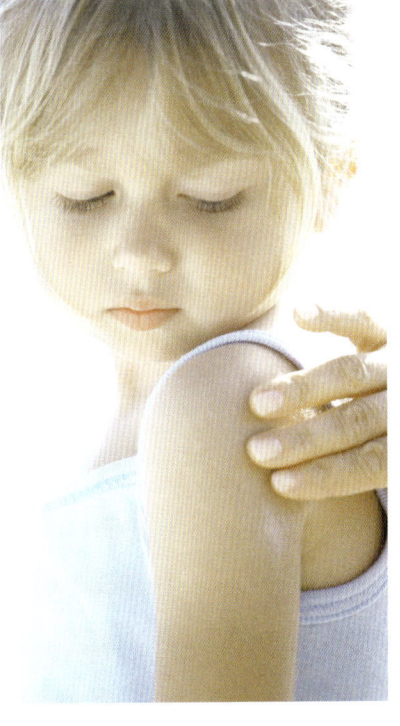

In Stufe 2 werden entsprechende „Stufe-2-Cremes und Ölbäder" durch Teeumschläge ergänzt. Kommt es zu einem leichten Ekzem, werden Pflegemaßnahmen intensiviert, Kratzalternativen und Schwarzteeverbände (➲ Möglichkeiten bei Neurodermitis) eingesetzt. Nachtkerzensamenöl – ein beliebtes Mittel aus der nordamerikanisch-indigenen Medizin – und Johanniskrautextrakte zeigten in Vergleichsstudien keinen gesicherten Effekt. Bei Juckreiz werden Kratzalternativen eingesetzt (drücken, kneifen streicheln), nachts Handschuhe getragen. Auf psychologischer Seite wird an Stressbewältigung und Entspannung gearbeitet.

Stufe 3 bedeutet, dass sich mittlerweile ein sehr hoher Leidensdruck aufgebaut hat. Nun erst kommen auch Corticoidcremes oder moderne Alternativen (stark entzündungshemmende Wirkstoffe wie Pimecrolimus oder Tacrolimus) zum Einsatz.

Man kennt eine erhebliche Anzahl von Substanzen bzw. Maßnahmen, für die es bei Neurodermitis keinen durch Studien gesicherten Effekt gibt oder die in Österreich nicht verfügbar sind. Sie werden hier nur aus Informationsgründen angeführt: Cipamphyllin-Creme, Lithium-Succinat-Salbe, Johanniskrautextrakt, Schwarzkümmelsalbe, Vitamine B und E, Zink, Eigenbluttherapie, Massagetherapie, Homöopathie, Bioresonanz, TCM.

Kortison wird nur mehr bei starken Krankheitsschüben eingesetzt, und es gibt mit den stark entzündungshemmenden Wirkstoffen Pimecrolimus oder Tacrolimus interessante Alternativen.

In Summe gilt für die potentiell anwendbaren komplementären Maßnahmen, dass sie sich vorwiegend auf Stufe 1 und 2 beschränken (⇨ Möglichkeiten bei Neurodermitis).

Nierenentzündung ⇨ Fieber

Nussallergie ⇨ Nahrungsmittelallergien/Nahrungsmittelunveträglichkeit

Ohrenschmalz

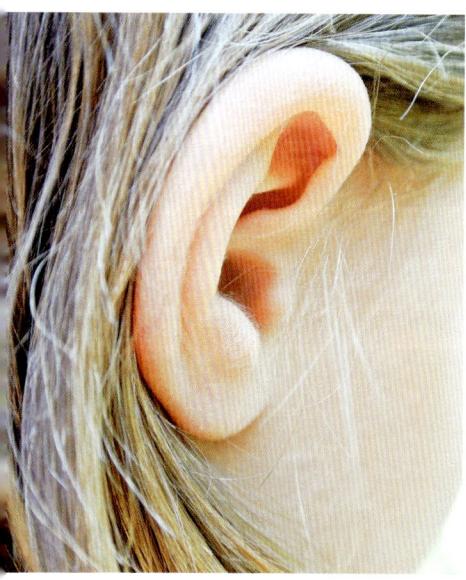

Im äußeren Gehörgang des Ohres befindet sich eine gelbbräunliche Masse, die die Medizin „Cerumen" nennt.

Das Ohrenschmalz existiert bei allen Säugetieren. Es befeuchtet die Haut im Gehörgang und dient der Entfernung von Staub, Schmutz, abgestorbenen Hautzellen und Fremdmaterialien aus dem Ohr. Es enthält außerdem Lysozym und andere Stoffe, die Bakterien bekämpfen sowie Insekten davon abhalten sollen, in den Gehörgang vorzudringen. Fehlt dieser Schutz, zum Beispiel durch häufiges Waschen oder Schwimmen, kann dies zu starken Ohrenschmerzen führen.

Weiters schützt es das Trommelfell, damit dort keine Staubteilchen anhaften, was zu einer Funktionsminderung führen würde.

Ohrenschmalz wird im äußeren Gehörgang, also nahe an der Ohrmuschel, aus kleinen Drüsen abgesondert. Kleine Härchen transportieren es von innen nach außen. So wird der äußere Gehörgang mit Ohrenschmalz bedeckt. Wenn es an der Ohrmuschel angekommen ist, fällt es heraus oder wird beim Duschen abgespült.

Grundsätzlich soll man das Ohr „in Frieden" lassen. Das Vorhandensein von Ohrenschmalz ist ein natürlicher Schutzmechanismus. Keinesfalls soll man mit Wattestäbchen in den Gehörgang fahren, da man damit vor allem eines erzeugt, nämlich schwer lösliche Pfropfen von Ohrenschmalz, die gut im Gehörgang stecken.

Eingegriffen muss nur werden, wenn es durch Überproduktion von Cerumen zu einer Einschränkung der Hörfähigkeit kommt.

Behandlungsprinzipien

Der Kinderarzt oder HNO-Arzt spült das Ohr mit warmem Wasser aus. Am Ohr sollte man keinesfalls mit Hausmitteln experimentieren.

Peiffersches Drüsenfieber/EBV-Infektion/infektiöse Mononukleose

Hierbei handelt es sich um eine nicht seltene Infektion mit dem Epstein-Barr-Virus, die auch den Namen infektiöse Mononukleose trägt. Das Pfeiffersche Drüsenfieber ist benannt nach dem deutschen Kinderarzt Emil Pfeiffer (1846–1921), der die Erkrankung zwar beschrieb, die Ursache aber nicht fand. Das Erscheinungsbild ist extrem vielfältig und reicht vom grippalen Infekt über Mandelentzündung bis zu heftigen Bauchschmerzen.

Der Name Mononukleose hat mit typischen Veränderungen im Blutbild zu tun. In den angelsächsischen Ländern gibt es auch den Begriff „Kissing Disease" (wegen der Übertragung durch Speichel – auch im Kindergarten!). Auslöser ist das Epstein-Barr-Virus, das durch Tröpfcheninfektion übertragen wird. Es befällt vor

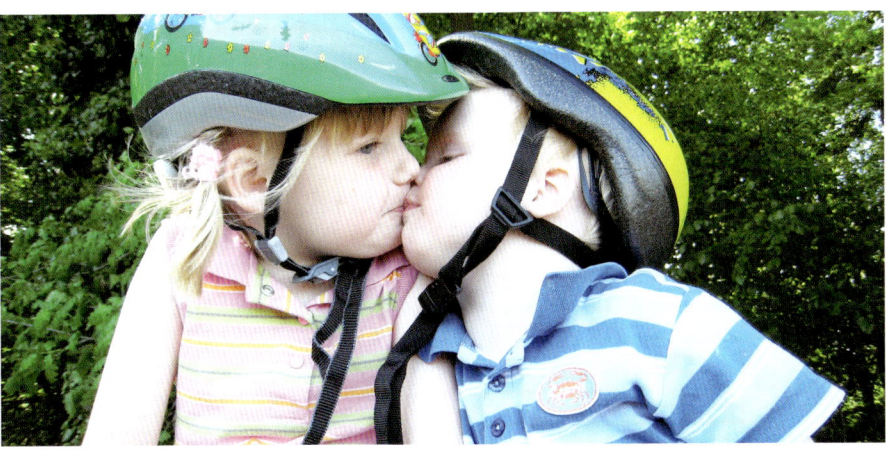

Kindern helfen mit neuen Hausmitteln

Schuhmayer | Zwiauer

allem die Lymphgewebe des Körpers wie etwa Lymphknoten, Mandeln und Milz. Die Erkrankung bricht etwa 20 bis 50 Tage nach der Ansteckung aus, jedoch verläuft die Infektion bei Kleinkindern häufig unbemerkt. Am häufigsten erkranken Kinder zwischen 4 und 15 Jahren. Nach einer durchgemachten Erkrankung sind die Betroffenen immun, können sie also kein zweites Mal bekommen.

Bei Babys und Kleinkindern wird Pfeiffersches Drüsenfieber oft nicht erkannt, denn es äußert sich durch Fieber, Müdigkeit, Bauchbeschwerden wie Übelkeit, Erbrechen oder Durchfall, Erkältungssymptome wie Halsschmerzen oder Husten. Es gibt also keine „typischen" Symptome!

Kinder ab dem Kindergartenalter können bereits das charakteristische Erkrankungsbild zeigen, das vor allem bei Jugendlichen typisch ist.

Am Beginn stehen Müdigkeit, Appetitlosigkeit und leichtes Unwohlsein, eventuell über Wochen hinweg. In 90 % der Fälle folgen (hohes) Fieber über ein bis zwei Wochen sowie ein allgemeines Krankheitsgefühl und Kopf- oder Halsschmerzen. In 80 % der Fälle kommt es zu einer Halsentzündung mit geschwollenen Mandeln, wobei auf den Mandeln dicker weißer Belag liegt, zusätzlich liegen Schluckbeschwerden vor. Fast immer findet man eine ausgeprägte Lymphknotenschwellung, meist im Bereich von Hals und Nacken, jedoch können auch die Lymphknoten in den Achselhöhlen oder am ganzen Körper schmerzhaft anschwellen. Seltener tritt ein kleinfleckiger Hautausschlag auf.

Es kommt immer wieder vor, dass die entzündeten und belegten Mandeln beim Pfeifferschen Drüsenfieber irrtümlich für eine eitrige Mandelentzündung gehalten werden und daher fälschlich Penicillin verordnet wird. Zu 90 % kommt es dann

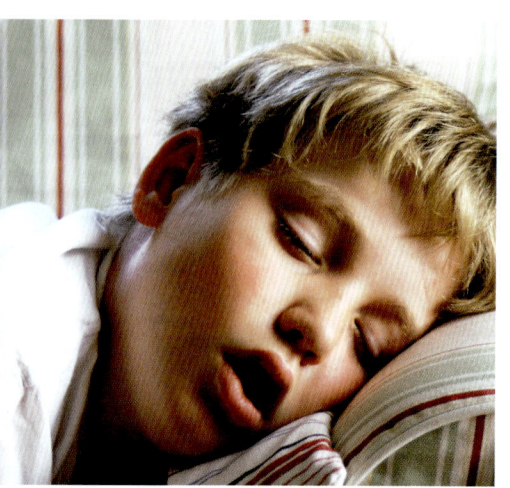

zu einem masernähnlichen Hautausschlag, der als „Penicillinallergie" fehlgedeutet wird. Insgesamt sind Penicillinallergien nämlich extrem selten!

Ältere Kinder erholen sich manchmal nur sehr langsam. Sie leiden dann über Wochen unter Abgeschlagenheit und Müdigkeit. Bei Klein- und Kindergartenkindern werden gelegentlich wiederkehrende Krankheitsschübe beobachtet. Diese Kinder erkranken immer wieder an einer fieberhaften Halsentzündung mit Schwellung der Halslymphknoten. Die Beschwerden halten drei bis zehn Tage an und können teils in monatlichem Abstand auftreten.

Und das sind die Zeichen, die an diese Erkrankung denken lassen sollten, was gleichbedeutend mit dem Weg zum Kinderarzt ist:
- länger als drei Tage Fieber und Halsschmerzen (bei Babys spätestens am zweiten Tag),
- geschwollene Lymphknoten am Hals, in den Achseln oder Leisten,
- Beläge auf den Mandeln,
- Beschwerden im linken Oberbauch oder die Haut ist gelblich verfärbt.

Ein Notfall liegt vor, wenn das Kind plötzlich heftige Schmerzen im linken Oberbauch bekommt und blass wird – dann könnte ein lebensbedrohlicher Milzriss vorliegen. Gefährlich wird es auch, wenn plötzlich dunkelrote kleine Hautflecken auftreten, weil diese Flecken auf einen Mangel an Blutplättchen hindeuten können.

In seltenen Fällen können – teilweise schwere – Komplikationen auftreten:
- zusätzliche bakterielle Besiedelung der Mandeln mit eitriger Mandelentzündung,
- Atemnot durch die stark geschwollenen Mandeln,
- Lungenentzündung,
- Leberentzündung mit Gelbsucht,
- Beteiligung von Herz oder Nieren,
- Veränderungen des Blutbildes mit Blutarmut und/oder einem Mangel an Blutplättchen,
- Hirnhaut- oder Gehirnentzündung.

Behandlungsprinzipien

Da es sich um eine Virusinfektion handelt, ist eine ursächliche Therapie nicht möglich. Die Maßnahmen orientieren sich an den Symptomen und entsprechen somit im Wesentlichen jenen, die bei ⊃ Erkältungen zur Anwendung kommen (siehe auch ⊃ Infektionskrankheiten).

Wichtig ist allerdings die ärztliche Begleitung und Kontrolle, um insbesondere Komplikationen zu vermeiden.

Pilzinfektion im Ohr

Eine geringe Besiedlung des äußeren Gehörgangs mit Pilzen hat keinen Krankheitswert. Allerdings können sich diese Pilze unter bestimmten Bedingungen vermehren und zu einer Gehörgangsmykose (Pilzinfektion des Gehörgangs) führen. Sie entwickelt sich besonders unter folgenden Bedingungen:

- feuchtes und warmes Milieu (v.a. Sommermonate, häufiges Schwimmen),
- Verwendung von Ohrentropfen, die Antibiotika oder Kortison enthalten, da sie die Mikroorganismenstruktur im Gehörgang stören,
- Hautentzündung des Gehörgangs und der Ohrmuschel.

Eine Pilzinfektion des Gehörgangs macht sich mit ausgeprägtem Juckreiz und Rötung bemerkbar. Taubheitsgefühl (Hörminderung) kann durch Anschwellung im Gehörgang entstehen. Es kommt zu Schmerzen beim Ziehen an der Ohrmuschel und beim Kauen. Gelegentlich läuft Flüssigkeit aus dem Ohr.

Weitet sich die Infektion bis zum Trommelfell aus, besteht die Gefahr eines Trommelfellrisses mit nachfolgender Ausdehnung bis in das Innenohr.

Eine erhöhte Gefährdung besteht zudem bei Grunderkrankungen wie etwa Diabetes mellitus, Neurodermitis oder Allergieneigung.

Aufgrund der Schmerzsymptomatik zeigt das Kind ähnliche Verhaltensweisen wie bei der ➲ Mittelohrentzündung.

Behandlungsprinzipien

Die Therapie besteht zunächst in der sehr gründlichen Reinigung und Trocknung des Gehörgangs, um den Pilzen die für ihr Wachstum notwendige Feuchtigkeit zu entziehen. Anschließend kommen Antimykotika (pilztötende Substanzen) zur Anwendung.

Plötzlicher Kindstod ➲ Schlafapnoe-Syndrom

Pseudokrupp ➲ Kehlkopfentzündung

Psychische Ursachen für Infektanfälligkeit

Unbewältigter Erfolgsdruck, Schuldgefühle, Konfliktsituationen wie Scheidung der Eltern oder Mobbing durch Lehrer, Strukturlosigkeit, Schlafmangel, Depression und Angst können den Hintergrund für eine Infektanfälligkeit bilden, deren Ursache im psychischen Bereich zu finden ist.

Man kennt heute folgende Erklärung dafür: Dauerstress führt im Gehirn zu einer Entleerung der Cortisol-Speicher. Damit ist keine ausreichende körpereigene Antwort auf die Infektionssituation mehr möglich.

Die konkrete Evaluierung und Diagnose sollten unbedingt durch einen Facharzt für Kinder- und Jugendpsychiatrie erfolgen.

Behandlungsprinzipien

Der therapeutische Zugang besteht neben der Behandlung der jeweiligen Infektion in einem sogenannten multimodalen Konzept, das viele Elemente beinhalten kann. Dazu gehören etwa
- Ergotherapie,
- Psychotherapie,
- Soziotherapie,
- Entspannungstherapie,
- Musiktherapie,
- tiergestützte Therapie,
- Psychoedukation,
- Bewegung zur Ableitung von Konflikten & Sport,
- im Einzelfall auch psychopharmakologische Maßnahmen (siehe auch ⊃ Depression).

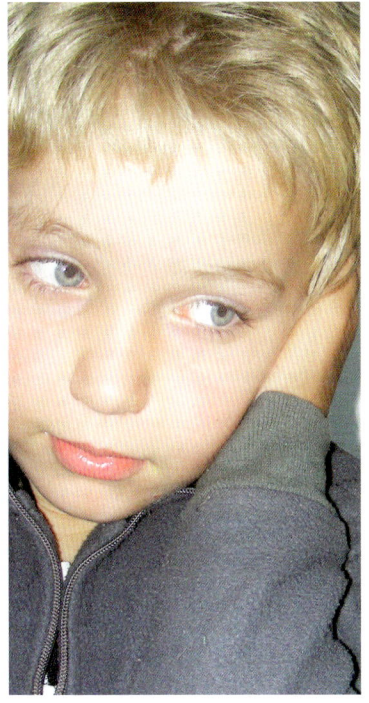

Eine wesentliche Innovation stellt die sogenannte ⊃ MTG-Therapie dar, die als einziges Verfahren bereits in sich nicht nur multimodal ist, sondern vor allem auch interaktiv. Das Kind ist stets aufgefordert, in spielerischer Weise teilzunehmen.

Wesentlich sind die Stärkung des kindlichen Selbstwertgefühls, die Vermittlung von Erfolgserlebnissen und die Vorgabe von Strukturen, an denen sich das Kind orientieren kann. So gut wie immer ist es erforderlich, die mitbeteiligten Erwachsenen ebenfalls zu therapieren, da es weitgehend sinnlos ist, das betroffene Kind zu behandeln, dann aber wieder in das weiterhin disharmonische Umfeld zurückzuschicken.

Reisedurchfall
(Quelle: reisemed.at)

Auch Kinder sind heute bei Fernreisen dabei. Daher folgen hier vor allem Tipps für derartige Urlaubserlebnisse, die aber grundsätzlich für alle Fälle von Reisediarrhoe gelten.

Kindern helfen mit neuen Hausmitteln

Schuhmayer | Zwiauer

Seit den Anfängen des Massentourismus ist mit Sicherheit das Problem der Durchfallerkrankungen im Interkontinentaltourismus mit den sogenannten Drittweltländern im wahrsten Sinne des Wortes akutest geblieben. 40 % der fernreisenden Urlauber werden von „Montezumas Rache" auch außerhalb Mexikos heimgesucht.

Folgende Risikofaktoren beeinflussen die Häufigkeit des Reisedurchfalls:

Risikofaktoren der Reisediarrhoe

- Destination (Hochrisikogebiete: z.B. Mittlerer Osten, Ostafrika)
- Jahreszeit (signifikant nur in subtropischen Destinationen)
- Reisestil (Badeurlauber, geführte Rundreise, Individualtourismus)
- Unterbringung (Standardhotels, Luxushotels, einfache Quartiere)
- Herkunftsland des Reisenden
- Alter des Reisenden
- Anzahl der Diätfehler
- Aufenthaltsdauer im Gastland

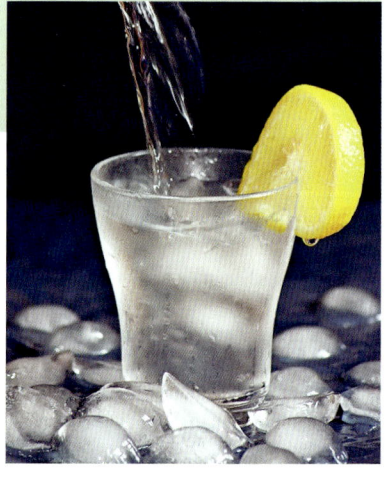

Interessant aus dieser Liste sind vor allem zwei Phänomene: Alle „Erziehungsversuche" einfacherer Natur, insbesondere auch der eindringliche Rat, entsprechend den herrschenden Verhältnissen auf nahrungsmittelhygienische Grundsätze zu achten, werden häufig missachtet.

Offensichtlich lässt sich der Tourist täuschen: Aufenthalte in Luxushotels bringen keine Risikoreduktion, im Gegenteil: Die Inzidenz der Reisediarrhoe ist in derartigen Etablissements etwas höher als im Standardhotel. Das luxuriöse Ambiente verdeckt hier vermutlich Risiken, die in weniger ansprechender Umgebung offenkundig wären.

Einige wichtige Tipps zur Nahrungsmittelhygiene sollen trotzdem auf keinen Fall fehlen, zumal es doch (noch) keine Impfung zum Schutz vor dem Reisedurchfall gibt.

Es lohnt sich, ganz einfach auf den Genuss mancher Dinge zu verzichten, wie zum Beispiel:

- Leitungswasser,
- Eiswürfel und Eiscreme,

Reisedurchfall

- Salate und rohe Gemüseprodukte,
- ungeschälte Früchte,
- rohe Fisch- und Fleischzubereitungen.

Es werden viele Produkte angeboten, die immer problemlos sind, wie zum Beispiel original verschlossene Limonadengetränke. Auch industriell aufbereitetes, in Originalflaschen abgefülltes Trinkwasser ist (fast) überall erhältlich. Tropische Früchte, wie Mangos, Papayas, Ananas etc., müssen geschält und können somit uneingeschränkt genossen werden.

Probleme mit der Energieversorgung können in vielen Regionen zu Stromabschaltungen führen, sodass auch die Kühlkette nicht immer gewahrt werden kann und daraus Probleme hinsichtlich der Haltbarkeit von Nahrungsmitteln erwachsen. Das gilt vor allem für Eiscreme.

Wer ist nun schuld am Phänomen der „Reisediarrhoe"? Die meisten Reisedurchfälle werden durch Bakterien und Viren ausgelöst, die mit verunreinigten Nahrungsmitteln und Getränken in den Körper gelangt sind. Auch das unbeabsichtigte Schlucken von Wasser in Badegewässern gehört zu den möglichen Ursachen. Selten sind Protozoen an einer derartigen Infektion beteiligt.

Vor allem Darmkeime wie die Stämme von *Escherichia coli* sind die bei weitem häufigsten Auslöser (etwa 50 %) einer Reisediarrhoe. Es gibt aber eine Reihe anderer Bakterienarten wie Salmonellen, Ruhr- oder Choleraerreger.

Weitere Faktoren, die für eine Reisediarrhoe verantwortlich sein können, sind ungewohnte Ernährung und Stress. Grund dafür können Reisevorbereitungen, Zeitumstellung und Klimawechsel sein.

Die Wahrscheinlichkeit, mit den Erregern des Reisedurchfalls in Kontakt zu kommen, ist in Entwicklungs- und Schwellenländern sehr viel größer als in den westlichen Industriestaaten.

Ein höheres Infektionsrisiko besteht auch bei Reisen unter einfachen Bedingungen oder wenn sie naturnah, als Trekking- oder Abenteuerurlaub, gestaltet sind. Zudem können Durchfallerreger bei Gruppenreisen, z.B. auf Kreuzfahrtschiffen, leicht übertragen werden (Schmierinfektion).

Der Reisedurchfall ist die mit Abstand häufigste Krankheit unterwegs. Je nach Region und Reiseart sind 10–90 % aller Reisenden davon betroffen, in der Mehrzahl tritt er während der ersten beiden Reisewochen auf. Für gesunde größere Kinder ist die Sache meistens nur eine unangenehme, aber harmlose Angelegenheit, die nach drei bis fünf Tagen vorübergeht. Dauert der ⊃ Durchfall allerdings länger, ist er schmerzhaft, blutig oder von Fieber begleitet, dann sollte unbedingt ein Arzt die Ursache abklären und eine entsprechende Behandlung einleiten.

Kindern helfen mit neuen Hausmitteln
Schuhmayer | Zwiauer

Für Säuglinge und Kleinkinder ist der starke Verlust von Flüssigkeit und Mineralstoffen wesentlich belastender. Bei ihnen kann es bereits innerhalb von Stunden wegen der Flüssigkeits- und Elektrolytverluste zu schweren Komplikationen mit Kreislaufkollaps und Nierenversagen kommen (➲ Elektrolytmangel).

Auch bei Aufenthalten in der Höhe kann Durchfall schnell sehr bedrohlich werden, da der Flüssigkeitsverlust die Effekte der Höhenkrankheit verstärkt.

Behandlungsprinzipien

Was immer sich hinter einem Reisedurchfall verbirgt, Betroffene sollten unbedingt viel trinken, um die verlorene Flüssigkeitsmenge und den Elektrolytverlust auszugleichen. Ausreichend trinken bedeutet, dass die Farbe des Urins hell bleibt und nicht dunkel wird (➲ Elektrolytmangel). Am besten geeignet sind dazu sogenannte orale Rehydratationslösungen aus der Apotheke.

Bei Kindern unter zwei Jahren sollten aus Dosierungsgründen möglichst Fertiglösungen aus der Apotheke mitgenommen und verwendet werden. Elektrolytlösungen sind das wichtigste Utensil der „Kinderreiseapotheke".

Gegen einige Erreger wie Cholera kann man impfen.

Reisekrankheit

Ab dem zweiten Lebensjahr ist das Gleichgewichtsorgan vollständig entwickelt. Ab diesem Zeitpunkt kann es zur Reisekrankheit, auch Kinetose genannt, kommen, wobei Mädchen etwas häufiger betroffen sind. Bei Säuglingen ist der Gleichgewichtssinn noch nicht vollständig entwickelt.

Zugrunde liegt eine Überforderung des Gleichgewichtsorgans, besonders bei kurvenreichen Autofahrten, plötzlichem Bremsen, im Flugzeug oder bei stärkerem Wellengang auf Schiffen (Seekrankheit).

Es kommt zu den typischen Beschwerden wie Übelkeit, Erbrechen und Kreislaufproblemen. Reiseübelkeit kann plötzlich auftreten, meist jedoch kündigt sie sich durch Vorboten wie Müdigkeit, zwanghaftes Gähnen, vermehrten Speichelfluss, Kopfschmerzen oder kalten Schweiß an. Im Anschluss wird den Betroffenen dann schwindelig, übel und nicht selten müssen sie erbrechen. Bei schweren Formen kann es auch zu einem Kreislaufkollaps kommen.

Vorbeugende Maßnahmen gegen die Reisekrankheit:
- Vor Fahrtantritt nur leichte Speisen essen (Brot, Obst, Zwieback …).

- Das Kind am ruhigsten Platz des Fahrzeuges in aufrechter Körperhaltung sitzen lassen (z.B. im Bus möglichst weit vorne und in Fahrtrichtung, im Flugzeug in der Mitte, in Höhe der Flügel).
- Nicht lesen oder Spiele spielen, sondern aus dem Fenster schauen oder über Kopfhörer Musik oder ein Hörspiel hören.
- In gleichmäßigem Tempo fahren.
- Mindestens alle zwei Stunden eine Pause machen, eine Kleinigkeit essen und trinken und das Auto lüften.
- Zuckerfreie Bonbons lutschen/Pfefferminzkaugummis kauen.

Behandlungsprinzipien

Möglichst eine Normalisierung der Situation erreichen, Ruhe ausstrahlen. Fahrt unterbrechen. Längere Pause einlegen. Frische Luft. Es hilft, tief durch den Mund zu atmen, nicht durch die Nase. Bei Kreislaufbeschwerden Beine hochlagern. Feuchte Tücher/Waschlappen auf Stirn und Nacken legen.

Reizüberflutung

Dies ist ein Phänomen, das vor allem mit der Nutzung elektronischer Medien zu tun hat – namentlich TV, Smartphone und Internet.

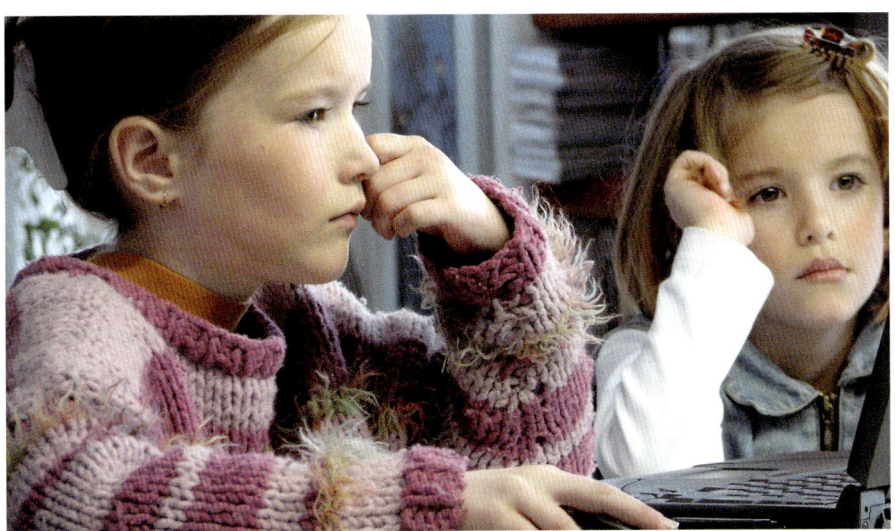

Kindern helfen mit neuen Hausmitteln

Schuhmayer | Zwiauer

Es ist leicht nachvollziehbar, dass in der Regel ein Erwachsener aufgrund seiner Lebenserfahrung jede Art von Information wesentlich rascher verarbeitet und vor allem auch zuordnen kann. Er wird meist nicht davon träumen, wenn in einer Polizeiserie ein Mord dargestellt wurde. Bei Kindern liegt der Fall völlig anders, sie haben gelegentlich Probleme, den Film als „Nicht-Realität" zu identifizieren.

Bereits 35 % aller Kinder zwischen acht und zwölf Jahren nutzen das Internet. Allerdings birgt diese an sich positive Entwicklung Gefahren. Bei unkontrolliertem Gebrauch haben Mädchen und Buben zu allem, was das Internet bietet, Zugang. Sie werden mit Bildern konfrontiert, die sie nicht verarbeiten können. Für letztere gilt etwa, dass sie ihre Sexualaufklärung mehrheitlich über Gratispornos im www beziehen und dann aber zwischen akzeptierten und ausgefallenen sexuellen Praktiken nicht unterscheiden können, da im www ja alles als völlig „normal" dargestellt wird.

Drei- bis Fünfjährige verbringen durchschnittlich 76 Minuten pro Tag vor dem Bildschirm, Zehn- bis Dreizehnjährige 113 Minuten. Eine große Rolle spielt der Zugang zum Fernsehgerät. So sehen Kinder mit eigenem Apparat deutlich länger fern als Kinder, die kein Gerät besitzen. Inzwischen verfügt jedes dritte Kind im Alter zwischen sechs und dreizehn Jahren über ein eigenes Fernsehgerät, wie der Deutsche Medienpädagogische Forschungsverbund ermittelt hat.

Der Fernsehkonsum übersteigt bei vielen Kindern die Fähigkeit, alle Eindrücke, Reize und Belastungen zu verarbeiten. Die Folgen liegen auf der Hand: Schülerinnen und Schüler „zappen" sich durch den Unterricht wie durch das Fernsehprogramm,

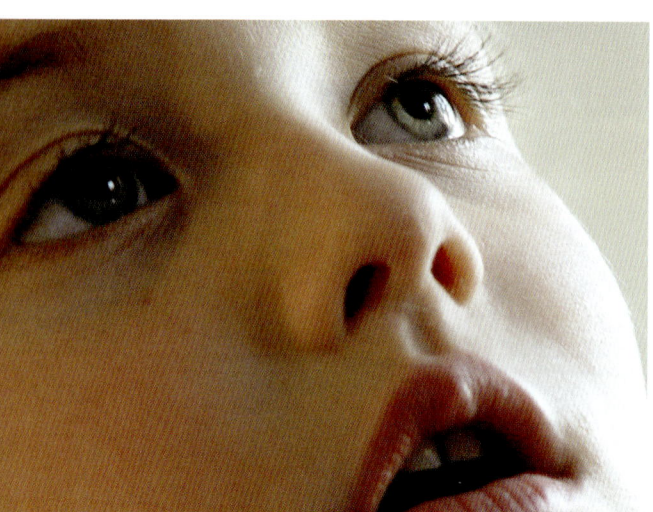

weil Medien Informationen in kurzen Sequenzen liefern und Kinder sich an schnelle Bilderwechsel gewöhnen. Ausdauer und Konzentration nehmen dramatisch ab.

Mit Sorge stellen Pädagogen fest, dass viele Kinder vor allem nach Wochenenden oder Feiertagen völlig übermüdet und unkonzentriert im Klassenzimmer sitzen und dem Unterricht kaum folgen können. Die Besorgnis erregende Entwicklung wird von der Wissenschaft bestätigt: So sehen Kinder an Wochenenden überdurchschnittlich viel fern. Der Höhepunkt ihrer Fernsehnutzung liegt zwischen 18.45 und 20.00 Uhr. Freitags sitzt um 21.45 Uhr noch jedes fünfte Kind vor dem Fernseher, samstags um 22.45 Uhr sind es immerhin noch zehn Prozent aller Kinder.

Chronischer Bewegungs- und Schlafmangel sowie chronische Fehlernährung sind wichtige Folgeerscheinungen der Reizüberflutung.

Die in vielen Filmen gezeigten Gewalt- und Horrorszenen können Verhaltensauffälligkeiten auslösen und im schlimmsten Fall sogar die Hemmschwellen für Gewaltbereitschaft senken. So galt es früher etwa als unmännlich, feige und niederträchtig, einen am Boden liegenden Kontrahenten zu treten. Ein Bild, das heute zur Tagesordnung gehört und nicht mehr negativ bewertet wird. Ähnliche Effekte haben Kriegsspiele, die etwa von der US Army aus klaren propagandistischen Gründen entwickelt wurden.

Schulen und Kindergärten können diese Defizite nicht ausgleichen, aber auch therapeutische Maßnahmen wie Ergo- und/oder Sprachtherapie können die durch Mangel an Erziehung verursachten Entwicklungsdefizite nicht kompensieren.

Eltern sollten sich ernsthaft mit den Gefahren der Reizüberflutung auseinandersetzen. Wenn sie in der Freizeit viel mit ihren Kindern unternehmen und ihnen ihre Zuwendung zeigen, fördern sie auf jeden Fall deren seelische Gesundheit. Die Nutzung von Computer, Smartphone und Fernsehen sollte die Entwicklung der Kinder nur sinnvoll ergänzen und nicht ihre Freizeit komplett ausfüllen. Eltern können in diesem Zusammenhang mit einem guten Vorbild vorangehen und ihren Kindern einen bewussten Umgang mit den Medien beibringen.

Außerdem ist es wichtig, dass sich Kinder im Anschluss an eine Fernsehsendung/einen Film mit Erwachsenen über den Inhalt unterhalten können. Sie können belastende Szenen erklären, beruhigen und trösten. Oft genügt schon aufmerksames Zuhören, wenn Kinder das Gesehene noch einmal erzählen.

In Summe bedeutet Reizüberflutung „Stress für alle Sinne". Die Spannweite an Beschwerden, die daraus resultieren können, ist extrem breit. Sie beinhaltet:

- **Somatische Beschwerden**: Hier zählen alle Arten von Schmerz zu den wichtigsten Manifestationen. Schmerzzustände können durch chronische Fehlhaltung vor dem Computer oder Spannungszustände hervorgerufen werden, aber auch eine psychische Überlastung repräsentieren. Bauch- und Kopfschmerz sind die häufigsten Manifestationen. Weitere klare Zeichen wären unerklärbare Infektanfälligkeit, Unruhe oder Schlafstörungen.
- **Verhaltensauffälligkeiten**: Auch dies ist ein sehr weites Feld. Ein heute sehr wichtiges Symptom ist die Rastlosigkeit bei Kindern, die dann mit – zum

Kindern helfen mit neuen Hausmitteln

Schuhmayer | Zwiauer

Teil – schweren Konzentrationsschwächen und Aufmerksamkeitsstörungen einhergeht. Die wesentlichste Folge ist Versagen in der Schule, das seinerseits zu sehr deprimierenden Selbstwerterlebnissen führt. Hier muss klar gesagt werden, das KANN ein AD(H)S sein, muss es aber nicht. Die meisten „zappeligen" Konzentrationsstörungen sind alles andere als ein AD(H)S und haben wesentlich handfestere Erklärungen als die fehlende Hemmung neuronaler Erregungsbahnen. Wer sich aber nicht sicher ist, der möge bitte einen Kinder-/Jugendpsychiater zur Abklärung aufsuchen. Keinesfalls einen Psychologen, denn diese Berufsgruppe hat zur Stellung von Diagnosen keinerlei Ausbildung. Sie kann aber zur Erhebung eines Verdachts, den ein Facharzt für Kinder- und Jugendpsychiatrie dann abklärt, nützlich sein (➲ ADHS). Verhaltensauffälligkeiten können aber auch in höherer Aggressions- und Gewaltbereitschaft begründet sein. Man könnte sich das so vorstellen wie einen Hund, der ständig im Zwinger sitzen muss. Ein gesunder Hund ist ein Lauftier, das gleichsam verrückt oder extrem aggressiv wird, wenn man ihm keine Bewegungsmöglichkeit bietet. Gedanken und Sinneseindrücke, die nicht verarbeitet oder abgeleitet werden können, entsprechen einer solchen Situation und „bauen" die Person, die das zu ertragen hat, gleichsam um. Weiters ist die hemmungslose bildliche Umsetzung von Gewalt vornehmlich US-amerikanischer und skandinavischer TV-Serien einerseits ein psychisch schmerzhaftes Erlebnis, signalisiert aber andererseits eine hoch gewaltdurchseuchte „Realität", was zu einer persönlichen Angleichung an derartige Beispiele führen kann.

- **Teilleistungsschwächen**: Sie betreffen so gut wie alle Bereiche. Das beginnt bei Bewegungsstörungen im Sinne einer mangelnden Beherrschung des Gleichgewichts, wenn Kinder ihre Freizeit im Wesentlichen vor dem TV/Internet verbringen. In der Praxis sieht das so aus, dass Kinder im Turnsaal der Volksschule das Gleichgewicht verlieren und stürzen, weil sie nie zu laufen gelernt haben. Ein wesentlicher Teil bezieht sich auf Sprachstörungen. So finden sich im Kindergarten Mädchen und Jungen, die nicht in der Lage sind, auch nur einfache ganze Sätze zu formulieren, sondern sich in Kürzeln oder Wortgruppen verständigen. Ähnlich der codierten Kommunikation, die im www oder per SMS verwendet wird. Andere Störungen sind Legasthenie oder Dyskalkulie, die heute ein noch nie dagewesenes Ausmaß angenommen haben, aber vielfach die klassischen Definitionen in Richtung allgemeiner Lese-/Schreib-/Rechenschwäche verlassen haben. Häufig treten alle drei Störungen kombiniert auf. Das sind die Hintergründe für Millionenausgaben von Eltern für Nachhilfe. Reizüberflutete, übermüdete Kinder können sich nicht konzentrieren können, können nicht lernen können, können nicht denken können.

- **Psychische Probleme**: Dieser Bereich ist sehr inhomogen. Man kann mit Reizüberflutung ein Kind problemlos traumatisieren, sei es durch Dauer und Intensität der Reize oder durch die Brutalität der Sinneseindrücke. Die Folgen von Traumatisierungen reichen von persönlichem Rückzug mit sozialer Isolation über chronische Schlafstörungen bis zu Depression und Angstzuständen. Wenn auch nur der Verdacht derartiger Symptome auftaucht, sollte sofort ein Facharzt für Kinder-/Jugendpsychiatrie aufgesucht werden. Vor allem aber sollte keinesfalls übersehen werden, dass diese Kinder nicht Tabletten, sondern dringend nicht pharmakologische Behandlung im Sinne von Psychotherapie oder tiergestützter Beziehungstherapie benötigen.

Behandlungsprinzipien

Der beste Weg ist, man lässt es nicht zur Reizüberflutung kommen. Das TV-Gerät und eigentlich auch der PC oder ein Smartphone haben im Zimmer kleiner Kinder nichts verloren. Es ist nicht imponierend, wenn ein Zweijähriger „schon mit der Fernbedienung zappen kann", denn diese bemitleidenswerte Kreatur ist auf bestem Wege, ein Reizüberflutungskrüppel zu werden.

Keinesfalls sollte ein unkontrollierter Zugang zu diesen Geräten möglich sein. Jeden Browser kann man ganz leicht selbst dahingehend einstellen, dass bestimmte Inhalte (Gewalt, Porno) nicht abgerufen werden können.

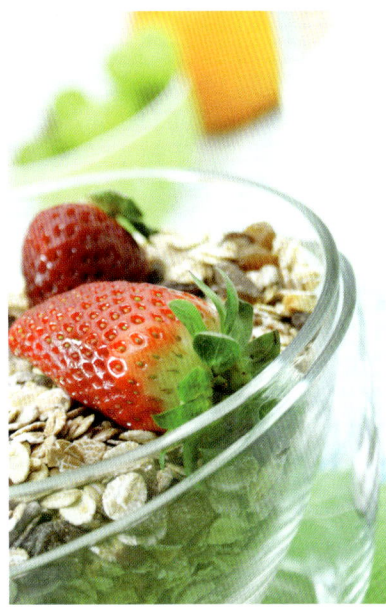

Wichtig sind für diese Kinder klare Strukturen, die mit dem rechtzeitigen Aufstehen am Morgen und einem gesunden Frühstück in Ruhe beginnen, was Voraussetzung für einen erholten Start in den Schultag ist. Dazu gehört auch ausreichend Zeit für den Schulweg. Statt dem Kind fünf Euro mitzugeben und ihm die Wahl zu lassen, sich an ernährungsmedizinisch fragwürdigen Schulbuffets oder im nächsten Supermarkt etwa mit Milchschnitten einzudecken, die niemals auch nur einen Tropfen Milch gesehen haben, sollte man sich Zeit nehmen und dem Kind ein wertvolles Jausenpaket einpacken. Der beste Durstlöscher ist klares Wasser. So gut wie alle Fertiglimonaden sind chemiemanipulierte Zuckerbomben. Das gilt auch und insbesondere für Eistees und „spezielle" Kindergetränke.

Kindern helfen mit neuen Hausmitteln
Schuhmayer | Zwiauer

Nach der Schule macht es Sinn, dem Kind einen kleinen Mittagsschlaf zu gönnen, wenn das möglich ist. Zumindest aber 30 Minuten Auszeit, ehe die Schulaufgaben gemacht werden. Allerdings nicht zu viel Auszeit, denn auch Spiel ermüdet, und müde gelingen Hausaufgaben schlechter, dauern länger, erzeugen so Frust. Kinder sollten möglichst viel im Freien sein und dort spielen. Das kommt nach der erledigten Pflicht als Belohnung perfekt in Frage. Niemals sollte TV/Internet in irgendeiner Form als „Belohnung" eingesetzt werden. Kinder im Grundschulalter sollten nicht mehr als 30 Minuten pro Tag am Rechner oder Smartphone verbringen. Für Kinder zwischen 10 und 13 Jahren werden bis zu 60 Minuten und für ältere Kinder/Jugendliche bis 90 Minuten als Obergrenze empfohlen.

Wesentlich ist vom ersten Tag an das Gespräch, der verbale Austausch. Zunächst für die Sprachbildung, dann aber auch für die gemeinsame Verarbeitung von Erlebtem, Gesehenem, Gehörtem.

Auch die Wahl pädagogisch wertvollen Spielzeugs, die Förderung spezieller Interessen wie Musik sind wichtige Instrumente, um die psychische Gesundheit und optimale Entwicklung zu stärken sowie eine gewisse Widerstandsfähigkeit gegen den Medienduck zu ermöglichen.

Nicht zuletzt lernen die Kinder von den Erwachsenen. Das bedeutet, die Eltern sind die ersten Rollenmodelle, an denen sich Kinder orientieren. Wenn sie ein Kind etwa auffordern, mehr zu lesen, selbst aber nie ein Buch in die Hand nehmen, dann ist das unglaubwürdig und wird nicht funktionieren. Dieser enge Bezug von der Beobachtung der Eltern durch das Kind wird häufig übersehen.

Was ebenfalls absolut nicht funktioniert, sind Ge- oder Verbote, die ohne jede vernünftige Erklärung einfach aufgrund einer falsch verstandenen „Erwachsenenautorität" verordnet werden. Das geht nicht lange gut und unterminiert ebenfalls jede Glaubwürdigkeit.

Röteln/Ringelröteln

Röteln werden ebenfalls von Viren ausgelöst. Kopfschmerzen, leichtes Fieber, Lymphknotenschwellungen (vor allem im Nacken) sind die auffälligsten Anzeichen, gefolgt von hellroten Flecken im Gesicht, die selten größer sind als eine Linse und häufig von einem helleren Hof umgeben sind. Mitunter treten Gelenkschmerzen auf. Gefährlich sind Röteln für Schwangere, sie sind zudem äußerst ansteckend. Sehr selten treten Hirnhautentzündungen auf, weswegen die Impfung gegen Röteln (gemeinsam mit Mumps und Masern) dringend empfohlen wird.

Ringelröteln werden ebenfalls viral übertragen, wobei es aber keinen Impfstoff gibt. Fast alle Klein- oder Schulkinder sind einmal in ihrem Leben betroffen und entwickeln dann lebenslange Immunität. Meistens kommt es zu leichtem Fieber und einem Hautausschlag, wobei zunächst Wangen und Nasenwurzel gerötet sind. Dann werden Arme, Beine und Gesäß befallen und es entstehen „girlandenförmige Strukturen", die bis zu zwei Monate sichtbar sein können. Gelenkschmerzen, Lymphknotenschwellung, mitunter Brechreiz, Husten und Schnupfen sind Begleiterscheinungen.

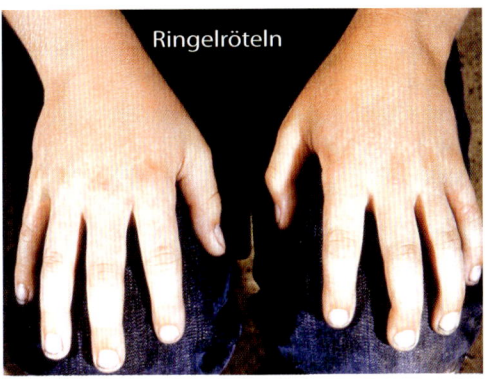

Behandlungsprinzipien

Fiebersenkende Maßnahmen (➲ Wadenwickel) und lokale Wärme im Bereich der schmerzenden Lymphknoten sind bei Röteln hilfreich. Zudem sollten betroffene Kinder mit Schwangeren nicht in Kontakt kommen.

Auch bei Ringelröteln können allenfalls die Begleitsymptome gelindert werden. Wirkungslos sind jedenfalls Antibiotika.

Scabies (Krätze)

Diese Erkrankung galt als praktisch ausgestorben, erlebt aber seit 2018 einen dramatischen Anstieg.

Durch den Befall mit kleinen Krätzmilben, Parasiten, die Gänge in die Oberhaut (Epidermis) bohren, kommt es zu einem unregelmäßigen, knotigen Hautausschlag. Der Hautausschlag ist eine Reaktion auf den Milbenkot und die Eier, die in der Haut abgelegt werden und sie entzünden. Da der Ausschlag stark juckt, kratzen die Kinder heftig daran. Daher der Name „Krätze".

Ansteckungsweg ist der direkte Hautkontakt mit jemandem, der Scabies hat. Die Infektion ist extrem ansteckend und daher unabhängig von der persönlichen oder familiären Hygiene. Selten ist nur ein Kind isoliert betroffen, sondern zumeist eine ganze Gruppe oder auch andere Familienmitglieder.

Es gibt bestimmte Stellen, an denen Scabies bevorzugt auftritt: zwischen den Fingern, um das Handgelenk herum, außen am Ellbogen, in der Achselhöhle, am Unterleib und den Genitalien, aber auch Kopfhaut, Gesicht, Kniescheibe, Handflächen oder Fußsohlen können betroffen sein.

Manchmal ist anhand wellenförmiger Linien sichtbar, wo die Milbengänge unter der Haut verlaufen. Es können kleine Eiterpusteln oder mit Wasser gefüllte Blasen auftreten.

Das Jucken tritt dann verstärkt auf, wenn die Haut warm ist – also etwa nach einem warmen Bad oder abends/nachts im Bett, denn dann sind die Milben aktiver. Somit führt das zu Schlafstörungen. An stark zerkratzten Hautstellen besteht die Gefahr einer bakteriellen Infektion (vgl. ⊃ Impetigo).

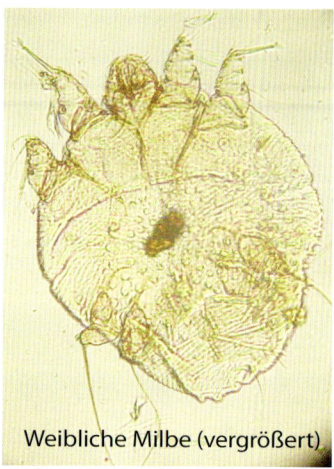

Weibliche Milbe (vergrößert)

Bei Erstbefall kann die Periode von der Milbenansiedlung bis zum juckenden Ausschlag bis zu sechs Wochen dauern. Bei Nachbefall beträgt sie nur wenige Stunden.

Treten diese oder ähnliche Symptome auf, sollte ärztlicher Rat eingeholt werden.

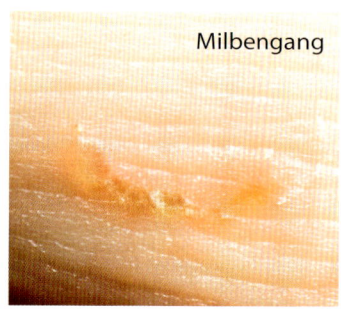

Milbengang

Behandlungsprinzipien

Es gibt spezielle Salben oder Lotionen, die an allen betroffenen Hautstellen aufgebracht werden müssen.

Wichtig sind auch Maßnahmen zum Schutz nicht befallener Familienmitglieder. Es müssen alle Personen, die Kontakt mit dem Kind haben, untersucht werden. Es macht Sinn, auch all jene gleichzeitig zu behandeln, die (noch) keine Symptome aufweisen.

Weitere Schritte betreffen den Haushalt. Böden gründlich saugen und den Beutel sofort in den Müll werfen. Textilien wie Kleidung, Handtücher oder Bettwäsche bei mindestens 50 °C waschen.

Auch Stofftiere und Spielsachen, die nicht gewaschen werden können, stellen eine potentielle Infektionsquelle dar. Man steckt sie für eine Woche in einen

Plastiksack, evtl. auch in einen Tiefkühlschrank, wo die Milben erfrieren. Ohne den Menschen als Wirt können die Milben nur wenige Tage überleben.

Scharlach

Scharlach ist eine Infektionskrankheit, die durch Bakterien ausgelöst wird. Die Erreger sind β-hämolysierende Streptokokken, vor allem *Streptococcus pyogenes*. Es entsteht keine Immunität. Das erklärt, warum man im Leben öfter an Scharlach erkranken kann.

Als bakterielle Infektion wird Scharlach ursächlich mit einem Antibiotikum behandelt. Weitere Maßnahmen richten sich nach den Symptomen.

Meist tritt die Erkrankung im Vorschul- und Schulalter auf. Der jahreszeitliche Erkrankungsgipfel liegt in den Monaten Oktober bis März. Die Übertragung erfolgt meist durch Tröpfcheninfektion, z.B. durch Niesen, Husten oder Sprechen, selten auch durch Schmierinfektion. Zwischen Ansteckung und Ausbruch der Krankheit liegen etwa zwei bis vier Tage. Bei antibiotischer Behandlung besteht schon zwei Tage nach der ersten Einnahme keine Infektionsgefahr mehr. Bis zu 20 % der Menschen können die Bakterien auch übertragen, ohne selbst zu erkranken.

Die Mehrzahl der Symptome ist nicht besonders spezifisch. Es können Halsschmerzen, schleimiger Husten, Schluckbeschwerden oder auch Bauchschmerzen auftreten, die von Fieber begleitet sind. Am Beginn des Fiebers kann Schüttelfrost auftreten. Rachen und Gaumenmandeln sind gerötet. Die Mandeln können eitrig belegt sein (Scharlach-Angina). Daher finden sich auch geschwollene Halslymphknoten. Manche Kinder erbrechen durch die Schluckstörungen.

Die Zunge ist zunächst weiß belegt und nimmt dann eine himbeerrote Färbung („Himbeerzunge") mit geschwollenen Geschmacksknospen (Zungenbläschen) an.

Es kommt zu einem charakteristischen Ausschlag. Er beginnt in der Leistenregion oder unter den Achseln. Es handelt sich um dicht beieinanderstehende, stecknadelkopfgroße, intensiv rot gefärbte und leicht erhabene Flecken. Er breitet sich über den ganzen Körper aus, mit Ausnahme des Bereiches um den Mund. Diese Blässe wird auch als Milchbart bezeichnet.

Allerdings zeigen manche Kinder einen gering ausgeprägten Ausschlag, leiden aber unter intensivem Krankheitsgefühl.

Die Hautrötung verschwindet nach wenigen Tagen. In der Folge schält sich die Haut kleieförmig – vor allem an Händen und Füßen. Diese Schuppung hält bis zu acht Wochen an.

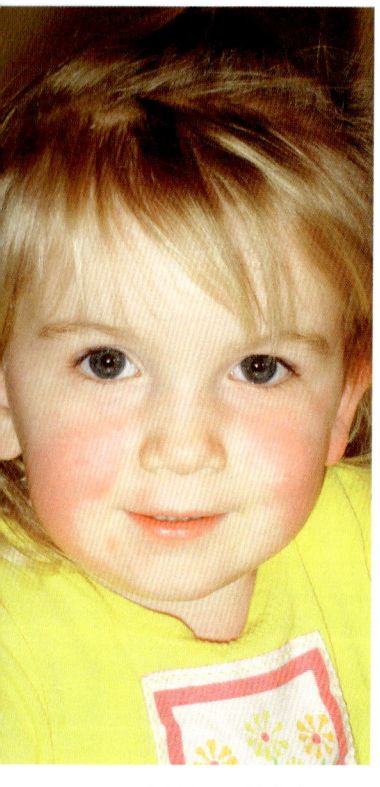

Scharlach ist eine ernste Erkrankung, da er zu weitreichenden Komplikationen führen kann. Als Folge der Rachenmandelentzündung können sich eitrige Einschmelzungen im Rachenraum ausbilden. Weitere potentielle Akutkomplikationen sind Mittelohrentzündung, Nebenhöhlenentzündung, seltener Lungenentzündung, Knochenentzündung, Hirnhautentzündung oder Herzmuskelentzündung.

Gefürchtete Spätkomplikationen sind rheumatisches Fieber (Häufigkeit 1:5.000), Chorea minor („Veitstanz") und akute Glomerulonephritis (Nierenentzündung). Alle diese Krankheitsbilder werden durch eine Fehlreaktion des Immunsystems ausgelöst und können zwei bis sechs Wochen nach einer Scharlacherkrankung auftreten.

Behandlungsprinzipien

- Wichtig ist hier die Antibiotikatherapie, da es sich um eine bakterielle Infektion handelt. Zur Anwendung kommt vor allem Penicillin, aber auch Erythromycin oder Cephalosporine. Wichtig ist, die Therapie in der Länge durchzuführen, die verordnet ist, immer wieder kommt es bei zu früh beendeter Therapie zu den Spätkomplikationen.
- Wesentlich ist strenge Bettruhe. Zur Fiebersenkung können ⮕ Wadenwickel eingesetzt werden.
- Bei Halsschmerzen kommen ⮕ Halswickel und das Gurgeln mit Salbei zum Einsatz (⮕ Entzündungen Mund-/Rachenraum). Salbei schmeckt allerdings bitter und ist bei Brechreiz daher eher nicht unbedingt vorteilhaft. Auch Salztabletten (z.B. Emser Pastillen) haben eine positive Wirkung.
- ⮕ Inhalationen lindern die Hustensymptomatik.

Schlafapnoe-Syndrom

Etwa 7 % aller Kinder schnarchen nachts regelmäßig, bis zu 2 % leiden an einer sogenannten obstruktiven Schlafapnoe. Bei Kindern mit ADHS ist es sogar jedes vierte Kind, bei adipösen Kindern ist fast jedes zweite betroffen.

Bei Säuglingen und Kleinkindern können leichte Schnarchgeräusche auf Grund einer noch nicht vollständig entfalteten Schleimhautfalte im Rachen auftreten. Dieses Schnarchen ist unbedenklich und geht in der Regel nach einiger Zeit vorüber.

Auch Infektionen der Atemwege (Erkältung, Schnupfen) können verantwortlich sein.

Wenn Kinder aber ohne Erkältung weiterhin schnarchen oder Tagesmüdigkeit, Konzentrationsstörungen und häufige Atemwegsinfekte auftreten, könnte das Schlafapnoe-Syndrom vorliegen und man sollte ärztliche Hilfe in Anspruch nehmen.

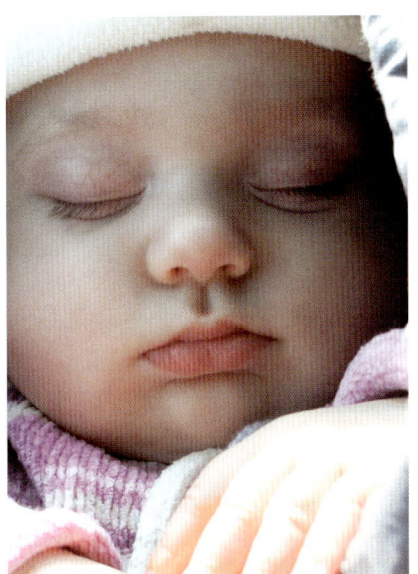

Frühgeborenenapnoe

Viele Säuglinge, die vor der 34. Schwangerschaftswoche auf die Welt kommen, entwickeln eine sogenannte Frühgeborenenapnoe. Sie ist umso häufiger, je früher das Kind geboren wurde und stellt eine zentrale Schlafapnoe dar. Dabei setzt die Atmung des Kindes vorübergehend für mindestens fünf Sekunden aus.

Man geht dabei davon aus, dass das Atemkontrollzentrum im Gehirn noch nicht vollständig ausgebildet ist. Die Krankheitsanzeichen treten oft in den ersten Tagen nach der Geburt auf. Auf Perioden regelmäßiger Atmung folgen kurze Atempausen. Dauern die Aussetzer länger als 20 Sekunden, so sinkt der Sauerstoffgehalt im Blut, die Haut des Kindes kann sich blau verfärben (Zyanose) und das Herz schlägt langsamer.

Indem man den Säugling auf den Rücken oder auf die Seite legt sowie Kopf und Nacken gestreckt hält, kann man einer Blockade der Atemwege vorbeugen. Bei Kindern, die vor der 34. Schwangerschaftswoche zur Welt gekommen sind, enden die Apnoeanfälle meist zu jenem Zeitpunkt, an dem normalerweise die 34. Schwangerschaftswoche erreicht worden wäre.

Halten die Apnoeattacken jedoch an, so können Medikamente gegeben werden, die das Atemzentrum anregen und für eine kontinuierliche Atmung sorgen.

Kindern helfen mit neuen Hausmitteln — Schuhmayer | Zwiauer

Obstruktive Schlafapnoe bei Kindern

Etwa 0,7 bis 2 % aller Kinder und 2 % der Zwei- bis Fünfjährigen leiden an einer obstruktiven Schlafapnoe. In einer Studie mit 5.206 Kindern konnte gezeigt werden, dass Kinder häufiger an Schnarchen, Blässe, Tagesmüdigkeit und Konzentrationsstörungen leiden, wenn in den Familien mehr als zehn Zigaretten pro Tag geraucht werden.

Schlafapnoe bei Kindern kann sich oft auch durch Sprachstörungen, verzögerte Sprachentwicklung, Mundatmung, Untergewicht, Minderwuchs, Nachtschweiß oder motorische Hyperaktivität bemerkbar machen.

Eine Schlafapnoe im Kindesalter kann auch mit dem Gewicht zusammenhängen. Übergewichtige Kinder leiden viel häufiger daran als normalgewichtige Kinder.

Eine weitere Ursache können vergrößerte Mandeln oder Polypen sein. Dazu kann ein Hals-Nasen-Ohren-Arzt das Kind untersuchen. Gegebenenfalls müssen die Polypen oder Mandeln operativ entfernt werden, wodurch bei drei Viertel der Kinder eine Besserung erreicht wird. Die Probleme bleiben hingegen vor allem bei Kindern fortbestehen, die weitere Grunderkrankungen oder ein Down-Syndrom haben.

Plötzlicher Kindstod

Wenn ein gesundes Kind im ersten Lebensjahr plötzlich stirbt, sprechen Ärzte vom plötzlichen Kindstod (SIDS – Sudden Infant Child Death), dessen Ursachen und Zusammenhänge bis heute nicht aufgeklärt sind. In der Forschung geht man auch der Frage nach, ob Schlafapnoe mit dem plötzlichen Kindstod in Verbindung stehen könnte und inwieweit die Atmungsaussetzer als auslösender Faktor in Betracht kommen.

Schlafmangel

Schlaf ist wichtig. Ein Erwachsener braucht durchschnittlich sieben bis acht Stunden Schlaf pro Nacht. Grundsätzlich ist Schlafen natürlich etwas sehr Individuelles. Was für den einen reicht, ist dem anderen noch lange nicht genug. Das gilt für Erwachsene wie für Kinder. Trotzdem aber gibt es Richtwerte, die Eltern eine Orientierung für das Schlafbedürfnis von Kindern geben.

Die meisten Neugeborenen verschlafen fast den ganzen Tag und werden oft nur zum Essen und Wickeln wach. Einen Tag-Nacht-Rhythmus kennen sie oft

Schlafmangel

nicht. Deshalb schlafen sie auch tagsüber viel und werden nachts regelmäßig munter. Im Laufe der ersten Monate gewöhnen sie sich an den Unterschied von Tag und Nacht und verlagern den Schlaf mehr und mehr auf die Nacht. Bis ungefähr zum ersten Geburtstag schlafen sie dann meistens noch zweimal am Tag, danach stellen sich die meisten Babys auf einen Tagesschlaf, den Mittagsschlaf, um.

Bis wann ist ein Mittagsschlaf nötig? Experten raten, den Mittagsschlaf bis zum vierten Lebensjahr fortzusetzen. Aber natürlich ist auch das Mittagsschläfchen etwas Individuelles. Während manche Kinder schon um den zweiten Geburtstag herum nicht mehr dazu zu bewegen sind, mittags zu schlafen, sind andere Kinder noch im Schulalter dafür dankbar. Wenn Kinder abends nicht mehr zur Ruhe finden oder später einschlafen als gewohnt, kann es sinnvoll sein, den Mittagsschlaf zu reduzieren.

Schlafbedürfnis von Kindern nach Alter

Alter	Schlafbedürfnis
bis zu 3 Monaten	16–18 Stunden
4–5 Monate	14–15 Stunden
6–12 Monate	13 Stunden
1–4 Jahre	12 Stunden
5–6 Jahre	11,5 Stunden
7–9 Jahre	11 Stunden
10–11 Jahre	10,5 Stunden
12–13 Jahre	10 Stunden
14–16 Jahre	9 Stunden

Quelle: familienhandbuch.de

Als Teenager verändert sich der Schlafrhythmus nochmals grundlegend. Er verschiebt sich deutlich nach hinten. Das heißt, manche Jugendliche sind morgens später leistungsfähig und abends länger wach. Dann ist die Leistungsfähigkeit in der ersten Schulstunde noch nicht voll gegeben.

Zu wenig Schlaf kann auch übergewichtig machen. Große Bevölkerungsstudien beschreiben seit längerem schon einen Zusammenhang zwischen der Schlafdauer und dem Auftreten von Übergewicht bzw. Adipositas. Eine Untersuchung aus Neuseeland zeigt, dass Kinder, die wenig schlafen, stärker zu Übergewicht neigen. Dafür wurde die Schlafdauer von 591 Siebenjährigen gemessen. Im Schnitt verbrachten die Kinder pro Nacht 10,1 Stunden im Bett, Kinder, die weniger als neun Stunden schliefen, waren demnach eher übergewichtig oder fettleibig. Der Schlafmangel könnte das Risiko für Übergewicht sogar auf das Dreifache erhöhen. Dieser Effekt hatte sich unabhängig von Bewegungsmangel und Fernsehkonsum gezeigt. Kinder mit Schlafmangel zeigten sich während der Untersuchungen für die Studie auch eher verhaltensauffällig. Die Forscher betonen daher die große Bedeutung ausreichenden Schlafs für die Entwicklung von Kindern.

Kürzlich konnte eine Arbeitsgruppe in den USA zeigen, dass Schlafmangel zur Herabsetzung der Aktivität der Hirnareale führt, die den Appetit regulieren. Damit könnte eine Erklärung gefunden sein, warum Schlafmangel zu Übergewicht und Adipositas führt.

In einer weiteren Studie wurde nachgewiesen, was viele Eltern bereits ahnten: Kinder brauchen umso länger zum Einschlafen, je weniger sie sich tagsüber bewegen. Außerdem schlafen junge Bewegungsmuffel der Studie zufolge kürzer als Kinder, die sich tagsüber ausgetobt haben.

Schlafmangel führt – wie nicht anders zu erwarten – zu Symptomen des Leistungsverlustes mit Antriebslosigkeit; Konzentration, Wahrnehmungsfähigkeit und Reaktionsfähigkeit sinken, die Reizbarkeit steigt, Kopfschmerzen können auftreten und ein allgemein negatives Körpergefühl.

Akuter Schlafmangel lässt sich ausgleichen, chronischer nicht. Er steht für ein Missverhältnis zwischen Schlafbedarf und Schlafvermögen. Dauerhafter Schlafmangel führt zu körperlichen Beschwerden, aber nicht nur das, auch Depressionen und Angstzustände können als Folgen auftreten.

Kinder, die auf Dauer zu wenig Schlaf bekommen, können weiters damit reagieren, dass sie zappeliger werden. Sie sind häufiger verhaltensauffällig und zeigen Symptome von ADHS, wiewohl es nicht um ein solches handelt.

In den USA geht man davon aus, dass zumindest ein Drittel der Kinder nicht ausreichend lange im Bett ist. Schon länger vermuten Experten deshalb, dass die gestiegene Anzahl von Kindern mit ADHS-Diagnosen auch mit diesen schlechten Schlafgewohnheiten in Verbindung stehen könnte.

Eine finnische Studie zeigte, dass Kinder, deren aufgezeichnete Schlafdauer unter 7,7 Stunden lag, eher hyperaktiv und impulsiv waren und auch auf einer ADHS-Skala einen höheren Punktwert bekamen. Statistisch betrachtet waren damit kurze

Nächte bedeutsame Anzeiger für Hyperaktivität und Impulsivität. Kinder, die darüber hinaus Schlafprobleme aufwiesen, hatten dagegen auch größere Aufmerksamkeitsdefizite. Mangelnde Schlafdauer und Schlafprobleme stehen mit Verhaltensauffälligkeiten, die ADHS ähnlich sind, in Verbindung. Kurzer Schlaf verstärkt per se die Ausprägung dieser Symptome, egal, ob Schafprobleme auftreten oder nicht.

Behandlungsprinzipien

- Ausreichend frühes Zubettgehen.
- Dabei dem Kind die Möglichkeit geben, Dinge, die es untertags vielleicht besonders bewegt haben, in einem Gespräch aufzuarbeiten.
- Wesentlich sind die klare Struktur, der Rhythmus und das gleichmäßig bleibende Zubettgehen-Ritual, ein täglich gleiches Procedere beim Schlafengehen. Die Gute-Nacht-Geschichte wirkt Wunder.
- Manchen Kindern hilft Entspannungsmusik, andere lesen noch in einem Buch. Sie können auch Methoden der traditionellen Medizin versuchen (➲ Entspannungstee, ➲ Einschlafhilfen).

Sonnenbrand

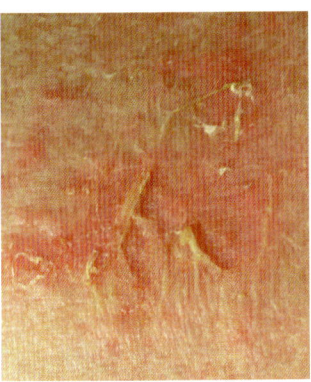

Sonnenbrand ist eine Verbrennung ersten Grades, bei Blasenbildung eine Verbrennung zweiten Grades, die durch übermäßige Exposition in der Sonne oder künstliches UV-Licht entsteht. Sonnenbrand tritt erst drei bis sechs Stunden nach dem Sonnenbaden auf. Meist kann der Körper die Defekte, die das Sonnenlicht hervorruft, wieder reparieren. Das Gedächtnis der Haut registriert jedoch jeden Sonnenbrand und alle extremen Sonnenbäder. Auch ohne sichtbaren Sonnenbrand schädigen die Sonnenstrahlen auf Dauer die ungeschützte Haut.

Die Haut ist stark gerötet, gespannt, gegebenenfalls auch geschwollen und hoch schmerzhaft bei Berührung.

Der Sonnenbrand entzieht dem Körper viel Flüssigkeit.

Bei folgenden Symptomen sollte ärztlicher Rat eingeholt werden:
- starke Schmerzen,
- Blasenbildung (Blasen nie selbst öffnen! Infektionsgefahr!),

Kindern helfen mit neuen Hausmitteln

Schuhmayer | Zwiauer

- wenn Kleinkinder oder Babys betroffen sind,
- Kopfschmerzen,
- Fieber,
- Nackensteifigkeit,
- Übelkeit und Erbrechen,
- Bewusstseinstrübung/Ohnmacht.

Es ist gesichert, dass wiederholte Sonnenbrände zu Hautkrebs führen. Die Ursache für weißen Hautkrebs ist dabei vor allem das notorische „Grillen" in der Sonne. Beim Melanom macht man den typischen Urlaubssonnenbrand verantwortlich, wenn Menschen, die kaum im Freien sind, sich plötzlich der Sonne aussetzen und dann einen Sonnenbrand erleiden.

Behandlungsprinzip

Die beste Therapie ist die Prävention. Nachfolgende Bekleidungsempfehlungen betreffen vor allem Babys und Kleinkinder, machen aber grundsätzlich immer Sinn:

- Sonnenhut (keine Baseballkappe, die schützt nicht den Nacken!),
- lange und dünne Hose,
- langärmeliges weites T-Shirt,
- Schuhe oder Babysocken,
- Sonnenbrille, wenn möglich.

Man achtet auf die Kühlung der betroffenen Hautstellen. Feuchte Tücher auflegen (keine Eiswürfel), ggf. kühl baden/duschen. Hilfreich sind zudem kühlende Salben.

Hausmittel wie Topfen und Joghurt werden heute nicht mehr empfohlen.

Keinesfalls sollte Fett oder Öl in irgendeiner Form aufgebracht werden.

Sonnenstich & Co.

Scheint einem Kind die Sonne längere Zeit auf den Kopf, werden Gehirn und Hirnhäute gereizt. Das passiert gerade bei Kindern in den ersten Lebensjahren besonders schnell, denn die Schädeldecke ist noch dünn, und oft genug ist auch der Haarwuchs noch spärlich. Durch die Hitze schwellen Gehirn und Hirnhäute an, können sich in der knöchernen Schädelhöhle jedoch nicht ausdehnen. Der steigende Druck auf das Gehirn führt zu den typischen Symptomen.

Sonnenstich & Co.

Folgende Anzeichen, die oft erst nach einigen Stunden auftreten, deuten auf einen Sonnenstich hin:
- Kind ist unruhig oder übellaunig, kann aber auch benommen sein (bis hin zur Bewusstlosigkeit!),
- hochroter, heißer Kopf, Haut am Körper eher kühl,
- Kopfschmerzen, oft auch Schwindel,
- Übelkeit und Erbrechen,
- Nackensteife (Kind kann den Kopf nicht nach vorne beugen, sodass das Kinn die Brust berührt, da dies schmerzhaft ist),
- eventuell auch hohes Fieber, häufig abends, das Kind ist dann oft eher blass.

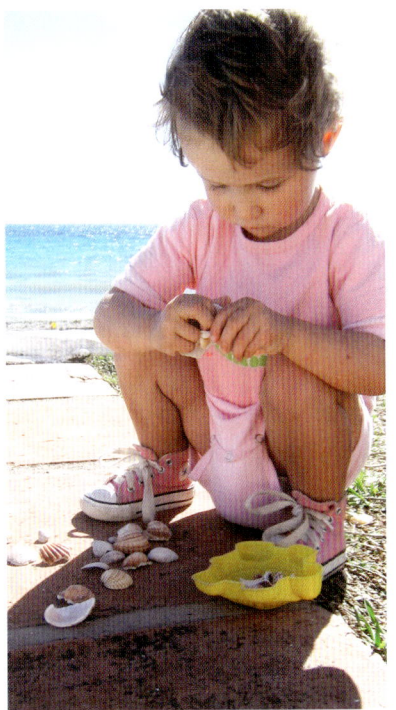

Behandlungsprinzipien
- Bringen Sie Ihr Kind in den Schatten.
- Legen Sie es mit erhöhtem Oberkörper auf den Rücken, das verringert den Druck aufs Gehirn.
- Kühlen Sie den Kopf mit feuchten, kalten Tüchern, die Sie häufig wechseln. Alternativ können Sie auch eine Kühlkompresse verwenden, die Sie aber vor dem Auflegen in ein Tuch (z.B. Geschirrtuch) einschlagen.

Kinder bis zum zweiten Lebensjahr sollten bei Verdacht auf Sonnenstich von einem Kinderarzt gesehen werden. Auch alle, die auf die Erstmaßnahmen nicht reagieren. Ist das Kind bewusstlos, muss sofort ein Notarzt verständigt werden! Bis zu dessen Eintreffen legt man das Kind mit leicht in den Nacken gebeugtem Kopf auf die Seite, damit es nicht an Erbrochenem erstickt. Wichtig: Bitte rufen Sie in jedem Fall den Arzt, wenn Ihr Kind an einem der hier aufgeführten Krankheitsbilder leidet und sich nach den genannten Erstmaßnahmen nicht rasch und vollständig erholt:

Hitzeerschöpfung/Überwärmung (es liegt normale Temperatur vor)

Die Hitzeerschöpfung entsteht, wenn ein Kind sich viel bewegt und deshalb stark schwitzt. Der Verlust an Flüssigkeit und Salzen (Elektrolyten) wird nicht ausgeglichen, weil es nicht genug trinkt. Der Blutkreislauf ist durch die Abnahme der zirkulierenden Blutmenge vermindert und es kann zum Kreislaufversagen kommen.

Folgende Anzeichen sprechen für Hitzeerschöpfung:
- Kind ist meist blass und fröstelt, hat kalten Schweiß auf der Stirn; anfangs kann der Kopf jedoch auch leicht gerötet und feuchtwarm sein,
- große Schwäche,
- normale Körpertemperatur,
- schneller, schwacher Puls,
- eventuell zusätzlich leichte Kopfschmerzen und leichte Übelkeit, Erbrechen ist allerdings untypisch.

Behandlungsprinzipien

Kind in den Schatten bringen und mit einer leichten Decke zudecken, wenn es fröstelt. Beine möglichst hochlagern (auf Kissen oder einfach hochhalten). Viel trinken (nicht eiskalt!). Ideal wäre ein salzhaltiges Getränk (eine ➲ Elektrolytlösung wie gegen Durchfall).

Hitzschlag

Der seltenere Hitzschlag oder Hitzeschock tritt bei feuchtheißer, schwüler Witterung auf, besonders wenn Ihr Kind zu warm angezogen ist. Ist nämlich die Schweißabgabe durch ungeeignete Kleidung oder hohe Luftfeuchtigkeit nicht möglich, kommt es im Körper zu einem Wärmestau. In unseren Breiten tritt der eventuell tödliche Hitzschlag meist bei Babys auf, die längere Zeit in einem völlig überhitzten Auto verbringen mussten – meist auf einem Parkplatz abgestellt und von den Eltern „vergessen".

Typische Hitzschlagsymptome:
- anfangs hochroter Kopf, dann Haut am gesamten Körper gerötet, heiß und trocken,
- stumpfer Gesichtsausdruck, taumelnder, unsicherer Gang,
- Schwindel, Kopfschmerzen, Benommenheit bis hin zur Bewusstlosigkeit,
- Schüttelfrost, dann hohe Körpertemperatur (Fieber über 38° C).

Behandlungsprinzipien

- Arzt verständigen.
- Kind an einen kühlen, schattigen Platz bringen.

- Mit erhöhtem Oberkörper auf den Rücken legen (falls nicht bewusstlos, andernfalls Seitenlage).
- Kleidung ausziehen oder öffnen.
- Haut mit feuchten Tüchern kühlen (Wasser nicht zu kalt, etwa 20° C), regelmäßig wechseln.
- Nicht kalt abduschen – Schockgefahr!

Soor ➲ Hautpilz

Sprue ➲ Zöliakie

Stimmbandentzündung

All diese Begriffe stehen letztlich für das identische Geschehen: Stimmlippenentzündung, Laryngitis, Kehlkopfentzündung, Entzündung der Stimmbänder, Stimmbandüberbeanspruchung.

Als Auslöser gelten allgemein Viren oder Bakterien, aber auch Überbeanspruchung. Es ist etwa eine typische Sängererkrankung. Häufig tritt die Erkrankung im Rahmen von Erkältungen auf. Es kommt dabei zu einem Befall und einer Schwellung der Schleimhaut an den Stimmbändern, Schleim lagert sich auf. Das beeinträchtigt die Funktion und führt zu den bekannten Symptomen:

Das Leitsymptom Heiserkeit und ein Kratzen im Hals oder dem Gefühl vom Knödel im Hals. Es besteht oftmals Räusperzwang und das Gefühl, dass jedes Sprechen äußerst anstrengend ist. Daneben kann es zu einem Ziehen und Schmerzen oder einem Schwellungsgefühl am Hals (dicker Hals) kommen – bei Bewegungen oder auch bei Sprechbelastung. Es kann auch mäßiges Fieber auftreten.

Behandlungsprinzipien

Da es sich meist um Erkältungsviren handelt, gelten die dort angeführten symptomatischen Maßnahmen. Siehe ➲ Erkältung.

Ärztliche Intervention ist vonnöten, wenn Zeichen von Atemnot auftreten sollten.

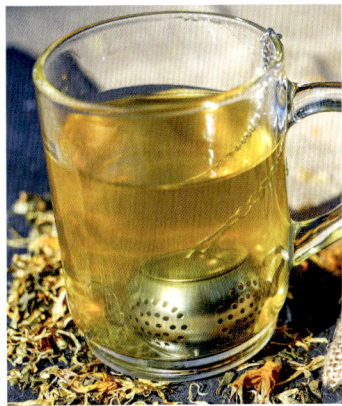

Stress

Flötenunterricht, Geburtstagsfeier, Fußballtraining, Mathehausaufgaben und noch mehr. Zu dichte Tagesprogramme, Freizeitstress und zu viele Angebote ohne entsprechende Ruhepausen – das ist der Stoff, aus dem Kinderstress gestrickt ist. Auch Überforderung in der Schule, Streit mit Klassenkameraden oder Geschwistern und Konflikte innerhalb der Familie können Kindern arg zu schaffen machen.

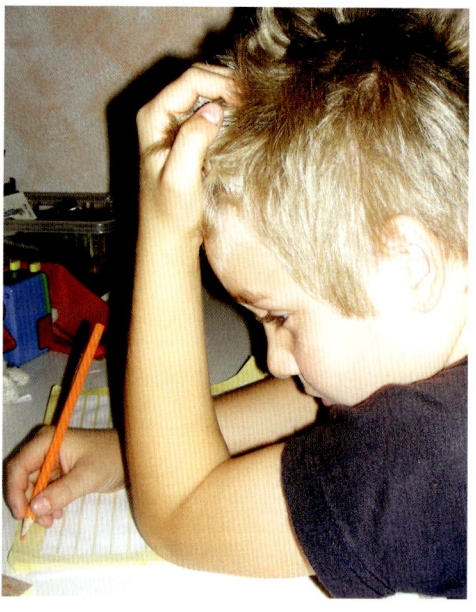

Die häufigsten Stresssymptome sind Schlafstörungen, Appetitlosigkeit, Gereiztheit und eine verringerte Fähigkeit, mit Niederlagen umzugehen. Generell gilt: Je kleiner das Kind, desto körperlicher reagiert es auf Stress, also etwa mit Bauch- und Kopfschmerzen. Später kommen ein erhöhter Angstpegel und Anspannung bis zur Depression hinzu, wobei Mädchen sich eher verschließen und Jungen zur Aggressivität neigen (siehe auch ➲ Reizüberflutung).

Herzklopfen, feuchte Hände, Verspannungen und ein trockener Mund können körperliche Symptome von Stress sein. Stress ist eine biologische Fluchtreaktion des Körpers. Der Körper zeigt es, wenn er sich auf „Alarmstufe Stress" einstellt. Kann er sich danach entspannen, ist das kein Problem.

Der Körper produziert bei Stress verstärkt die Stresshormone Adrenalin, Noradrenalin und Cortisol, die sich über das Blut im ganzen Körper verteilen. Das bewirkt einen schnelleren Herzschlag und eine erhöhte Aufmerksamkeit. Die Muskeln spannen sich an, der Atem geht schneller. Auch verteilt der Körper seine Flüssigkeit anders: daher feuchte Hände und ein trockener Mund.

Folgt nach der Anspannung eine Erholungsphase, wird die Energie wieder abgebaut und der Körper ist im Gleichgewicht, denn der Körper ist auf Anspannung und Entspannung programmiert. Erst bei ständiger Anspannung ohne Entspannung entstehen Stresssymptome wie etwa Herzklopfen, Einschlafprobleme und Angstgefühle.

Behandlungsprinzip

- Gute Tagesstruktur mit ausreichenden Ruhephasen zwischen Leistungsperioden.
- Ausreichend Schlaf – am Morgen ausreichend Zeit für Aufstehen, Frühstück und Schulweg.
- Keine Übertragung des „Elternstresses" auf die Kinder.
- Empathischer Umgang mit dem Kind, Gefühle der Kinder wahrnehmen und reflektieren.
- Zubettgehrituale.
- Altersentsprechende Behandlung – Kinder sind keine „kleinen Erwachsenen".
- Keine überzogenen Erwartungen.

Siehe auch ➲ Schlafmangel und ➲ Einschlafhilfen.

Tetanus (Wundstarrkrampf)

Diese Erkrankung ist benannt nach dem Erreger Clostridium tetani. Es handelt sich um einen Keim, der über Wunden in den Organismus eindringen kann. Der Erreger ist ein sogenannter Toxinbildner. Das heißt, er vermehrt sich im Organismus und bildet dann ein extrem starkes Nervengift. Potentiell gefährdet sind alle Wunden, besonders aber jene Verletzungen, bei denen rostige Nägel, Erde oder Altholz beteiligt sind.

Üblicherweise sollte man gegen diese Infektion geimpft (aktive Immunisierung) sein, denn es handelt sich um einen extrem gefährlichen Erreger. Im Verletzungsfall werden nicht Geimpfte mittels Tetanus-Immunglobulin passiv immunisiert.

	Aktive Immunisierung	Passive Immunisierung (Tetanus-Immunglobulin)
Impfschutz unbekannt oder weniger als drei Teilimpfungen	ja	ja
Grundimmunisierung vorhanden und letzte Impfung weniger als zehn Jahre (bei über 60-Jährigen weniger als fünf Jahre) zurückliegend	nein	nein
Grundimmunisierung vorhanden und letzte Impfung mehr als zehn Jahre (bei über 60-Jährigen mehr als fünf Jahre) zurückliegend	ja	nein

Gemäß österreichischem Impfplan findet die Grundimmunisierung gegen Tetanus bereits im Säuglingsalter statt, und zwar gemeinsam mit den Impfungen gegen Diphtherie, Keuchhusten, Kinderlähmung, Haemophilus influenzae B sowie Hepatitis B. Es handelt sich also um eine Sechsfach-Impfung. Die Auffrischungsimpfungen finden im Schulalter statt, gemeinsam mit der Impfung gegen Diphtherie sowie gegen Keuchhusten und/oder Kinderlähmung.

Zu Beginn der Erkrankung erinnern die Beschwerden eher an eine leichte Grippe. Die Infizierten haben mit Kopfschmerzen, Schwindel, Ermüdungserscheinungen, Muskelschmerzen und Schweißausbrüchen zu kämpfen.

Erst dann kommt es zu den typischen Symptomen, an denen man die Erkrankung erkennt: Muskelverspannungen und Muskelkrämpfe. Davon sind auch die Kiefermuskeln betroffen, so dass die Betroffenen irgendwann ihren Mund nicht mehr öffnen können. Diese sogenannte Kieferklemme ist das häufigste Symptom.

Hinzu kommen Verkrampfungen von Armen und Beinen sowie Muskelkrämpfe der Rücken- und Bauchmuskeln. Auch das Zwerchfell, die Schlundmuskulatur und der Kehlkopf können betroffen sein.

Äußere Reize wie Geräusche und Licht lösen die Krämpfe aus und dauern etwa ein bis zwei Minuten. Sie werden von den Patienten als sehr schmerzhaft wahrgenommen, da das Bewusstsein völlig unbeeinträchtigt ist.

Es kommt zu Schluckstörungen und Erstickungsanfällen, die unbehandelt immer zum Tod führen. Noch immer liegt trotz entsprechender intensivmedizinischer Behandlungsmöglichkeiten die Todesrate bei über 10 %.

Tics

Tics sind unwillkürliche und heftige Bewegungen oder Lautäußerungen, die plötzlich – einzeln oder in Serie – auftreten können, z.B. Augenblinzeln, Schulterzucken, Husten, Bellen, Grunzen oder das Ausstoßen von obszönen Wörtern.

Man unterscheidet motorische (Bewegung) und vokale (Stimme) Tics. Eine sehr stark ausgeprägte Kombination aus beiden Formen ist das Tourette-Syndrom (mindestens zwei motorische und ein vokaler Tic).

Häufiges Blinzeln oder Mundverziehen, auch situationsuntypische Bewegungen (z.B. wiederholtes Zungeblecken) weisen auf eine Tic-Störung hin, außerdem vom Betroffenen ungewollte, häufig lautstarke Äußerungen oder Schimpfworte, die nicht in logischem Zusammenhang mit einem Gesprächsthema stehen. Auch Tierlaute oder Räuspern gehören dazu.

Tics sind keine gefährliche Störung. Häufig sind sie vorübergehend, verschwinden nach einigen Wochen oder Monaten wieder. Etwa 50 % der Kinder mit Tics sind bis zum Alter von 18 Jahren symptomfrei. Leiden die Betroffenen jedoch stark unter den Tics oder sollte die Störung länger als ein Jahr anhalten, wäre es ratsam, einen Arzt aufzusuchen.

Tics entstehen hauptsächlich im Kindes-/Jugendalter – meist vor dem 18. Lebensjahr. Man geht davon aus, dass eine Erkrankung des Gehirns dahintersteckt. Die genaue Ursache ist noch unklar. Es gibt eine familiäre Häufung. Die Forschung ist aber noch nicht in der Lage, diese Vorbelastung durch Gentests herauszufiltern.

Tics sind nicht, wie beispielsweise bei Epilepsie, plötzlich und unerwartet auftretende Zuckungen. Sie treten meist in Stresssituationen auf. Der Betroffene merkt, wenn ein Tic anrollt, einige können ihn sogar kurz zurückhalten. Jedoch treten Tics durch diese Unterdrückung meist verstärkt auf. Die Betroffenen empfinden den Tic dann als Erlösung, als Entspannung.

Behandlungsprinzip

In Verhaltenstherapien lernen Betroffene, mit Tics besser umzugehen. Oftmals werden bei starken Tics auch Medikamente verabreicht. Nicht immer geht es um eine psychische Störung. Einfache Tics wie ständiges Räuspern oder Blinzeln sind keine psychischen Störungen, belasten die Betroffenen im Alltag meist nicht. Tics mit mehreren Symptomen, z.B. Augenzwinkern mit gleichzeitigen lauten Äußerungen, können aber gemeinsam mit einer Zwangserkrankung oder dem Aufmerksamkeits-Defizit-Syndrom (ADS bzw. ADHS) auftreten.

Trauer ➲ Emotionaler Stress

Trauma ➲ Verletzung

Übergewicht/Adipositas

Hierbei handelt es sich um ein sehr umfassendes Thema, das rund 25 % unserer Kinder und Jugendlichen betrifft. Oft beginnt das Problem schon durch „Überernährung" im Mutterbauch, wenn etwa ein latenter Schwangerschaftsdiabetes vorliegt und die Veranlagung dann weitergegeben wird, oder die Mutter in der Schwangerschaft raucht: Diese Kinder haben ein deutlich erhöhtes Risiko, im Kindes- und Jugendalter übergewichtig oder adipös zu werden.

Kindern helfen mit neuen Hausmitteln

Schuhmayer | Zwiauer

Wie im Erwachsenenalter, so ist auch bei Kindern und Jugendlichen der BMI das Beurteilungskriterium für das Ausmaß des Übergewichtes. Während die Medizin von Adipositas ab einem Body Mass Index (BMI) von über 30 spricht, gibt es bei Kindern und Jugendlichen keinen Absolutwert, ab dem man von Adipositas spricht. Man nennt den BMI auch Körpermasseindex – er ist eine Maßzahl für die Bewertung des Körpergewichts eines Menschen in Relation zu seiner Körpergröße (Körpergewicht in kg/Körperlänge in Metern hoch 2 (kg/m^2)). Bei Kindern sind, ähnlich wie bei der Beurteilung des Längenwachstums, Perzentilenkurven für die Beurteilung notwendig. Ab einem BMI, der über der 97. Perzentile liegt, spricht man von Adipositas bei Kindern.

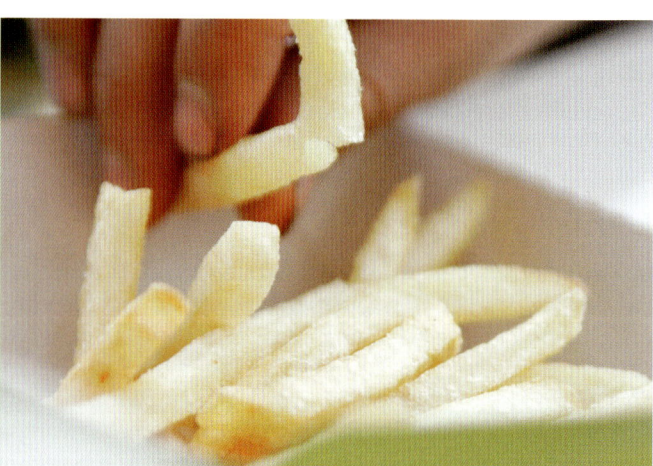

„Könnt ihr mir das viele Essen nicht aus dem Kopf machen?"

„Ich war zwei Jahre da und hab nicht viel abgenommen, ich will so schön und schlank sein wie die anderen!"

Zwei Kinderzitate aus der Welt des Übergewichts, die alles sagen.

Natürlich gilt auch für Kinder die Tatsache, dass Übergewicht das Risiko, frühzeitig an Herz-Kreislauf-Erkrankungen zu versterben, erhöht. Je früher übergewichtig, desto drastischer dieses Risiko. Das leuchtet ein. Allerdings haben übergewichtige und adipöse Kinder noch die Möglichkeit, subtile Stoffwechselveränderungen bei Normalisierung des Körpergewichts vollkommen zum Verschwinden zu bringen. Andererseits sind Stoffwechselveränderungen und pathologische laborchemische Befunde für Kinder und Jugendliche alles andere als Motivationsfaktoren.

Die Ursachen für Übergewicht und Adipositas sind vielfältig und längst nicht alle klar. Dass Übergewicht durch die Speicherung von Fett im Fettgewebe entsteht, ist so banal wie richtig, bietet aber keine Erklärung bei der Suche nach dem Warum. Ein Energieüberschuss im individuellen Energiehaushalt ist in jedem Fall gegeben. Aber die Einflussfaktoren des Energiebedarfs sind so unterschiedlich wie vielfältig variabel.

Übergewicht/Adipositas

Wenig überraschend ist – vom Erwachsenenübergewicht längst bekannt – die offensichtliche Mitbeteiligung der Psyche. Spekulationen machen dabei jenes Zentrum verantwortlich, das im Gehirn unsere Impulse kontrolliert. Übergewichtige Kinder als hemmungslose Fresspsychotiker also? Zu einfach, aber in vielen Fällen spielt die Psyche sicher mit.

Im Kindesalter gibt es keine medikamentöse Therapie, wie sie es im Erwachsenenalter gibt, doch auch dort ist sie alles andere als besonders erfolgreich. Bei grundlegenden psychosozialen Problemen, die oft sekundär auftreten, aber auch ursächlich an der Entwicklung beteiligt sein können, sind tiergestützte Therapie, Verhaltens- oder Psychotherapie Ansatzpunkte. Ob es vielleicht konkrete psychische Rahmenbedingungen wie Scheidungstrauma, Wohlstandvereinsamung, unverarbeitete Konflikte oder Ähnliches gibt, die Wegbereiter für das sind, was man lapidar auch als „Frustfraß" bezeichnet, darüber schweigt die wissenschaftliche Chronik weitgehend. Es darf aber als wahrscheinlich gelten.

Auch Schlafmangel macht dick, wie aktuelle Studien immer wieder bestätigen. Ebenso wie alle Formen der Unzufriedenheit. Hier dürfte das Glückshormon „Serotonin" in der Schokolade eine nicht unerhebliche Rolle spielen. Pharmakologisch gesehen entspricht das ja einem milden Antidepressivum.

Nicht zu vergessen im Konzert der Ursachen für Übergewicht sind genetische Faktoren. Übergewicht ist eine ernstzunehmende Krankheit, die durchaus familiär gehäuft auftreten kann. Warum genau, weiß man nicht. Es ist auch nicht bekannt, ob es vielleicht bessere oder schlechtere „Futterverwerter" gibt. Es wäre durchaus plausibel, da es bei anderen Säugetieren eine bekannte Tatsache ist.

Betrachten wir das Thema Übergewicht aus hormoneller Sicht, müssen wir an dieser Stelle auf eine weitere, wenn auch deutlich seltenere Ursache für Übergewicht verweisen: eine Stoffwechselerkrankung. Die Betroffenen haben es mit ihrer Krankheit doppelt schwer. Zum einen leiden sie selbst unter der Adipositas, zum anderen sehen sie sich ungerechtfertigterweise mit dem Vorwurf der durch Undiszipliniertheit selbst verschuldeten Fettleibigkeit konfrontiert. Mögliche hormonell bedingte Ursachen für Übergewicht können z.B. eine Schilddrüsenunterfunktion, eine Überfunktion der Nebennierenrinde (Cushing-Syndrom) oder ein Hirntumor sein, oder in ganz seltenen Fällen ein Mangel am Hormon Leptin.

Als häufigste Ursache von Übergewicht gilt die Kombination Fehlernährung und Bewegungsmangel. Das macht Adipositas zu einer vornehmlich städtischen Epidemie, denn in ländlichen Regionen machen die Kinder bedeutend mehr Bewegung im Freien und sind daher auch seltener dick. Zuerst wird man dick, weil

Kindern helfen mit neuen Hausmitteln

Schuhmayer | Zwiauer

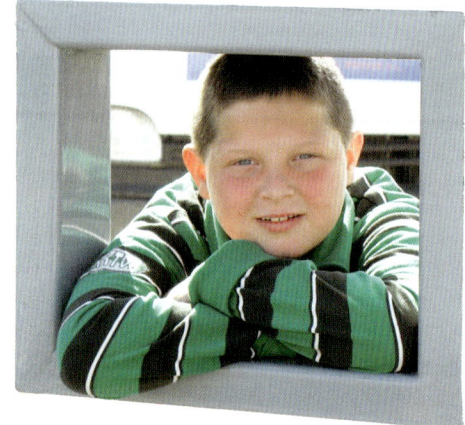

man sich nicht bewegt, und dann bewegt sich das Kind nicht, weil es eben anstrengend ist. Ein Teufelskreis.

Ursächlich beteiligt ist auch das Schulsystem, da seit Jahren Turnstunden gestrichen werden oder ausfallen. Die Aktion „Tägliche Stunde Turnunterricht" ist möglicherweise ein erster Ansatz für eine positive Entwicklung. Dabei ist anzumerken, dass – schon aus orthopädischen Gründen – bestimmte Bewegungen, die für gesunde Kinder förderlich sind, übergewichtigen Kindern Schäden zufügen können.

Das Thema Fehlernährung ist ein extrem wichtiges und wird weit unterschätzt. Obwohl die Technologie im Haushaltsbereich heute unglaublich ökonomisches Arbeiten ermöglicht, wird den Menschen durch entsprechende Werbung beständig suggeriert, Kochen wäre der pure Stress, und im nächsten Satz folgt die Anpreisung von schmackhaften Fertiggerichten mit „kurzen Garzeiten".

Es wird konsequent das Märchen von der früheren Hausfrau und Mutter verbreitet, die angeblich Unmengen Zeit in der Küche verbrachte. Zeit, die sie offenbar hatte. Ein Irrtum, denn das kommt aus einer Epoche, da Wäsche mit der Hand gewaschen, an der Leine in Garten oder Dachboden zum Trocknen aufgehängt und auch das Geschirr nicht maschinell gereinigt wurde, wo es keinen Staubsauger gab, kein Zweitauto für Einkäufe zur Verfügung stand und auch keine Zentralheizung automatisch für Warmwasser und temperierte Räume sorgte – also Holz gemacht und eingeheizt werden musste.

Die „frühere" Hausfrau hatte aufgrund der völlig anderen Rahmenbedingungen alles andere als „alle Zeit der Welt" und der heute behauptete „Kochstress" erzeugt bei jedem, der auch nur einige Grundlagen des Kochens beherrscht, vor allem eines: nämlich Kopfschütteln. Die Garzeit für vorzugsweise italienische Weizengrießnudeln beträgt acht Minuten, während derer sich eine schmackhafte Soße zubereiten lässt. Die Garzeit für Kartoffeln im Druckkochtopf liegt kaum wesentlich darüber. Reis ist in 15 Minuten gekocht. Damit sind die Kalorienträger – die Kohlenhydrate – abgehakt. Als Fett sollte vor allem kalt gepresstes Olivenöl dienen. Es sollte sich jeder bewusst sein, dass in jeder Art von Wurst Unmengen an versteckten tierischen Fetten verborgen sind. Je minderwertiger die Zutaten sind, desto mehr geht es in Richtung Extrawurst. Auch die scheinbar „gesunde"

Putenwurst enthält fettigen Speck. Magerer Schinken hingegen enthält extrem wenig Fett.

Unterschätzt wird der Fettgehalt von durchschnittlichen Käsesorten, der jenen von Fleisch um Längen schlägt.

Alle Arten von Süßigkeiten haben auf dem Tisch adipöser Kinder gar nichts und auf denen normalgewichtiger nur streng rationiert etwas verloren. Bei der Auswahl sollte man sehr kritisch sein und Produkte mit einer mangelhaften Angabe über Inhaltsstoffe und alle mit grellen Farben meiden.

Tatsache ist: Nur wer selbst kocht, weiß, was er isst. Ob Fastfood oder Fertiggericht, sie sind die Wegbereiter der Adipositas – wie auch viele „Kinderprodukte", die vor allem mit einem punkten: mit viel Zucker.

Auch das Märchen, dass gesunde Ernährung für viele Menschen zu teuer sei, stammt von jenen, die entweder nicht selbst kochen oder das nie durchgerechnet haben. Man sollte sich an einige Grundregeln halten. Maximal dreimal mageres Fleisch pro Woche, zweimal Fisch und mindestens zweimal gar nichts von beiden, wobei auch Geflügel zum Fleisch gezählt wird. Der Fleischanteil an einer Mahlzeit sollte zudem nie höher sein als 30 %. Man kann beim Geschmack auch ein wenig „schwindeln", indem man geringe Fleischanteile, etwa von Geselchtem oder eine leere Speckschwarte, als „Geschmacksverbesserer" dem kochenden Gemüse beigibt. Durch die Reduzierung der Fleischmenge kann man auf bessere Qualität achten, ohne deswegen mehr ausgeben zu müssen.

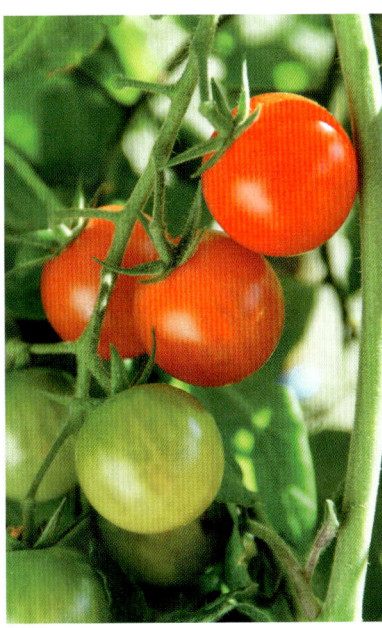

Formuliert man das etwas überzeichnet, so verhindert gerade ein knappes Budget den Ankauf unnötiger Fleischmengen. Wesentlich ist die Kenntnis, was man kaufen soll und was nicht.

Tatsächlich enthält vor allem rohes Gemüse all die guten Bestandteile, die wir benötigen. Gegebenenfalls gart man kurz – möglichst über Dampf –, um den Verlust an Inhaltsstoffen gering zu halten. Wer auch nur den kleinsten Gartenflecken zur Verfügung hat, sollte diesen aktiv nutzen. Nichts schmeckt besser als Gemüse aus dem eigenen Anbau. Selbst der Versuch mit Tomaten als Topfpflanzen auf dem Balkon lohnt sich.

Kindern helfen mit neuen Hausmitteln

Schuhmayer | Zwiauer

Als tolle Alternative können Bauernmärkte gelten, die es in Mitteleuropa in großer Zahl gibt.

Werden „Vitamine und Spurenelemente" industriell gefertigter Nahrung zugesetzt, dann ist das vielfach eine Formsache. Das heißt, biochemisch sind die schon enthalten, wie die Packung es verspricht, aber möglicherweise gar nicht in jener Form, die der Darm optimal aufnehmen kann.

Es ist in diesem Zusammenhang wichtig, Kinder frühzeitig an den natürlichen Geschmack der verschiedenen Gemüsesorten zu gewöhnen. Wie beim Tierfutter auch, sind Fertiggerichte geschmacklich so ausgerichtet, dass Kinder, die einmal daran gewöhnt sind, natürliche Nahrung nicht mehr als solche erkennen.

Eine großartige Bereicherung sind auch die zahlreichen Kräuter, die ebenfalls viel Abwechslung in unsere Küche bringen.

Und – wann immer möglich – sollte Salat nicht fehlen.

Obst ist für übergewichtige Kinder vor allem dann gesund, wenn es keine Sorten wie etwa Weinrauben sind, die einen besonders hohen Zuckergehalt aufweisen.

Die „Wiederentdeckung" des Kochens ist also mit Sicherheit der beste Weg, um sich kontrolliert und bewusst zu ernähren. Kinder haben oft viel Spaß – auch Buben –, bei der Kocharbeit zu helfen. Dabei lassen sich dann auch sehr lockere Gespräche führen.

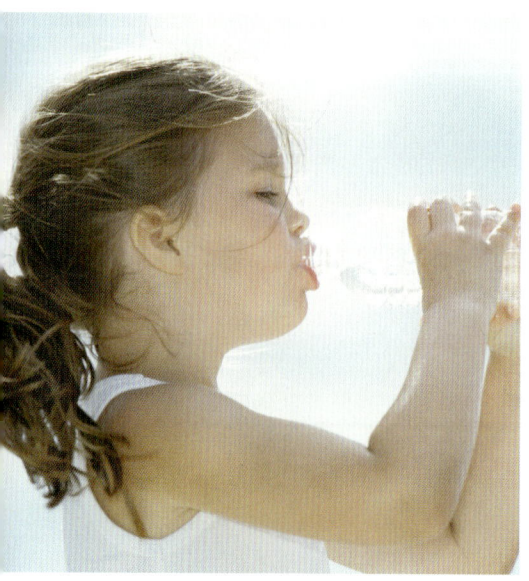

Wiederentdeckt werden sollte dringend auch Wasser als Standardgetränk. Getränke sind ein besonders wichtiges Ernährungsthema, denn in industriell gefertigten alkoholfreien Getränken sind Zuckermengen „verpackt", die es in sich haben. Wer Kindern frühzeitig vor allem solche Getränke anbietet, folgt der gezielten Geschmackserziehung der Lebensmittelindustrie, und das Ergebnis ist ein Kind, dass vor allem die entsprechende Süße sucht. Das gilt auch – oder sogar vor allem – für scheinbar harmlose Getränke wie fertigen Eistee. Dabei kann man ihn zuckerfrei mit dem Wasserkocher „ruck zuck" selbst herstellen, wenn im Sommer der Durst steigt. Zu geringe Flüssigkeitsmengen sind ebenfalls ein Wegbereiter von Übergewicht.

Kinder sollten von zuckerhaltigen Limonadengetränken weitgehend ferngehalten werden – auch normalgewichtige. Die richtigen Getränke sind Wasser und selbstgemachte Tees – im Sommer eben gekühlt, aber nicht eiskalt.

Es wird vielleicht einige Zeit dauern, bis man sich an das „Kochen in Eigenkontrolle" gewöhnt hat. Es kann – je nach Kochkenntnissen – sein, dass am Beginn ein wenig Planungsarbeit nötig ist. Es muss ja früher übliches Wissen neu belebt werden, und wann immer das möglich ist, sollte man zu saisonalem Gemüse vom Bauernmarkt oder aus dem Garten greifen.

Was gar nicht funktioniert, sind alle Formen der Einseitigkeit in der Ernährung und strenge Diäten. Dann lieber von allem einfach die Hälfte essen und einmal pro Woche bewusst „über die Stränge schlagen".

Unterforderung

Häufig wird von der Überforderung von Kindern gesprochen, dennoch gibt es auch das Gegenteil. Es handelt sich um eine Problematik, mit der hochbegabte Kinder zu kämpfen haben, denen die verlangten Standards bestenfalls ein Gähnen entlocken.

Eine schwierige Situation, denn die Reaktion auf Unterforderung führt oft zu dem Trugschluss, hier wäre ein schwer erziehbarer Nachwuchsterrorist unterwegs.

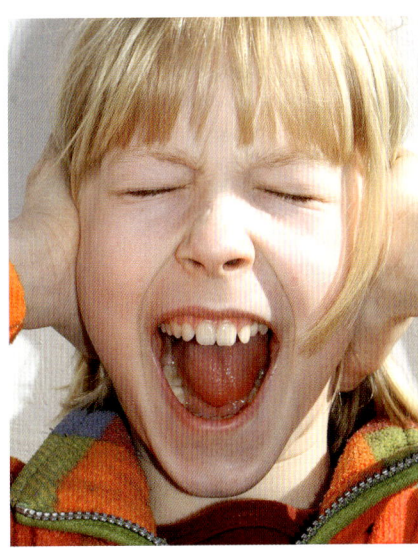

Hochbegabte Kinder haben häufig zwei Probleme: mit ihren Eltern und/oder mit ihren Pädagogen. Sie erleben auch schon im Kindergarten, besonders stark in den letzten beiden Kindergartenjahren, immer wieder erstens Unverständnis und zweitens Unterforderung.

Unterforderung bedeutet, dass die intellektuellen Bedürfnisse und Ansprüche des hochbegabten Kindes vernachlässigt werden.

Unterforderung bedeutet aber auch, dass die Eigenart des Kindes, die in starkem Maße durch seine Hochbegabung geprägt ist, nicht gesehen, nicht respektiert und erst recht nicht verstanden wird.

Kindern helfen mit neuen Hausmitteln

Schuhmayer | Zwiauer

Dauerhaftes Unverständnis für das Kind und damit dauerhafte Unterforderung durch die Umwelt führen letztlich zu einer dauerhaften Frustration, die – je nach der Persönlichkeit des Kindes – mit folgenden Gefühlen verbunden sein kann:

- Verwirrung,
- Verstörung,
- Langeweile,
- innere Leere,
- Schuldgefühl,
- Traurigkeit,
- Enttäuschung,
- Ärger,
- Wut.

Menschen jeden Alters versuchen, Situationen zu entkommen, die dauerhaft solche Gefühle erzeugen. Sie wagen die Trennung vom Partner, die Flucht aus dem Elternhaus, die Vermeidung des Altersheims, das Schwänzen des Schulunterrichts, die Suche nach einer passenderen Arbeitsstelle.

Aus einem aktiven und meist frohen Kind wird ein unzufriedenes, sich selbst und seine Umwelt belastendes Kind. Wenn kein Ausweg möglich ist, erzeugen diese Gefühle unweigerlich entweder eine aggressive oder eine depressive Verstimmung. Werden diese Warnzeichen nicht beachtet, kann sich die Verstimmung im Schulalter verfestigen und in allgemein aggressives Verhalten oder in eine manifeste, krankhafte Depression münden.

Je nach der Persönlichkeit des Kindes – und je nach der Beschaffenheit seiner sozialen Umwelt – können die oben beschriebenen Gefühle und Verstimmungen zu folgenden Verhaltensweisen führen:

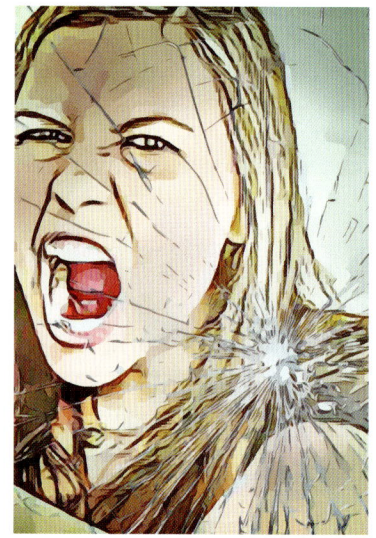

- **Aggressive Verstimmtheit:** stören, kaspern, Clownerie, zerstören, schlagen, schreien, heulen, zanken, andere ärgern, angreifen, trotzen, verweigern, wüten.

- **Depressive Verstimmtheit:** Rückzug, still werden, Inaktivität, kaum bemerkt werden, Selbstisolation, übertriebene Hilfsbereitschaft, Müdigkeit, Mattigkeit, somatisieren (Bauch-, Kopfschmerzen), Autoaggression, trauern, häufiges Weinen, Zurückweichen vor anderen und vor Aufgaben.

Manche Kinder schwanken zwischen beiden Verstimmungsarten und den daraus resultierenden problematischen Verhaltensweisen hin und her, andere Kinder verhalten sich in der Familie aggressiv, in der Schule depressiv – oder umgekehrt.

Behandlungsprinzipien

Zunächst muss festgestellt werden, ob tatsächlich eine Hochbegabung vorliegt. Folgende Fragen helfen dabei:

- Ist das Kind gegenüber Gleichaltrigen weit entwickelt?
- Ist es schon lange vor seinem ersten Geburtstag gelaufen, hat es mit zwei Jahren bereits viel gesprochen oder zeigt es ungewöhnliche Fähigkeiten?
- Hat das Kind einen außergewöhnlich großen Wortschatz für sein Alter?
- Kann es Sachverhalte sehr genau und detailliert schildern?
- Ist das Kind sehr wissbegierig, stellt es viele Fragen, die teilweise fast philosophisch sind?
- Braucht das Kind ständige Beschäftigung, weil es sich schnell langweilt? Erledigt es Aufgaben schnell?
- Setzt das Kind an sich selbst sehr hohe Maßstäbe an, möchte es mehr können? Bekommt es Wutanfälle, wenn ihm Dinge nicht gelingen? Ist es ungeduldig mit sich selbst?
- Liest das Kind viel, häufig auch Bücher für ältere?
- Schläft das Kind vielleicht weniger als andere, hat es ein starkes Durchhaltevermögen und wird es oft als anstrengend empfunden?
- Hat das Kind eine sehr genaue Beobachtungsgabe?
- Ist das Kind in Gruppen vielleicht sehr dominant, weil es alles besser weiß und schneller macht? Übernimmt es entweder die Führungsposition oder wird es als Außenseiter ausgegrenzt?
- Wirkt das Kind oft wie ein kleiner Erwachsener?
- Macht das Kind manchmal absichtlich Fehler, um gegenüber Gleichaltrigen „normal" zu erscheinen?
- Ist das Kind sensibel und manchmal sehr lärmempfindlich?
- Zieht das Kind es vor, mit Älteren zu spielen, denen es sich geistig nicht überlegen fühlt?
- Ist das Kind sehr interessiert an allem, was um es herum vorgeht?
- Wurde von Freunden und Bekannten schon öfter angemerkt, dass das Kind Außergewöhnliches geleistet hat?

Können mehr als zwei Drittel der Fragen mit Ja beantwortet werden, ist eine Hochbegabung denkbar.

Hochbegabte Kinder im Kindergartenalter empfinden und erkennen meist selbst das Problematische an ihrem Verhalten. Deshalb hilft es oft wenig, sie immer wieder auf die Destruktivität ihres Verhaltens hinzuweisen; meistens sind sie sich darüber im Klaren.

Ohne Hilfe können sie aber nicht aus der frustrierenden Gesamtsituation herauskommen und deshalb wird auch das entsprechende Verhalten immer wieder auftauchen.

Ähnliches gilt auch für größere Kinder.

Wesentlich ist es, die individuellen Fähigkeiten gezielt zu fördern, aber auch vom Kind einfordern, dass die Begabung es nicht für den Rest der Welt zum Maß aller Dinge macht. Für Hochbegabte ist es schwer, dem Leben mit Demut und anderen mit Respekt zu begegnen.

Gegebenenfalls benötigen sie andere Schulen als die gemeinhin angebotenen.

Letztlich sind sie für die Welt eine Bereicherung, wenn ihre Umgebung und sie selbst erlernt haben, damit umzugehen.

Unterkühlung

Die normale Körpertemperatur liegt bei etwa 36,5°C, jedenfalls aber im Bereich zwischen 35,8 und 37,2°C. Von Unterkühlung spricht man bei einem Absinken auf 35°C oder noch weniger.

Als Ursache kommt im Alltag unzureichend warme Kleidung oder feuchte Kleidung in Frage. Das ist vor allem bei Babys ein Thema, denn sie können noch nicht „vor Kälte zittern – also durch unwillkürliche Muskelkontraktionen selbst Wärme produzieren – und verfügen insgesamt nicht über die Möglichkeiten der aktiven Köperbewegung.

Feuchte Kleidung kann dabei nicht nur im Sinne von regennasser Kleidung eine Rolle spielen, sondern auch nach starkem Schwitzen im Rahmen von Infektionskrankheiten. Zugluft verstärkt den Effekt.

Kühle Gewässer sind ebenfalls ein Thema. Einerseits der Sturz etwa in einen Gebirgsbach oder jede Art von Gewässer im Winter. Da können Wassertemperaturen knapp über dem Gefrierpunkt auftreten. Aber selbst an heißen Sommertagen sind zu lange Aufenthalte der kleinen „Wasserratten" in Pool, Teich

Unterkühlung

oder Badesee eine mögliche Unterkühlungsursache.

Und natürlich können alle Unfälle im Schnee oder bei niedrigen Außentemperaturen ebenfalls zu einer Unterkühlung führen.

Die Anzeichen der Unterkühlung lassen sich in drei Phasen einteilen: Erregung, Erschöpfung, Lähmung.

Das heißt, zunächst ist das betroffene Kind eher übererregt. Die Körperkerntemperatur liegt bei 32° bis 35°C. Der Körper wehrt sich noch aktiv gegen das Auskühlen, etwa durch Kältezittern. Dem entspricht auch der „Schüttelfrost", wenn durch einen raschen Fieberanstieg ein Missverhältnis zwischen der Kerntemperatur und der relativ geringen Temperatur an der Körperoberfläche entsteht.

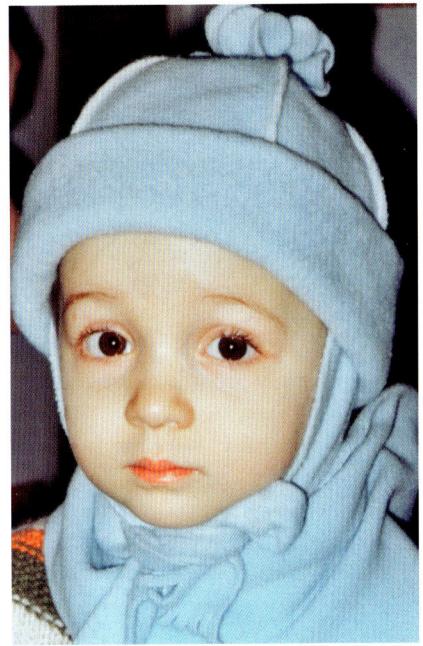

Der Körper versucht gleichzeitig, die Wärmeabgabe zu stoppen, indem er die Durchblutung der Körperoberfläche zurücknimmt. Das zeigt sich in Hautblässe, Blässe an Händen und Füßen oder bläulichen Lippen. Das Bewusstsein ist nicht getrübt, Atmung und Herzschlag sind beschleunigt.

Sinkt die Körpertemperatur weiter in den Bereich 30° bis 32°C, dann kommt es zur Erschöpfungsphase. Die Oberflächendurchblutung ist so weit reduziert, dass die gesamte Haut stark zyanotisch (blaugrau) wird. Der Körper fährt ein Notprogramm, das darin besteht, vor allem die ausreichende Versorgung der lebenswichtigen Organe Herz, Lunge, Hirn, Nieren zu gewährleisten. Das Kind ist teilnahmslos. Es besteht die akute Gefahr des Bewusstseinsverlustes.

Unter 30°C Kerntemperatur gibt der Körper gleichsam auf. Atmung, Puls und Blutdruck sinken auf ein Minimum. Wenn die Muskelstarre eintritt, spricht man vom Lähmungsstadium. Es besteht dann höchste Lebensgefahr!

Behandlungsprinzipien

Es ist wichtig, das Unterkühlungsstadium richtig einzuschätzen, da man sonst fatale Fehler machen kann. Daher sind die Maßnahmen den einzelnen Phasen direkt zugeordnet:

Kindern helfen mit neuen Hausmitteln Schuhmayer | Zwiauer

- **Erregungsstadium**: Feuchte Kleidung entfernen und durch trockene ersetzen. Haut trocken reiben. Gegebenenfalls holen Sie das Kind aus aus dem Pool, Teich oder See. In Decken einwickeln und gleichsam von außen erwärmen. Steht keine trockene Kleidung zur Verfügung, belässt man die feuchte und wärmt dennoch, notfalls mit der eigenen Körperwärme. Meist werden diese Maßnahmen ausreichen, und es wird keine ärztliche Intervention notwendig sein. Die Kinder erholen sich rasch.

- **Erschöpfungsstadium**: Hier konzentriert sich der Körper bereits auf die lebenswichtigen Organe, und nur diese werden noch mit ausreichend warmem Blut versorgt. Das heißt, jenes Blut, das sich an der Oberfläche – daher auch in Armen und Beinen – befindet, wird in diesem „Notfallbetrieb" nicht mehr ausreichend erwärmt. Keinesfalls sollten in dieser Phase Arm- oder Beinbewegungen durchgeführt werden. Nicht einmal die Hände dürfen massiert werden! Das würde zu kaltes Blut in das Körperinnere fließen lassen und könnte einen akuten Schockzustand mit Scheintod hervorrufen. Daher sollte das Kind möglichst bewegungslos und starr gelagert werden. Decken und/oder Notfalldecke (in jeder Autoapotheke Standard) zur Erwärmung von außen. Kleine Schlucke stark gesüßten Tees zur Erwärmung von innen. Zucker dient hier als rasch verwertbarer Energieträger. Das Kind durch Reden möglichst bei Bewusstsein halten. Mehr kann man nicht tun – es ist prinzipiell ein Fall für den Notarzt.

- **Lähmungsstadium**: Sofort den Notarzt verständigen! Es besteht höchste Lebensgefahr – und zwar grundsätzlich und auch durch falsche Ersthilfemaßnahmen. Kind flach lagern, Decken ja, keinesfalls Bewegung oder Massieren. Keine weiteren Aufwärmversuche. Bei Bewusstlosigkeit sollte das Kind in Seitenlage gebracht werden. Wiederbelebungsmaßnahmen bei Kreislaufstillstand.

Vergiftung/Intoxikation

Die Ursachen für Vergiftungen können sehr vielfältig sein. Sie reichen von der Aufnahme giftiger Pilze oder Pflanzenteile, von interessanten bunten Medikamenten über das Trinken von Reinigungs- oder Lösungsmitteln bis hin zur Lebensmittelvergiftung.

Statistisch führt laut einer deutschen Studie die Altersgruppe bis zum sechsten Lebensjahr mit 24 Vergiftungsfällen pro 1.000 Kindern, in der Gruppe der Sechs- bis Fünfzehnjährigen sinkt der Anteil auf 1,3/1.000 Kinder. 75 % der Vergiftungen verlaufen symptomlos, 18 % zeigen leichte, 2 % mittelschwere und nur 0,2 % schwere Verläufe.

Vergiftung/Intoxikation

Alle Notrufe im deutschsprachigen Raum

Österreich:

Vergiftungsinformationszentrale in Wien: Tel. 01 – 406 43 43

Deutschland:

Je nach Bundesland gelten folgende Nummern (Stand 2019):

Giftnotruf der Charité Universitätsmedizin **Berlin**: Tel. 030 – 192 40
Zentrum für Kinderheilkunde Universitätsklinikum **Bonn**: Tel. 0228 – 192 40 bzw. 33211
Gemeinsames Giftinformationszentrum der Länder Mecklenburg-Vorpommern, Sachsen, Sachsen-Anhalt und Thüringen, c/o HELIOS Klinikum **Erfurt**, Tel. 0361 – 730 730
Vergiftungs-Informations-Zentrale **Freiburg**: Tel. 0761 – 192 40
Giftinformationszentrum-Nord in **Göttingen**: Tel. 0551 – 192 40
Informations- und Beratungszentrum **Homburg/Saar**: Tel. 06841 – 192 40
Giftinformationszentrum Rheinland-Pfalz/Hessen in **Mainz**: Tel. 06131 – 192 40 bzw. 23 24 66
Giftnotruf **München**: Tel. 089 – 1 92 40

Schweiz:

Tox Info Suisse in Zürich: Tel. 044 – 251 51 51

Die häufigsten Verursacher sind Haushaltschemikalien, also Spülmittel, Entkalker, Rohrreiniger, Allzweckreiniger, Flüssigwaschmittel oder Sanitärreiniger. Besonders kritisch und gefährlich sind Industrieprodukte, die zumeist höher konzentriert oder besonders aggressiv und damit besonders gefährlich sind. 40 % der Unfälle sind auf Arzneimittel zurückzuführen. An dritter Stelle folgen giftige Pflanzen.

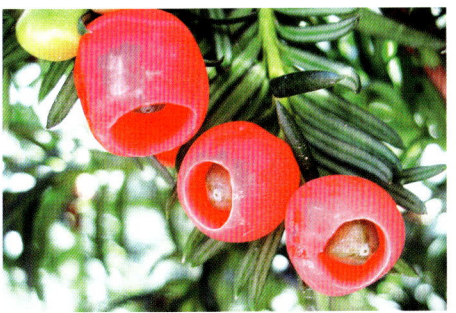

In Österreich werden laut Gesundheitsministerium jährlich rund 1.100 Kinder stationär wegen Vergiftungen aufgenommen – meist aber nur zur Beobachtung.

Das Problem liegt in der Vielzahl an Möglichkeiten und damit verbunden in unterschiedlichsten Verläufen.

Kindern helfen mit neuen Hausmitteln

Schuhmayer | Zwiauer

An eine Vergiftung sollte man immer dann denken, wenn es ohne jedes Vorzeichen zu ungewöhnlichem Verhalten kommt, wie etwa Müdigkeit, Apathie, Zittrigkeit, Erregung, unsicheres Gehen oder Bewusstseinstrübungen/Bewusstseinsverlust. Weitere Beschwerden können sein: Schwindelgefühle, Kopfschmerzen, starke Bauchschmerzen, Durchfall, Übelkeit und Erbrechen. Seltener treten Atemprobleme und lebensgefährlicher Schock auf.

Besonders bei kleinen Kindern sollte an die Möglichkeit einer Intoxikation gedacht werden, da sie noch nicht in der Lage sind, sich entsprechend auszudrücken. Mögliche Hinweise auf die Einnahme einer giftigen Substanz können verfärbter Speichel sowie Spuren von Tabletten oder Giftpflanzen sein. Eine Vergiftung mit Alkohol oder chemischen Reinigungsmitteln lässt sich am Geruch des Atems erkennen.

Eine ausführliche Darstellung verschiedener Vergiftungsbilder findet sich unter www.gesundheit.gv.at.

Wichtig ist, keinesfalls überhastet zu reagieren, da erst die Kenntnis der Ursache zu den richtigen Maßnahmen führt. Es gibt Vergiftungen, bei denen man das Erbrechen keinesfalls einleiten soll (z.B. Lampenöl), bei anderen macht es wiederum Sinn. Wichtig ist es, möglichst rasch mit einer Vergiftungsinformationszentrale in Kontakt zu treten (siehe Seite 165).

> Wie in kaum einem anderen Fall spielt die Prävention eine wesentliche Rolle – man sollte vergiftungssicher leben (nach www.gesundheit.gv.at).

- **Putzmittel:** Grundsätzlich unerreichbar für Kinder abstellen. Niemals chemische Stoffe in „andere" Flaschen einfüllen!! Schränke und Schubladen mit entsprechenden Sicherungen ausstatten.

- **Medikamente:** Immer unerreichbar für Kinder aufbewahren (versperrte Kästen). Medikamente niemals als „Zuckerl" oder „Fruchtsaft" bezeichnen. Medikamente für Kinder und Erwachsene getrennt aufbewahren.

- **Im Wohnbereich:** Keine Gegenstände wie Zigaretten, Feuerzeuge, Medikamente liegen lassen. Nur bekannte und unbedenkliche Pflanzen halten. Lampenöle und Duftöle haben in einem Haushalt mit Kindern nichts verloren. Kosmetika sind zugriffsicher aufzubewahren. Dünge- oder Pflanzenschutzmittel für Kinder unerreichbar lagern. Autoprodukte sollten in Garagen/Kellern versperrt lagern. Produkte wie Industriereiniger, Nitroverdünner, Lacke, Brennspiritus und Renoviermaterialien kindersicher aufbewahren!

Behandlungsprinzipien

Unabhängig von der individuellen Vergiftung sollte man das Kind durch Ansprache oder Berührung bei Bewusstsein halten. In der Folge sind die Anweisungen der Vergiftungsinformationszentralen zu befolgen.

Verletzung/Trauma

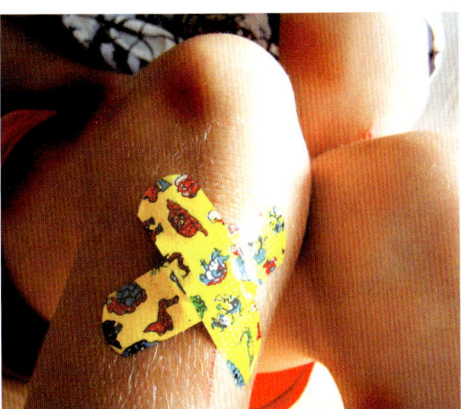

Sturzverletzungen und dergleichen sind bei Kindern an der Tagesordnung. Wesentlich ist, sofort abzuklären, ob eine spitalspflichtige Verletzung vorliegt und die Bewegungsfähigkeit aller Körperteile gegeben ist. Alle Stürze, bei denen es zu einem Bewusstseinsverlust gekommen oder bei denen das Kind nach dem Sturz verhaltensauffällig ist, gehören unbedingt einer genauesten ärztlich-neurologischen Untersuchung unterzogen!

Bei fraglichen Kopfverletzungen, Verletzungen im Gesicht oder bei Verdacht auf Verletzung innerer Organe muss immer ein Spital aufgesucht werden.

Behandlungsprinzipien

Nach Stürzen kann man einen kleinen Sturz-Check (nach A. Schmelz) machen:
- Kind abtasten, um keine Verletzung zu übersehen,
- Kopf nach Beule bzw. Wunde abtasten,
- gegen die Schultern drücken,
- auf beide Schlüsselbeine drücken,
- Arme abtasten, beide Arme bewegen lassen,
- Brustkorb umfassen und etwas zusammendrücken,
- Beine abtasten und bewegen lassen,
- leicht in beide Großzehen zwicken, um zu prüfen, ob Gefühl vorhanden ist.

Falls es einmal etwas stärker bluten sollte, sollte man das betroffene Körperteil hochlagern, heben etc. Blutende Wunden werden gereinigt. Dazu darf Wasser verwendet werden, da diese Wunden ja grundsätzlich nicht steril sind. Dann

Kindern helfen mit neuen Hausmitteln

Schuhmayer | Zwiauer

trägt man ein Desinfektionsmittel, wie etwa PVP-Jod, auf und deckt mit einer sterilen Kompresse ab. Noch besser sind Kolloidverbände, da die Wunde keinesfalls austrocknen sollte. Wunden heilen nicht „an der Luft" am besten, sondern im feuchten Milieu. Sofern eine Wunde nicht entzündet ist, muss nicht täglich der Verband gewechselt werden. Tägliches Desinfizieren mag wohlgemeint sein, hemmt aber die Wundheilung.

Es ist völlig nutzlos, offene Wunden mit irgendwelchen „Wundsalben" zu versorgen. Es kann sogar zu einer sogenannten Okklusion kommen, unter der sich Bakterien vermehren. Eine nicht infizierte Wunde heilt bei einem ansonsten gesunden Kind sehr rasch. Sie soll am besten in Ruhe gelassen werden. Absolut nichts verloren haben auf Wunden „Hausmittel", welcher Art auch immer. Sie können sowohl zu Störungen der Wundheilung als auch Infektionen führen.

Achtung: Infektionszeichen sind verstärktes Nässen der Wunde, Rötung, Schwellung, Schmerz und beginnende Funktionseinschränkung. Dann muss ärztliche Hilfe aufgesucht werden, denn eine Infektion bedarf einer kompetenten Versorgung.

Wichtig ist in jedem Fall der Tetanusschutz, der gewährleistet sein muss, da es gegen diese hoch gefährliche Infektion keine Therapie gibt.

Das wichtigste Utensil bei stumpfen Verletzungen ist die Kaltkompresse (Coolpack). Sie sollte immer griffbereit im Tiefkühlschrank liegen. Man bekommt diese Kompressen heute schon in Supermarktketten sehr günstig, und sie versehen ihren Dienst jahrelang. Die Grundregel in der Versorgung ist einfach. Akute Verletzungen bedürfen der Kühlung, chronische der Wärme. Kühlung führt zu rascher Abschwellung und vermindert damit den Spannungsschmerz. Übrigens: Auch Indianer fühlen Schmerzen! Lenken Sie Ihr Kind ab, wenn es Schmerzen hat, aber predigen Sie nicht „Tapferkeit". Wenn es wehtut, tut es eben weh.

Bitte keine Experimente mit Tapeverbänden wagen, wenn man das nicht ausdrücklich gelernt haben sollte. Akute Verstauchungen schwellen an und Tapes erzeugen Gegendruck und damit Schmerzen. Sie gehören in die Hand von Fachleuten.

Hilfreich sind kühlende Gels aus der Apotheke.

Bei Verbrennungen und Verbrühungen ist Kühlung das Gebot der Stunde. Auch hier sind keinesfalls „Hausmittel" anzuwenden. Kaltes Wasser, Kühlkompresse und bei Blasenbildung der Weg zum Arzt sind die wichtigen Verhaltensweisen.

Kühlende Umschläge sind erlaubt und sinnvoll.

Verminderte Nahrungsverwertung/ Gedeihstörung

Dabei handelt es sich weniger um ein Krankheitsbild als um das Symptom einer zugrundeliegenden Störung, bei der das Aufschließen der Nahrung oder die Resorption (Aufnahme) von Nahrungsbestandteilen vermindert oder gestört ist. Die Ursachen können vielfältig sein. Daher stellt die nachfolgende Liste keinen Anspruch auf Vollständigkeit:

- Morbus Crohn – entzündliche Darmerkrankung.
- ⊃ Zöliakie.
- Exokrine Pankreasinsuffizienz – Erkrankung der Bauchspeicheldrüse mit ungenügender Produktion von Verdauungsenzymen.
- Schilddrüsenüberfunktion.
- Glukose-Galaktose-Resorptionsstörung: Sie zeigt sich in der Regel bereits in den ersten Lebenswochen. Typische Symptome sind schwere Durchfälle mit lebensbedrohlicher Dehydrierung, Instabilität des Säuregehalts im Blut und im Gewebe (Azidose), Magenkrämpfe, Blähungen, Erbrechen sowie Gewichtsverlust, wenn gestillt oder übliche Säuglingsnahrung gefüttert wird. Babynahrung mit Fruktose und ohne 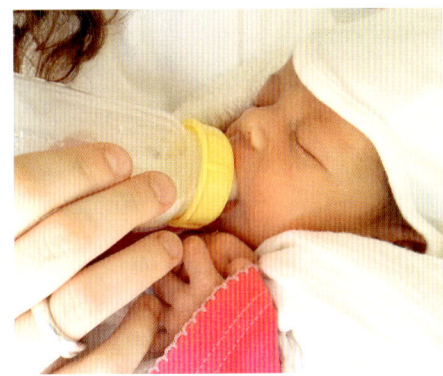 Glukose oder Galaktose wird jedoch vertragen. Mit dem Älterwerden vertragen die betroffenen Kinder Glukose und Galaktose häufig besser.
- Galaktosämie ist eine genetisch vererbte Erkrankung. Das Enzym Galactose-1-Phosphate-Uridyltransferase (GALT) ist fehlerhaft. Dies zeigt sich bereits bei Neugeborenen. Die Symptome werden durch die Aufnahme von Laktose (Milchzucker) ausgelöst: schlechtes Essen, langsames Wachstum, Erbrechen, Gelbsucht, Leberschäden, erhöhte Blutungsgefahr, Anämie, Nierenerkrankungen, grauer Star und Hirnschäden. Langfristige Folgen betreffen das Gehirn (verspätetes Sprechenlernen, Sprachstörungen, Lernschwierigkeiten) sowie bei Erwachsenen die Eierstöcke (Unterentwicklung).
- ⊃ Nahrungsmittelunverträglichkeit.
- Lang dauernde Durchfallerkrankung – siehe ⊃ Durchfall.

Kindern helfen mit neuen Hausmitteln Schuhmayer | Zwiauer

Verstopfung (Obstipation)

Siehe auch ➲ Angst vor Darmentleerung.

Als Verstopfung (Obstipation) bezeichnet man eine funktionelle Darmstörung, bei der der Stuhl nicht vollständig oder nur verzögert abgegeben wird.

Grundsätzlich gibt es keine feste Regel, wie oft Kinder Stuhlgang haben sollten, je jünger die Kinder, umso größer ist die Bandbreite. Der Grenzwert liegt etwa bei einem Stuhlgang pro drei bis fünf Tagen, der Durchschnitt liegt bei ein- bis zweimal pro Tag. Entscheidend ist dabei die Beschwerdefreiheit. Wenn aber bei der Stuhlentleerung Schmerzen, Bauchweh oder Blähungen auftreten oder weniger als zwei Stuhlgänge pro Woche festgestellt werden, ist die Bezeichnung Verstopfung angebracht.

Eine Verstopfung bei Kindergarten- und Schulkindern bleibt oft über längere Zeit unbemerkt. Denn von dem Moment an, wo Kinder selbständig zur Toilette gehen, entzieht sich der Stuhlgang gleichsam der Kontrolle der Eltern.

Folgende Anzeichen sprechen für eine Obstipation:
- weniger als zweimal in der Woche Stuhlgang,
- harter Stuhl,
- Bauchschmerzen und aufgeblähter Bauch,
- Schmerzen beim Stuhlgang,
- kleine Risse – sogenannte Fissuren – am After, die beim Stuhlgang schmerzen und sich entzünden können.

Die Hintergründe für eine Obstipation können sehr vielfältig sein. Zunächst können sie aus dem Bereich einer Verhaltensstörung kommen, aufgrund derer das Kind vorsätzlich den Stuhl verhält, was zur Stuhlverhärtung und in der Folge zur Verstopfung führt. Das kann mit Angst vor dem Alleinsein in der Toilette, dem „schwarzen" Loch, inneren Konflikten mit Loslassängsten und Ähnlichem zusammenhängen.

Bereits bestehende Analfissuren, die den Stuhlgang schmerzhaft machen, führen ebenfalls zu Stuhlverhalten. Es kann auch ein Mangel an Flüssigkeit und Ballaststoffen zugrunde liegen. Nicht zuletzt kann Bewegungsmangel die Ursache sein. Der früher sehr populäre „Verdauungsspaziergang" hatte den Sinn, nach dem Essen die Darmbewegung anzukurbeln.

Letztlich kann jede Veränderung des Tagesablaufs, der Lebensgewohnheiten, der Lebensumstände wirksam werden, aber auch jede andere Art von Stress.

Bei wiederholter oder behandlungsresistenter Verstopfung ist eine Abklärung eventueller organischer Ursachen erforderlich.

Behandlungsprinzipien

- Ausreichend Ballaststoffe und Flüssigkeit zu sich nehmen,
- ausreichend Bewegung,
- entspannter Umgang mit dem Stuhlgang,
- phytotherapeutische Möglichkeiten bei Obstipation (⮕ Möglichkeiten bei Verstopfung (Obstipation)).

Vitaminmangel

Wichtige Vitamine und Spurenelemente

Quelle: Österreichische Gesellschaft für Ernährung, Empfehlungen der Deutschen Gesellschaft für Ernährung aus Koletzko B. (Hrsg.) (2007) Kinderheilkunde und Jugendmedizin

Vitamin/ Spurenelement	0–<4 Monate	4–<12 Monate	1–<4 Jahre	4–<7 Jahre	7–<10 Jahre	10–<13 Jahre	13–<15 Jahre	15–<19 Jahre
Eisen (mg/Tag) ♂/♀	0,5	8	8	8	10	12/15	12/15	12/15
Jod (mg/Tag)	40	80	100	120	140	180	200	200
Zink (mg/Tag) ♂/♀	1	2	3	5	7	9/7	9,5/7	10/7
Vitamin A (mg Retinoläquivalent/Tag) ♂/♀	0,5	0,6	0,6	0,7	0,8	0,9	1,1/1,0	1,1/0,9
Vitamin D (mg/Tag)	10	10	5	5	5	5	5	5

Wichtige Vitamine und Spurenelemente

Quelle: Österreichische Gesellschaft für Ernährung, Empfehlungen der Deutschen Gesellschaft für Ernährung aus Koletzko B. (Hrsg.) (2007) Kinderheilkunde und Jugendmedizin

Vitamin/Spurenelement	0–<4 Monate	4–<12 Monate	1–<4 Jahre	4–<7 Jahre	7–<10 Jahre	10–<13 Jahre	13–<15 Jahre	15–<19 Jahre
Vitamin K (mg/Tag) ♂/♀	4	10	15	20	30	40	50	70/60
Thiamin (mg/Tag) ♂/♀	0,2	0,4	0,6	0,8	1,0	1,2/1,0	1,4/1,1	1,3/1,0
Riboflavin (mg/Tag) ♂/♀	0,3	0,4	0,7	0,9	1,1	1,4/1,2	1,6/1,3	1,5/1,2
Niacin (mg Niacinäquivalent/Tag) ♂/♀	2	5	7	10	12	15/13	18/15	17/13
Vitamin B_6 (mg/Tag)	0,4	0,8	1,0	1,5	1,8	2,0	3,0	3,0
Folat (mg Folatäquivalent/Tag)	60	80	200	300	300	400	400	400
Vitamin B_{12} (mg/Tag)	0,4	0,8	1,0	1,5	1,8	2,0	3,0	3,0
Vitamin C (mg/Tag)	50	55	60	70	80	90	100	100

Vitaminmangelzustände sind in unseren Breiten extrem selten und treten nur unter bestimmten Bedingungen mit Krankheitshintergrund auf. Sollte der Verdacht eines konkreten Mangels auftreten, ist dieser exakt auszutesten und gezielt zu behandeln. Die „vorbeugende" Gabe von Vitaminen oder gar Kombinationspräparaten ist völlig sinnlos.

Wachstum

Jedes Kind sollte zumindest einmal im Jahr möglichst exakt gemessen werden. Die Daten sollte ein Arzt dann auf einer Wachstumskurve, Mediziner sprechen von Perzentilenkurve, eintragen. Das Gleiche gilt für das Gewicht. Im Rahmen der Mutter-Kind-Pass-Untersuchungen ist bei jeder Kontrolle die Bestimmung der Körperlänge und des Körpergewichtes, im Säuglingsalter auch des Kopfumfanges vorgesehen.

Aus den Wachstumskurven ist ablesbar, ob es dem Säugling, dem Klein- und Schulkind oder dem Jugendlichen global-gesundheitlich gut geht. Ungenügendes Wachstum und verzögerte körperliche Entwicklung können erste Zeichen einer chronischen Krankheit sein.

Man kann auch den Türstock als Messlatte benutzen. Das Kind muss dabei gerade an einer Wand oder einem Türrahmen stehen, die Fersen berühren den Boden. Ein Buch mit dem Buchrücken an der Wand langsam absenken, bis es oben den Kopf des Kindes berührt. Dann den unteren Rand des Buches an der Wand markieren und messen oder die Messmarkierung mit Datum versehen.

Normal sind fünf bis sechs Zentimeter Wachstum pro Jahr, wobei beträchtliche Unterschiede in Abhängigkeit vom Alter zu finden sind: Die Zeiten nach der Geburt und während der Pubertät sind von deutlich stärkerem Wachstum geprägt. Der Wachstumsschub der Pubertät setzt übrigens nicht bei allen Kindern im gleichen Alter ein.

So gibt es Frühentwickler und Spätentwickler. Ein Spätentwickler kann lange einer der Kleinsten sein, spät in die Pubertät eintreten und schließlich an den anderen „vorbeischießen."

Bestimmung des Wachstums

Die Körpergröße wird in einem gewissen Rahmen vererbt. Mit einer einfachen Formel, die auch dem geschlechtsspezifischen Größenunterschied Rechnung trägt, kann man aus den Elterngrößen die sogenannte „genetische Zielgröße" für das Kind nach folgender Formel berechnen:

$$\text{Ziel} = \frac{\text{Größe Vater} + \text{Größe Mutter}}{2} \quad \begin{array}{l} - 6{,}5 \text{ cm für Mädchen} \\ + 6{,}5 \text{ cm für Knaben} \end{array}$$

Wird die Zielgröße auf der Wachstumskurve eingetragen, so sieht man unter Beachtung der aktuellen Perzentilenposition auf einen Blick, ob das Kind in diesem Zielgrößenbereich liegt. In den meisten Fällen ergibt die Formel eine sehr gute Arbeitsgrundlage, bei sehr unterschiedlichen Eltern- oder Großelterngrößen kann sie aber auch etwas irreleiten, wenn das Wachstumsmuster des Kindes eher der „kleinen (Groß-)Mutter" oder dem „großen (Groß-)Vater" folgt.

Kindern helfen mit neuen Hausmitteln

Schuhmayer | Zwiauer

Gehört es zu den drei Prozent der größten Kinder, so spricht man von Großwuchs, zählt es zu den drei Prozent der kleinsten Kinder, so liegt Kleinwuchs vor. Wichtig ist, dass das Kind zwischen zwei und etwa zwölf Jahren auf der Kurve im gleichen Wachstumskanal bleibt. Das bedeutet, wenn es ursprünglich zu den mittelgroßen Kindern gehört, dann aber, noch vor der Pubertät, immer weiter abfällt, weist das auf ein Problem hin.

Über die bei jedem Menschen zum Tragen kommenden vererbten Einflüsse hinaus gibt es aber auch eine Reihe von genetischen Störungen, beispielsweise Veränderungen der Chromosomenanzahl, die mit Veränderungen des Wachstums einhergehen. Um eine Abweichung des Wachstums von der Norm festzustellen, werden folgende Parameter bestimmt:

- Körpergröße und -gewicht im Vergleich zur Referenzkurve der Normalbevölkerung,
- genetischer Zielgrößenbereich,
- Körperproportionen,
- Wachstumsgeschwindigkeit im Vergleich zur Referenzkurve der Normalbevölkerung,
- Skelettalter.

Da Wachstum ein dynamischer Prozess ist, sind zumindest zwei Messungen im Abstand von sechs Monaten nötig, um die Wachstumsrate exakt beurteilen zu können. Aus einer Röntgenaufnahme der Hand kann auf Basis des Skelettalters eine individuelle Endlängenprognose errechnet und können diese Werte mit der genetischen Zielgröße verglichen werden.

Tatsächliche oder vermutete Wachstumsstörungen bei Kindern und Jugendlichen führen oft zu einer großen Verunsicherung bei Eltern und Kindern, Kleinwuchs weit mehr als Großwuchs. Kleinwuchs und Untergewicht bei Geburt und ohne in den ersten Lebensjahren folgendes Aufholwachstum (bezeichnet als Small for Gestational Age, SGA) können langfristige gesundheitliche Konsequenzen haben. Mögliche Folgen sind eine verzögerte neuromotorische und kognitive Entwicklung sowie ein erhöhtes kardiovaskuläres Risiko im Erwachsenenalter. Neben der Behandlung der physischen Komponente ist es wichtig, Kinder mit Kleinwuchs auch psychisch auf das Erwachsenwerden vorzubereiten. Die Früherkennung behandelbarer Formen des Kleinwuchses und die adäquate Therapie sind daher wichtige medizinische Aufgaben. Die Abklärung einer möglichen Wachstumsstörung sollte idealerweise zwischen dem vierten und fünften Lebensjahr erfolgen.

Hinter echten Wachstumsstörungen können chronische Erkrankungen stecken wie Nierenstörungen oder Darmkrankheiten, etwa die Zöliakie, bei der der Getreideinhaltsstoff Gluten nicht vertragen wird. Es kann sich um eine Hormonstörung handeln, etwa eine Unterfunktion der Schilddrüse oder wenn die Hirnanhangdrüse zu wenig Wachstumshormon ausschüttet. Zudem gibt es genetische Störungen wie das Turner-Syndrom. Betroffen sind nur Frauen. Bei ihnen fehlt ein funktionsfähiges X-Chromosom. Wird das nicht behandelt, werden sie nur etwa 1,45 Meter groß. Durch frühzeitige Therapie können sie aber als Erwachsene ein vollkommen normales Leben führen. Es ist ihnen nur nicht möglich, eigene Kinder zu bekommen.

Weiters können Kortikoide, die zur Asthmatherapie eingesetzt werden, in hohen Dosen das Wachstum bremsen. Deshalb muss der Arzt bei Heranwachsenden unbedingt darauf achten, die niedrigste noch wirksame Dosis einzusetzen und während asthmafreier Jahreszeiten das Präparat abzusetzen.

Ein Wachstumshormon wird nur eingesetzt, wenn eine Wachstumsstörung vorliegt, deren Ursache ein nachgewiesener Mangel an Wachstumshormon ist. Zur Therapie muss dann über Jahre der Mangel durch eine allabendliche Gabe eines entsprechenden Präparats ausgeglichen werden. Eine Therapie mit Wachstumshormon ist extrem teuer, wird aber bei korrekter Diagnose von der Krankenkasse übernommen, da der Nutzen der Therapie die Kosten insgesamt deutlich übersteigt.

Ob Kinder normal heranwachsen, können Eltern mit Hilfe der kostenlosen Smartphone-App „Child-Growth" des Pädiatrisch-Endokrinologischen Zentrums Zürich (PEZZ) überprüfen. Für das iPhone bekommt man die App im App-Store, für Android-Handys im Android-Market (Google Play). Einfach herunterladen, installieren und Personendaten und Körpergrößenwerte eingeben. Mithilfe der Normkurven lässt sich leicht erkennen, ob das Kind im grünen Bereich liegt und ob seine Gewichtszunahme stimmt.

Wachstumsschmerz

Der Begriff Wachstumsschmerzen ist eigentlich falsch, da das Wachsen an sich nicht wehtut. Was schmerzt, sind die Gelenke, Muskeln und Gliedmaßen. Rund 30 % aller Vorschul- und Schulkinder leiden laut Schätzungen an sogenannten Wachstumsschmerzen. Betroffen sind Kinder in den beiden starken Wachstumsphasen, also zwischen dem 2. und bis 16. Lebensjahr. Die Schmerzen treten episodenartig, oft zwei- bis dreimal im Jahr während einiger Wochen auf. Vor allem zur abendlichen Bettgehzeit oder auch mitten in der Nacht setzen die Schmerzen plötzlich ein, teilweise so heftig, dass das Kind auch aufwacht. Sie dauern normalerweise aber nicht lange.

Die Schmerzen treten in den Muskeln und Gliedmaßen auf, meistens in den Beinen, aber auch in den Knien, Füßen, Armen, Waden und Schienbeinen. Besonders während der Ruhephase, deshalb am häufigsten abends und nachts, häufig nach ausgiebiger Bewegung am Tag. Ab und zu sind akute Muskelkrämpfe möglich. Körperliche Belastung an sich wird aber beschwerdefrei erlebt. Der Schmerz ist nicht exakt lokalisierbar, wird in die Tiefe der Ober- oder Unterschenkel projiziert. Hauptsächlich sind die langen Röhrenknochen (Unter- oder Oberschenkel), seltener die Gelenke betroffen. Der Schmerz wandert oder wechselt die Seiten. Die Dauer ist sehr unterschiedlich, zwischen wenigen Minuten und einer Stunde. Am nächsten Morgen ist das Kind wieder beschwerdefrei.

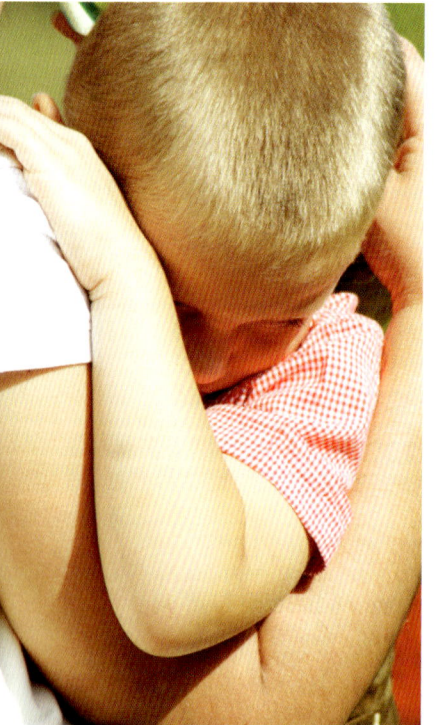

Die Ursache ist bis heute nicht bekannt. Möglicherweise ist eine Dehnung von Sehnen und Bändern der Auslöser. Sie sind überfordert, wenn die Knochen mit immerhin bis zu 0,2 Millimeter pro Tag wachsen. Eine andere Erklärung könnte in einer Überlastung der noch nicht voll entwickelten Muskulatur liegen beziehungsweise in einer Kombination aus Wachsen und Überlastung.

Wichtig ist es, gefährliche Krankheiten des Skelettsystems, wie beispielsweise Knochenentzündungen, rheumatische Erkrankungen oder gar Knochenkrebs, auszuschließen. Das heißt, dass zuerst andere ernste Ursachen für die Schmerzen ausgeschlossen werden müssen. Dauern die Beschwerden mehr als zwei Wochen an, sollte ärztlicher Rat eingeholt werden. Dies gilt auch, wenn der Schmerz nur an einer Stelle verbleibt und nicht „wandert" oder das Kind dauerhaft ein Bein nicht belasten kann oder sichtbare schmerzhafte Veränderungen wie Schwellungen und Rötungen zu sehen sind.

Behandlungsprinzipien

Wenn sich die Schmerzen als harmlose Wachstumsschmerzen herausgestellt haben, kann man den Schmerz nur lindern. Eine Wärmflasche auf der schmerzenden Stelle, eine Massage, beruhigende Zuwendung oder ein warmes Bad kann helfen und beruhigend wirken. Das Gleiche gilt für Johanniskrautöl.

Wespenstich ⊃ Insektenstich

Windeldermatitis

Grundsätzlich ist das der Überbegriff für eine Hautreizung im Windelbereich, die verschiedene Ursachen haben kann.

Die Grundsituation ist einfach erklärt. Durch das Tragen der Windel entstehen durch den relativen Luftabschluss Feuchtigkeit und Wärme, oft verbunden mit einem Scheuereffekt. Ist die Haut erst einmal gereizt, haben Pilze und Bakterien ein leichteres Spiel, vermehren sich rasch und können die Situation verkomplizieren.

Beispiele für Auslöser:

- Stuhl und Urin reizen die Haut. Je länger eine nasse Windel am Körper getragen wird, umso größer ist dieser Effekt. Daher stellt auch Durchfall ein großes Problem dar, weil dünnflüssiger Stuhl die Haut viel aggressiver angreift.
- Bestimmte Hautleiden wie Milchschorf oder eine ⊃ Neurodermitis können die Situation verschlimmern.
- Nicht zuletzt können kosmetische oder Pflegeprodukte, die nicht für die Babyhaut geeignet sind, Mitverursacher sein

Charakteristisch ist zunächst die Beschränkung der Beschwerden auf jenen Bereich, der durch die Windel abgedeckt wird. Erst bei sehr massiver Ausprägung verlässt die Windeldermatitis dieses Areal und breitet sich weiter aus.

Eine Windeldermatitis beginnt mit Rötung im Bereich der Haut, die von der Windel bedeckt ist. Das Kind ist unruhig und misslaunig, schläft schlecht, da der Po wehtut und juckt.

In der Folge kommt es zu Bläschenbildung, Pusteln, schuppigem Ausschlag, Krusten und ggf. sogar offenen Stellen.

Behandlungsprinzipien

Wird die Windeldermatitis frühzeitig erkannt, heilt sie meist rasch ab. Manche Kinder haben dazu aber eine Neigung, und dann sollte man die Art der Win-

Kindern helfen mit neuen Hausmitteln

Schuhmayer | Zwiauer

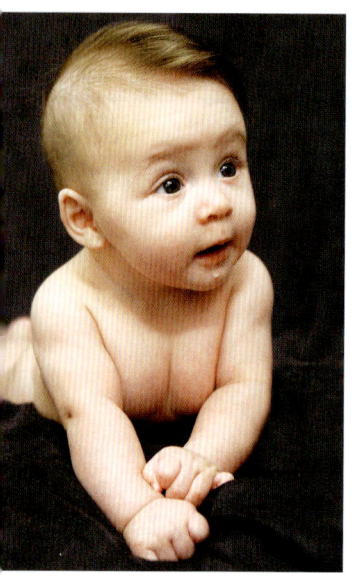

del überdenken. Besonders fördernd für das Wundsein von Babys sind Windeln, die „perfekt abdichten" und womöglich noch parfümiert sind. Dies sind oft Windeln, für die in den Medien stark geworben wird, weil das Baby damit ohne Windelwechseln lange „trocken" bleibt. Insofern ist eine günstigere Windel mit weniger „perfekten" Eigenschaften – das heißt weniger Abdichtung – möglicherweise sogar besser. Bei extremer Empfindlichkeit ist die Baumwollwindel ebenfalls eine Alternative. Wichtig ist in jedem Fall, so rasch wie möglich nach dem „Geschäft" die Windel zu wechseln.

Wichtig ist saubere, trockene Haut. Harn und Kotreste müssen gewissenhaft entfernt werden. Die Waschlösung kann man mit Kamillenextrakt anreichern. Abgetrocknet wird die Haut durch zartes Tupfen. Wenn möglich, folgt darauf „Lufttrocknung" der Haut.

Die Haut lässt sich durch Cremes mit Zink oder Lebertran schützen.

Ist es zu einer Infektion mit Pilzen wie Candida oder Bakterien gekommen, ist ärztlicher Rat erforderlich. Hier ist ausreichend lange zu behandeln, sonst kehrt die Infektion nicht nur wieder, sondern es werden damit auch Resistenzen gefördert.

Windpocken ➲ Feuchtblattern

Zeckenbiss ➲ Insektenstich

Zinkmangel

Wird dem Körper nicht genügend Zink mit der Nahrung zugeführt, entsteht ein Zinkmangel. Aufgrund von falschen Ernährungsgewohnheiten ist der Zinkmangel auch in Industrieländern nicht selten. Er kann insbesondere bei Kindern und Jugendlichen auftreten, die für das Wachstum besonders viel Zink benötigen.

Ursachen für einen Zinkmangel können eine Mangelversorgung, die mangelhafte Aufnahme von Zink aus der Nahrung in den Körper und/oder ein erhöhter Zinkbedarf des Körpers sein.

Zinkmangel

Eine Mangelversorgung kann entweder durch Unterernährung oder Fehlernährung entstehen. Bei Unterernährung besteht ein Mangel aller Nährstoffe. Bei Fehlernährung ist das gesamte Nahrungsangebot grundsätzlich ausreichend, aber durch falsche Zusammensetzung der Nahrung mit einem zu geringen Anteil an Spurenelementen wird dem Körper trotzdem zu wenig Zink zugeführt.

Bei der mangelhaften Aufnahme von Zink aus der Nahrung erhält der Körper eigentlich genügend Zink. Aufgrund unterschiedlicher Erkrankungen des Magen-Darm-Trakts kann der Körper aber aus der Nahrung nicht genügend aufnehmen. Es entsteht somit ein Zinkmangel, der von einem Mangel weiterer Nährstoffe begleitet sein kann.

Verschiedene Umstände können zudem den Zinkbedarf des Körpers erhöhen. Dazu gehören Schwangerschaft, Stillen, Wachstum bei Kindern und Jugendlichen, Sport, gewisse Krankheiten und bestimmte Medikamente.

Ein Mangel an Zink zeigt sich mit allgemeinen Beschwerden wie Appetitlosigkeit, Gewichtsverlust, Nachtblindheit, Müdigkeit, Antriebsmangel, Konzentrationsstörungen, Lernschwäche, Vergesslichkeit, Gedächtnislücken, Depressionen und Reizbarkeit. An Haut, Haaren und Nägeln fallen bei einem Zinkmangel ein Ausdünnen der Haare bis zum Haarausfall, brüchige Nägel mit weißen Flecken, Akne, eine verzögerte Wundheilung und vermehrtes Auftreten von Hauterkrankungen auf.

Das Abwehrsystem des Körpers ist geschwächt, sodass Betroffene häufiger an Infektionen leiden. Das Geruchs- und Geschmacksempfinden kann beeinträchtigt sein. Bei Kindern und Jugendlichen treten zudem Wachstumsverzögerungen und eine gestörte geschlechtstypische Entwicklung auf.

Behandlungsprinzipien

Im Falle einer Grunderkrankung ist diese abzuklären und nach einer genauen Analyse der Mangelsituation Zink entsprechend zu ersetzen.

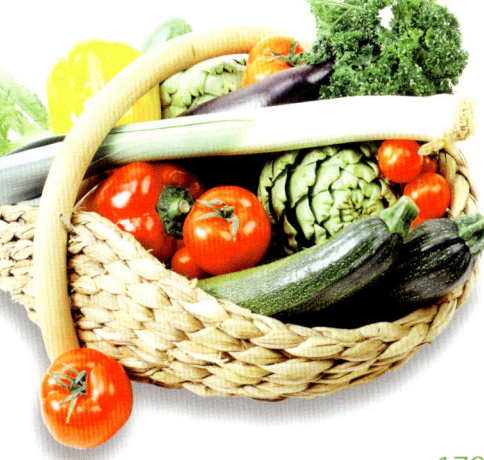

Zöliakie (Weizenunverträglichkeit, idiopathische Sprue, glutensensitive Enteropathie)

Bei der Zöliakie handelt es sich um eine chronische Resorptionsstörung des Darms mit nachfolgender unzureichender Nahrungsaufnahme, die durch eine Unverträglichkeit von Gluten hervorgerufen wird. Gluten ist ein Sammelbegriff für ein Eiweißstoffgemisch, das in einigen Getreiden vorkommt. Gluten ist das Klebereiweiß, das bei Zugabe von Wasser den typischen elastischen Brotteig macht.

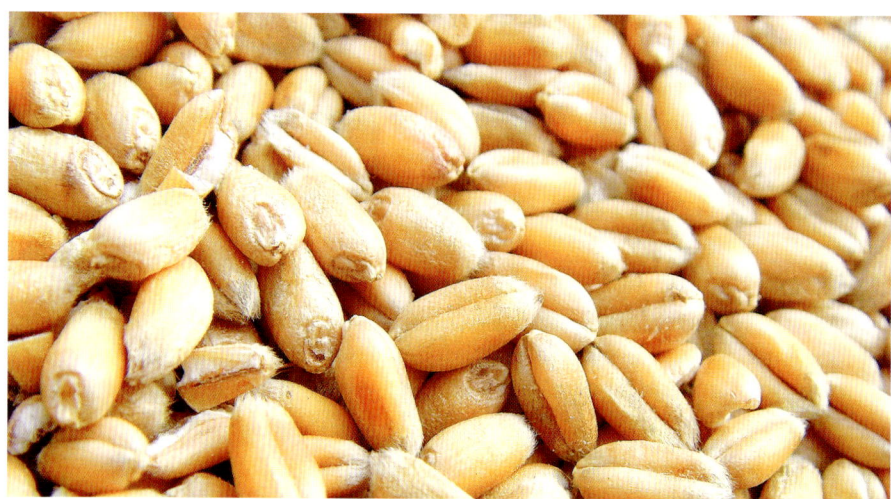

Die Häufigkeitsangaben für die Zöliakieerkrankung in Europa schwanken zwischen 1:100 bis 1:1.000. Der Grund dafür: In bis zu 90 % der Fälle verläuft die Erkrankung symptomarm und daher werden viele Patienten gar nicht diagnostiziert. Zudem ist die Zöliakie ein „Chamäleon": Sie verursacht ein buntes und von Person zu Person sehr unterschiedliches Krankheitsbild, von schweren klassischen Symptomen mit schwerer Gedeihstörung bis zu hin zu subtilen Wachstumsstörungen. In manchen Familien kommt Zöliakie gehäuft vor, aber auch Umweltfaktoren, wie z.B. der Zeitpunkt der Einführung von Beikost in Form von Getreidebrei, sollen einen Einfluss haben.

Grundsätzlich besteht eine Unverträglichkeit gegen den Getreidebestandteil Gluten. Im Blut der betroffenen Kinder finden sich spezifische Antikörper, die diagnoseweisend sein können.

Zöliakie

Im Dünndarm kommt es zu einer sogenannten Zottenatrophie (über die Darmzotten werden die aufgeschlossenen Nahrungsbestandteile aufgenommen). Insgesamt hat der Dünndarm eines gesunden Erwachsenen eine Oberfläche von mehr als 400–500 Quadratmetern. Bei der Zöliakie werden die Dünndarmzotten aufgrund der Entzündung allerdings nach und nach kürzer sowie plumper und bilden sich schließlich zurück – sie atrophieren, verkümmern. In der Folge kann der Dünndarm nicht mehr ausreichend Nährstoffe aufnehmen und eine Gedeihstörung kann die Folge sein.

Das Beschwerdebild beim Säugling ist typisch: Müdigkeit, Appetitlosigkeit, Erbrechen, fettreiche, übel riechende, massige Stühle (unverdaute Nahrungsbestandteile wie Fette, Kohlenhydrate, Eiweiß), aufgetriebener (nach vorne gewölbt und ausladend) Bauch und Bauchschmerzen, fehlende Gewichtszunahme oder sogar Gewichtsabnahme mit Rückschritten oder Stillstand in der körperlichen Entwicklung, oft dünne, abgemagerte Beine und Arme, Minderwuchs, Wassereinlagerungen in den Geweben, Muskelschwäche, Anämie, Blässe, Verhaltensänderungen wie Weinerlichkeit.

Solange der Säugling ausschließlich gestillt wird, sind keine Auffälligkeiten zu beobachten. Probleme treten erst auf, wenn etwa ab dem fünften Lebensmonat gliadinhaltige Nahrung in Form von Vollkornbrei oder Weizengries zugefüttert wird.

Behandlungsprinzipien

Unabdinglich ist – nach erfolgter Diagnosestellung! – eine lebenslange Diät mit glutenfreier Nahrung. Die Patienten dürfen keine Nahrungsmittel zu sich nehmen, die Mehl aus Weizen, Roggen und Gerste enthalten.
Teilweise wird auch Hafer nicht vertragen. Dazu gehören Teig- und Backwaren, Süßigkeiten, kohlenhydrathaltige Wurstwaren sowie fertige Soßen, Suppen und zahlreiche andere Fertiggerichte. Gluten ist auch zahlreichen Medikamenten als Trägersubstanz zugesetzt.

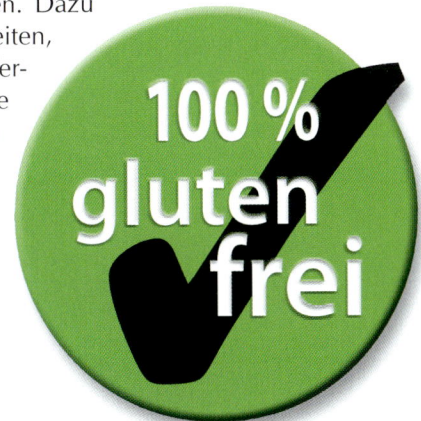

Im nachfolgenden Teil unseres Ratgebers haben wir für Sie verschiedene Rezepte und Heilmethoden zusammengetragen, die anwenderfreundlich umsetzbar beschrieben werden.

Im einen oder anderen Fall werden Sie auch Informationen dazu finden, wie seitens der Wissenschaft die Wirkung erklärt wird.

Sämtliche Rezepturen beruhen auf entsprechend seriöser Sekundärliteratur und sind keine „Neukreationen".

Die angeführten Heilmittel sind mehrheitlich – so nicht anders angeführt – für Kinder ab dem zweiten Lebensjahr gedacht. Kleinere Kinder unterliegen speziellen Anforderungen. Daher finden sie gegebenenfalls darauf entsprechende Hinweise.

Rezepturen, die ursprünglich für Erwachsene entwickelt wurden, sind in der Dosierung entsprechend angepasst.

Natürlich erhebt diese Zusammenstellung keinen Anspruch auf Vollständigkeit, sondern entspricht unserer Auffassung in Richtung Umsetzbarkeit und Häufigkeit der Erkrankungen. Sicher lässt sie sich noch weiter ergänzen, was Ihnen natürlich freisteht. Eigenen Ergänzungen dienen die Leerseiten am Ende dieses Abschnittes.

Mögliche Maßnahmen

Wie geht man mit Teerezepturen um?

Die Rezeptur beginnt mit dem Kürzel „Rp." – es steht für „recipe" – „man nehme". Dann folgen meist verschiedene Ingredienzien. Diesen Teil muss man dem Apotheker bekanntgeben oder der Bezugsquelle mitteilen, damit die entsprechende Teemischung zubereitet werden kann.

Sofern nicht anders vermerkt, entspricht „eine Tasse" etwa 150 ml Wasser.
TL = Teelöffel
EL = Esslöffel

Aromatherapie

Aromatherapie und -pflege sind medizinische Disziplinen, die sich am Wissen von Studien orientieren und mit Duftölen aus der Drogerie oder Esoterik nichts zu tun haben. Daher werden auch nie „Duftöle" verwendet, sondern reine/gereinigte Öle aus der Apotheke.

Die Aromatherapie ist ein Teilbereich der Pflanzenheilkunde (Phytotherapie) und folgt den Prinzipien der Naturheilkunde. Ihre Anwendung beruht auf langjähriger, weltweiter Erfahrung und auf wissenschaftlichen Untersuchungen. Ätherische Öle werden durch Wasserdampfdestillation aus Pflanzenmaterial und durch Pressen von Zitrusfrüchtenschalen gewonnen. Es werden keine naturidentischen und synthetischen Substanzen verwendet.

Unter Aromatherapie versteht man die kontrollierte Anwendung von ätherischen Ölen, um durch ihren positiven Einfluss Gesundheit zu fördern, Beschwerden zu lindern, Krankheiten zu behandeln und Rehabilitation und Rekonvaleszenz zu forcieren.

Die Aromatherapie kann als eigenständige Therapieform, aber auch als komplementärmedizinische Methode angewandt werden. Ätherische Öle ergänzen sehr gut andere medizinische, physikalische oder psychologische Therapieformen. Die Aromatherapie will Lebenskraft und Selbstheilungskräfte des Menschen wecken und stärken. Ätherische Öle haben tiefe Wirkung auf unser psychisches Gleichgewicht, sie wirken gleichermaßen auf den Körper und die Seele, also im ganzheitlichen Sinne.

Ätherische Öle besitzen einzigartige Eigenschaften, aus denen sich ihr duales Wirkprinzip und die verschiedenen Anwendungsmöglichkeiten ergeben. Durch ihre sowohl unmittelbare olfaktorische Wirkung auf Zentren im Gehirn als auch durch die Reaktion der einzelnen Inhaltsstoffe dortselbst auf molekularer Ebene mit geeigneten Rezeptoren (z.B. den GABA-A-Rezeptoren) regulieren sie psychische und physische Vorgänge, wie z.B. einerseits Erinnerungen, Gedächtnis, Motivation, Stimmungen, Kreativität und andererseits über das unwillkürliche vegetative Nervensystem vielfältige Organ- und Stoffwechselfunktionen. Ergänzend zu diesem Wirkprinzip,

Aromatherapie

das durch Riechen bzw. Einatmen entsteht, entfaltet das „Vielstoffgemisch" eines ätherischen Öls seine starken, aber ausgewogenen biochemischen Wirkungen auch durch Einreibungen, sanfte Massagen, Wickel, Kompressen, Inhalationen, Bäder und orale Aufnahme.

Die Indikationen für die Aromatherapie sind so vielfältig wie das Leben und so individuell wie die Menschen selbst. Anwendungsmöglichkeiten bieten sich in allen medizinischen Fachdisziplinen von Gesundheitsförderung und Vorbeugung über Behandlungen bis hin zu Rekonvaleszenz und Wellness für Körper, Geist und Seele. Praktische Beispiele für die Anwendung der Aromatherapie sind Schmerzen, Depression, Angst, Burnoutsyndrom und andere.
(Quelle: Österr. wissenschaftliche Gesellschaft für Aromatherapie, oegwa.at)

Die nachfolgenden Empfehlungen beziehen sich auf Erfahrungen mit jungen Patienten am Institut für Medizinorientierte TierAssistierte Therapie (www.IMTAT.at) und daher auf Situationen mit psychischer Belastung. Das heißt, dies ist nicht Lehrbuchwissen oder abgemalt, sondern erprobt. Deshalb sind es einige ausgewählte Öle und nicht ein ganzer Katalog mit Ölen, die man in der Praxis gar nicht alle ausgetestet haben kann! Detaillierte Studien wurden aufgrund der guten Bekanntheit der einzelnen Wirkungen nicht gesondert gemacht.

Im Detail handelt es sich dabei um das Verdampfen von drei Tropfen eines entsprechenden ätherischen Öls in einer Duftlampe mit Wasser in einem Raum (Verdampfen im Raum und nicht „Inhalation"!). Voraussetzung ist das abgeschlossene zweite Lebensjahr eines kindlichen Patienten. Zum Einsatz kamen:

- Orangen- und Zitrusöle bei Melancholie/depressiver Verstimmung,
- Lavendel- und Thymianöl beruhigen bei Angst,
- Bergamottöl stimuliert gegen Niedergeschlagenheit/Müdigkeit.
- Darüber hinaus können zwei Tropfen Bergamottöl zusätzlich als Wirkungsverstärker anderer Öle eingesetzt werden.

Nachfolgend einige Vorschläge der „Österreichischen Gesellschaft für wissenschaftliche Aromatherapie und Pflege" (Autor: Dr. Wolfgang Steflitsch)

Vorbeugung und Behandlung von Erkältungskrankheiten

Die klassischen Anwendungen der Aromatherapie für die Bekämpfung von Erkältungskeimen, zur Linderung der akuten Beschwerden und zur Wiederherstellung der immunologischen, körperlichen und emotionalen Integrität sind Raumbeduftung mittels Duftlampen oder Raumsprays, Saunaaufgüsse (nicht bei Kindern), Inhalationen, Voll- oder Teilbäder, Einreibungen und Mas-

Kindern helfen mit neuen Hausmitteln

Schuhmayer | Zwiauer

sagen (Anm.: grundsätzlich nicht bei Kindern unter dem vollendeten zweiten Lebensjahr).

Mit Hilfe dieser Anwendungen kommen die ätherischen Öle rasch an ihren Bestimmungsort und können dort ihre gewünschten Wirkungen entfalten. Mittels Raumbeduftung und Inhalation lassen sich die Erkältungsviren, aber auch Influenzaviren, bereits „im Anflug" bekämpfen.

Durch deutliche Verminderung der Viren in der Raum- und Atemluft kommt es seltener zu Infektionen, denn für die Auslösung einer Infektion wird eine bestimmte Menge an Keimen benötigt. Die Anzahl der notwendigen Krankheitserreger hängt aber unter anderem von der Aggressivität der Keime und von der Leistungsfähigkeit der Körperabwehr ab. Und da trifft es sich gut, dass zahlreiche ätherische Öle das Immunsystem stärken können.

Da Infektionskrankheiten oftmals zusätzlich die Oberfläche, zum Beispiel die Schleimhäute, der betroffenen Organsysteme schädigen und die Organfunktionen beeinträchtigen, kann man die Förderung der Selbstheilungskräfte des Körpers durch ausgewählte ätherische Öle und ganz gezielt entzündungshemmende, schmerzstillende und regenerationsfördernde Wirkungen nutzen. Bei Grippe oder grippalen Infekten bedeutet dies, dass die zerstörten Schleimhäute der Atemwege wieder aufgebaut werden, die Nerven in den Atemwegen wieder geschützt, Hustenreiz gemildert und das Abhusten erleichtert wird. Auch Kopfschmerzen, Fieber, Kreislaufschwäche, Nasennebenhöhlenentzündung, Schnupfen und allgemeines Krankheitsgefühl sind Ansatzpunkte für ätherische Öle.

Auswahl bewährter ätherischer Öle:
- Angelikawurzel,
- Cajeput,
- Eukalyptus,
- Fichtennadel,
- Ingwer,
- Latschenkiefer,
- Lorbeer,
- Melisse,
- Pfefferminze,
- Ravintsara,
- Rosmarin,
- Salbei,
- Speiklavendel,

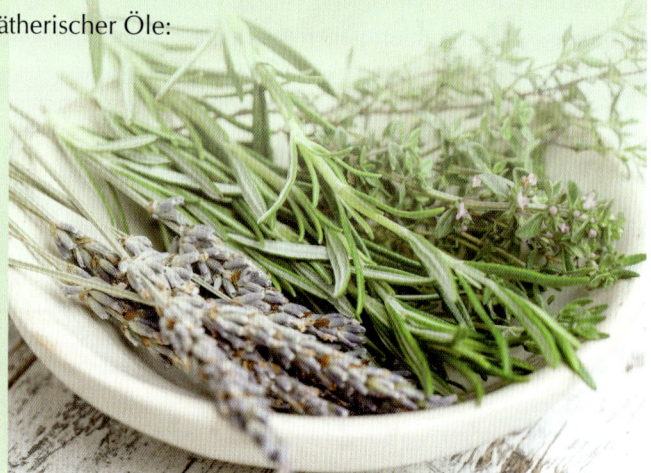

Aromatherapie

- Teebaum,
- Thymian,
- Zimt,
- Zitrone.

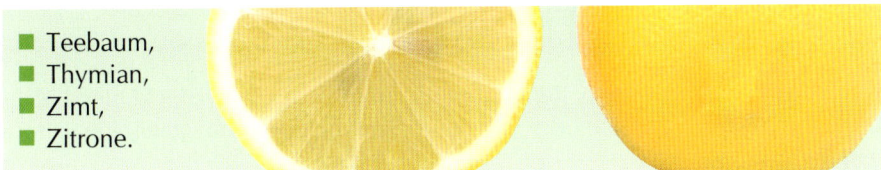

Und hier noch einige Rezeptvorschläge (aus Wolfgang Steflitsch, Dietmar Wolz, Gerhard Buchbauer: Aromatherapie in Wissenschaft und Praxis, Stadelmann Verlag, 2013):

Brust- und Rückenöl zum Einreiben für Kinder (ab dem dritten Lebensjahr)

Anwendung 1 bis 3 × täglich
- 4 Tr. Eucalyptus citriodora
- 3 Tr. Latschenkiefer
- 3 Tr. Thymian Ct. Linalool in 50 ml Sesamöl

Inhalation auf traditionelle Art (ab dem zehnten Lebensjahr)

1 Schüssel heißes Wasser, ätherisches Öl auf 1 TL Meersalz, einrühren, Badetuch über den Kopf, angenehme feuchte Wärme für 5 bis 15 Minuten;
1 bis 3 × täglich
- 2 Tr. Ravintsara
- 2 Tr. Eucalyptus globulus/2 Tr. Thymian
- 2 Tr. Zitrone/2 Tr. Salbei
- 2 Tr. Latschenkiefer

Raumbeduftung – danach Stoßlüften

Kind gut einpacken!

6 bis 10 Tr. ätherische Öle aus der oben genannten Auswahl

Beinwickel bei Fieber

Wasser ist Träger thermischer Reize (Temperaturreize), die entweder kühlend (Kaltabwaschungen, Kaltwickel) oder wärmend (Schwitzen, Warmwickel, Inhalation) sein können.

Grundsätzlich ist Fieber nichts anderes als das Signal, dass im Körper eine Entzündung abläuft, gleichsam das Temperatursignal dafür, dass das Abwehrsystem auf vollen Touren arbeitet. Das heißt, Fieber ist etwas sehr Nützliches und Natürliches! In der Regel tritt es bei Erkältungen und anderen Infektionserkrankungen auf.

Hohes Fieber beginnt mit einer raschen Steigerung der Kerntemperatur im Körper. Da die Oberfläche nun gleichsam „zu kalt" ist, versucht sie, mit Muskelzittern nachzuheizen. Das sehen wir als „Schüttelfrost". Er ist untrügliches Signal dafür, dass ein intensiver Fieberschub zu erwarten ist.

Nicht alle Kinder reagieren gleich. Es gibt Fiebertypen, die relativ rasch hohes Fieber bekommen, aber auch solche, die eher kaum zu Fieber neigen. Die Ursache kennt man nicht. Babys etwa können recht rasch und hoch fiebern.

Interventionen zur Fiebersenkung werden erst ab 38,5 Grad Achseltemperatur bzw. 39,5 Grad Rektaltemperatur durchgeführt, um den Kreislauf des Kindes zu entlasten. Die überschüssige Wärme des Körpers soll durch Verdunstung über den Wadenwickel erfolgen und nicht durch die übertragene Wärme der warmen Waden auf die kühlen Wickel.

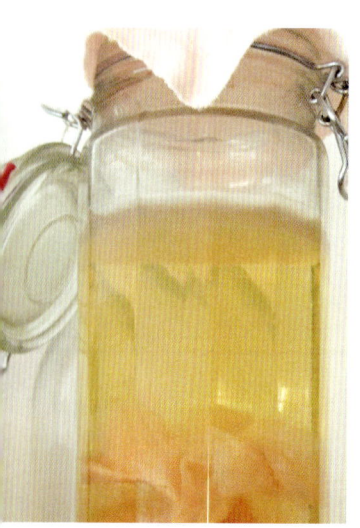

Essigwickel/Waden

Ein mehrfach gefaltetes Baumwoll- oder Leinentuch wird in nicht zu kaltes (keinesfalls „eisig kalt") Wasser getaucht, dem ein Schuss Essig hinzugefügt wurde, dann auswringen und gut anliegend um die Unterschenkel wickeln. Darauf achten, dass keine Falten entstehen und drücken.

Darüber ein trockenes Baumwoll-/Leinentuch, das den feuchten Wickel überlappt (einschließt).

Darüber evtl. ein Wolltuch, das aber nicht überlappen soll, damit auf der Haut direkt keine Wolle zu liegen kommt.

Nach ½ Std. Wickel abnehmen und Beine gut abfrottieren.

Topfenwickel/Waden

Hier wird statt des Essigwickels 1 cm kühler Magertopfen auf ein Baumwolltuch aufgebracht und aufgelegt. Alle anderen Schritte sind gleich wie beim Essigwickel.

Beruhigende Tees

Unruhe ist zunächst ein Zeichen von Unausgeglichenheit. Oft steckt Bewegungsmangel dahinter, da Kinder heute ihr Leben häufig in sitzender Haltung verbringen. Ungewöhnliche Erlebnisse oder Probleme in der Schule können der Motor für Unausgewogenheit sein, aber natürlich auch Konflikte innerhalb der Familie. Wichtigste Maßnahme ist das Angebot zum Gespräch, aber bitte als entspannte Einladung und nicht als: „Ich muss mit Dir sprechen!" Dabei muss man auch selbst entspannt sein, da sich die eigene Unruhe sonst sofort auf das Kind überträgt.

Eine weitere sehr häufige Ursache sind mangelnde Struktur und Regelmäßigkeit im Tagesablauf, die Kinder „außer Rand und Band" geraten lassen. Rechtzeitiges Aufstehen und Zubettgehen, regelmäßige Mahlzeiten sowie so wenig Hast und Hetze wie möglich sind hier entscheidend. Das gilt im Besonderen auch für das Umfeld, denn Nervosität und Stress übertragen sich augenblicklich auf das Kind. Hektische Eltern dürfen keine ruhigen, entspannten Kinder erwarten. So viel ist sicher.

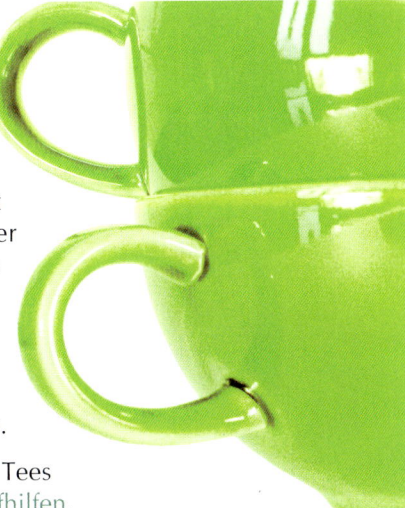

Tees gelten als kleine, erlaubte Hilfsmittel, die Stress ein wenig abmildern können. Wie bei allen Teerezepturen ist anzumerken, dass Kinder anders „schmecken" als Erwachsene, eine „Verfeinerung" mit Honig oder Fruchtsaft kann daher angezeigt sein. Heilkraft muss nicht grauenhaft schmecken. Insbesondere der Baldriangeschmack ist nicht jedes Kindes Sache. Dies gilt übrigens nicht bei Tees, die bei Magen-Darm-Problemen zur Anwendung kommen, denn Zucker gehört zu den stärksten Säurelockern und sollte in diesem Bereich daher vermieden werden.

Je nach Situation können nachfolgende Tees auch ergänzt werden durch die ⮕ Einschlafhilfen.

Kindern helfen mit neuen Hausmitteln

Schuhmayer | Zwiauer

Angstzustände/Ängstlichkeit

Rp.	Herzgespannkraut 20,0 Johanniskraut 10,0 Melissenblätter 10,0 Baldrianwurzel 10,0	1 TL + ¼ l kochendes Wasser, 5 Min. ziehen lassen.
		3–5 × tgl. eine Tasse.

Nervöse Erregung

Rp.	Lavendelblüten 20,0 Melissenblätter 15,0 Hopfenzapfen 40,0 Anisfrüchte angestoßen 5,0 Fenchelfrüchte angestoßen 5,0	½ EL + 1 Tasse siedendes Wasser, 15 Min. ziehen lassen.
		3 × tgl. 1 Tasse sowie 1 Tasse vor dem Schlafengehen.

Beruhigung (nach phytotherapie.at)

Rp.	Melissenblätter 40,0 Passionsblumenkraut 30,0 Kamillenblüten 20,0 Orangenblüten 10,0	1 Esslöffel Teemischung wird mit 150 ml (entspricht einer Teetasse) kochendem Wasser übergossen und unter gelegentlichem Umrühren 10 Min. ziehen gelassen. Anschließend abseihen und mäßig warm trinken.
		3 × täglich eine Tasse, möglichst kurmäßig (2–3 Wochen). Bei kleineren Kindern 2 × täglich eine Tasse, nicht am Abend.

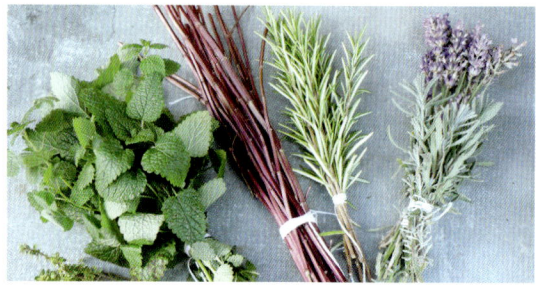

Es gibt auch zahlreiche Tinkturen, die in diesem Bereich Anwendung finden. Aufgrund des Alkoholgehaltes können wir diese für Kinder aber nicht empfehlen, da sie wegen der fehlenden Stoffwechselfunktion in der Leber Alkohol nicht verarbeiten können.

Blasentee

Bei Blasenentzündung bzw. Harnwegsinfektion ist die gute „Spülung" der harnableitenden Wege wichtig. Das kann auch über einen längeren Zeitraum notwendig sein, bei dem sich ein Wechsel des Tees alle drei Wochen empfiehlt.

Neben handelsüblichen Blasentees bieten sich an:

Ackerschachtelhalmtee

2 TL Kraut + ¼ l heißes Wasser, ½ Stunde ziehen lassen, abseihen.

3 Tassen pro Tag.

Rp.	Hauhechelwurzel 15,0 Goldrutenkraut 20,0 Orthosiphonblätter 30,0 Gewürzsumachwurzelrinde 30,0 Orangenschale 5,0	1 EL + 1 Tasse kochendes Wasser, 10 Min. ziehen lassen, abseihen.
		3–4 Tassen tgl.

Brustwickel bei Bronchitis

Topfenwickel

Er ist schleim- und krampflösend bei Erkältung oder (spastischer) Bronchitis.

Sie benötigen dazu eine Windel bzw. ein Baumwolltuch, das breiter sein muss als der Brustumfang des Kindes. Darauf streicht man auf die obere Tuchhälfte zimmerwarmen, fettarmen Topfen – 1 cm dick, 10 cm hoch und so breit wie der Brustumfang des Kindes.

Der untere Teil des Tuches wird nach oben geschlagen und deckt nun den Topfenstreifen ab.

Dieser Wickel wird um die Brust des Kindes gelegt und mit einem trockenen Handtuch abgedeckt und gegebenenfalls befestigt.

Mindestens 1 Std. belassen. Falls vor dem Schlafen angelegt, kann er auch die ganze Nacht verbleiben. Oft fördert er den Schlaf.

Kindern helfen mit neuen Hausmitteln

Schuhmayer | Zwiauer

Warme Wickel

Warme Wickel gibt man nicht bei hohem Fieber!

Warmer Kartoffelwickel

Er dient der Hustenlinderung und Schleimlösung. Bei warmen Wickeln besteht immer die potentielle Gefahr, die zarte Kinderhaut zu verbrennen, daher macht man mit der eigenen Hand die sogenannte Handrückenprobe, da der Handrücken empfindlicher ist als die Handflächen.

Auf eine Windel streicht man auf eine Fläche von ca. 10 x 25 cm (je nach Größe des Kindes) zerdrückte, gekochte warme (nicht heiße!) Kartoffeln. Danach wird die Windel über diese Fläche geschlagen. Nun mit dem Handrücken über eine Minute die Hautverträglichkeit prüfen.

Der Wickel wird angelegt und mit einem Frottiertuch ummantelt.

Nach 20 Minuten wieder abnehmen.

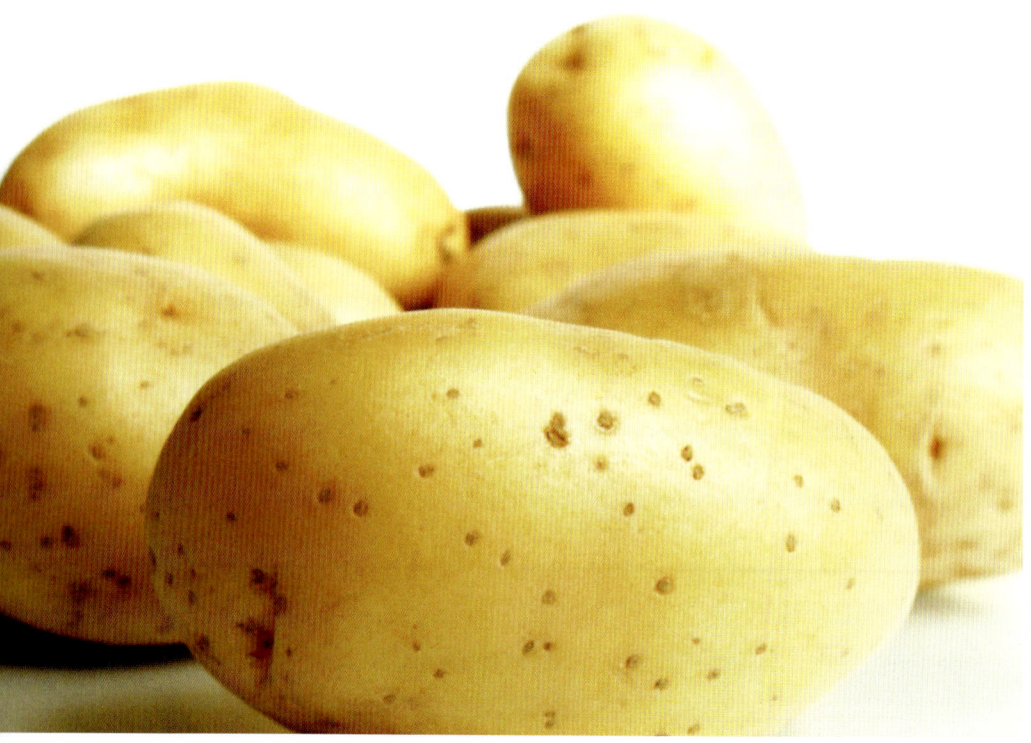

Zwiebelwickel

Er lindert vor allem Hustenreiz.

> 2 Zwiebeln werden gehackt. Anschließend auf ein Baumwolltuch legen.
>
> Zwiebeln in das Tuch einschlagen und dann über einem Topf mit heißem Wasser erwärmen.
>
> Dann die solcherart erwärmten und eingeschlagenen Zwiebeln auf den Brustkorb legen. Achtung: Bei warmen Wickeln besteht immer die potentielle Gefahr, die zarte Kinderhaut zu verbrennen. Daher macht man mit der eigenen Hand die sogenannte Handrückenprobe, da der Handrücken empfindlicher ist als die Handflächen.
>
> Darüber wieder ein Baumwolltuch und schließlich ein Wolltuch. Dabei auf einen glatten Verlauf achten, damit das Kind nicht auf einem „Stoffwulst" zu liegen kommt, der drückt und schmerzt.
>
> Der Wickel kann 2 bis 3 Stunden liegen bleiben.

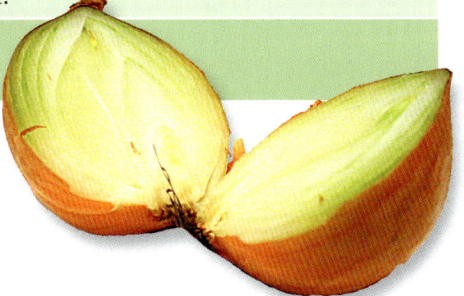

Wie bei allen Methoden, in denen ätherische Öle zur Anwendung kommen, ist auch der Zwiebelwickel für kleinere Kinder nicht geeignet!

Chaga-Tee

Auch im Bereich der Ganzheitsmedizin gibt es so etwas wie Trends. Einer davon nennt sich Mikronährstoffmedizin. Sie versucht, spezielle Inhaltsstoffe definierter Pflanzen medizinisch zu nutzen. In manchen Fällen werden diese spezifischen Inhaltsstoffe sogar synthetisiert und dann eingesetzt wie Medikamente. Allerdings gehören sie zur Gruppe der diätetischen Nahrungsergänzungsmittel.

In den Randbereich dieses Gebietes gehört der sogenannte Chaga-Tee. Genau genommen ist es kein Tee, da Tees in der Regel getrocknete Blätter als Grundlage verwenden. In diesem Fall jedoch handelt es sich um ein Teegetränk aus dem Aufguss des getrockneten Chaga-Pilzes (Inonotus obliquus). Entweder werden Chaga-Würfel mit Teewasser übergossen oder fertige Teebeutel.

Dem Vernehmen nach weiß die traditionelle Medizin in Lappland und Sibirien schon seit mehr als 900 Jahren um seine heilende Wirkung. Die erste schriftliche

Kindern helfen mit neuen Hausmitteln

Schuhmayer | Zwiauer

Erwähnung stammt aus dem 12. Jahrhundert, als der ukrainische Großfürst Wladimir Monomach durch Chaga-Tee angeblich von Lippenkrebs geheilt wurde.

Zeichen dieser Wirkung ist der sogenannte ORAC-Wert, der beim Chaga-Tee den höchsten Wert für natürliche Lebensmittel oder Nahrungsergänzungsmittel erreicht. Unter dem ORAC-Wert versteht man eine Verhältniszahl, die die antioxidative Potenz eines Lebensmittels beschreibt.

ORAC-Werte von einigen Obst- und Gemüsesorten pro 100 g	
Nahrungsmittel	ORAC-Wert
Chaga-Pilz	3.655.700
Acai-Beeren	80.000
Goji-Beeren	40.000
Granatapfel	3.370
Heidelbeeren	2.450
Brombeeren	2.080

Quelle: Tuffs Universität Boston, Department of Agriculture, National Institute of Health Project Expo 2003

Unter Antioxidantien versteht man Substanzen, Nährstoffe und Enzyme, die Zellen des Organismus vor den Auswirkungen freier Sauerstoffradikale schützen können. Man spricht auch von „Freien Radikalen" oder „Reaktiven Sauerstoffspezies". Diese sind, um es sehr vereinfacht und in wenigen Worten zu erklären, für die Entstehung von Entzündungen und Krebs hoch mitverantwortlich. Was einfach klingt, hat weitreichende Konsequenzen, denn Entzündungen gelten als die Grundlage einer hohen Zahl von Erkrankungen. Diese reichen vom Diabetes über den Herzinfarkt bis hin zu psychischen Überlastungsstörungen, denn auch bei der Depression gibt es wissenschaftliche Hinweise auf eine subklinische (man sieht keine Symptome) Ganzkörperentzündung, die im Hintergrund abläuft. Auch wiederkehrende Infektionen bakterieller oder viraler Natur sind in diesem Zusammenhang zu nennen.

In der traditionellen Medizin Finnlands und Sibiriens schluckt man nicht Chaga-Pilz-Pulver, sondern verwendet den Tee. In der Praxis empfiehlt es sich, fertig abgepackte Teebeutel zu kaufen, die man leicht über das Internet beziehen kann. Das wesentliche Kriterium ist, dass das Rohmaterial handgepflückt und von alten Birken (bis zu 70 Jahre alt) aus der Region, in der der Pilz heimisch ist, stammen

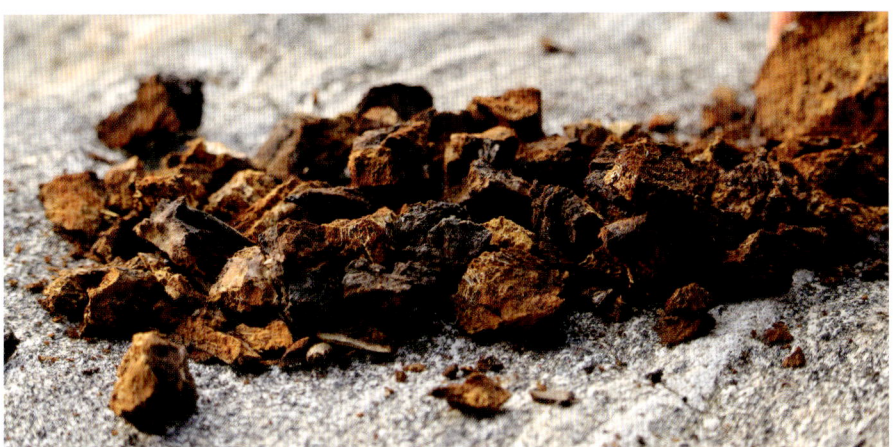

soll. Er soll mindestens einen Meter über dem Boden auf der Birke wachsen, und das über fünf Jahre. Grundsätzlich kann er auch auf Buchen oder Erlen wachsen, wurde aber in dieser Form in der Volksmedizin nie verwendet. Diese Details sind insofern wichtig, als mittlerweile viele Anbieter das potentielle Geschäft wittern und es auch hier schon „Nachahmerprodukte" etwa aus China gibt, die als nicht empfehlenswert gelten, da sie auf Nährmedien gezüchtet werden und damit keinen Bezug zur Birke haben bzw. auch allen anderen Kriterien nicht entsprechen.

Man kann den fertigen Teebeutel dreimal in einer Tasse aufgießen. Das Getränk ist weitgehend geschmacksneutral. Da es keine dezidierten Erfahrungen und Dosierungsanweisungen gibt, sollte Chaga-Tee sicherheitshalber erst ab dem Schulkindalter eingesetzt werden.

Wozu verwendet man den Tee?

Früher wäre ein Tee, der sich günstig auf den Stoffwechsel auswirkt und daher z.B. gegen Diabetes richtet, in einem Buch über Kinderkrankheiten nicht oder kaum vorgekommen. Heute allerdings sehen wir bereits Schulkinder und Jugendliche mit „Altersdiabetes". Es gibt immer wieder Fallberichte, die auf die günstige Wirkung von Chaga-Tee bei Diabetes hinweisen.

Aber auch in Zeiten erhöhter Infektionshäufigkeit macht eine derartige Maßnahme Sinn. Vor allem zur Prävention und zur Unterstützung bei viralen Infektionen, die ohnehin nur symptomatisch behandelbar sind. Ebenso bei Infektionen mit Eppstein-Barr-Virus – dem ⊃ Pfeifferschen Drüsenfieber. Besonders deshalb, weil es dabei häufig zu sehr langen Erholungszeiträumen kommt, in denen die Pharmakomedizin absolut nichts zu bieten hat. Und lange bedeutet hier bis zu einem halben Jahr – also wirklich lange.

Zudem sind folgende Wirkungen dokumentiert:
- unterstützt den Körper bei der Heilung von Entzündungen,
- fördert die Gehirngesundheit,
- verbessert die Herz-Kreislauf-Funktion,
- steigert die Leistung des Gedächtnisses,
- senkt hohen Blutzucker,
- vermindert Gelenk- und Knochenbeschwerden,
- steigert Energie und Ausdauer,
- fördert die allgemeine Vitalität.

Die konkrete Studienlage zu Chaga-Tee ist dünn. Konkrete Werte ließen sich nur in einer Studie finden (siehe unter https://www.ncbi.nlm.nih.gov/pubmed/18434051).

Im Tierversuch wurden innerhalb von 30 Tagen folgende Ergebnisse erzielt:
- Das Gesamtcholesterin sank signifikant.
- Das (schlechte) LDL-Cholesterin verminderte sich stark(?)
- Freie Fettsäuren (FFA) sanken um 18 %.
- Triglyzeridwerte verminderten sich um 16 %.
- Das gute HDL-Cholesterin stieg um 8,2 %.

In einer weiteren Studie an gesunden Erwachsenen (mit Normalwerten) soll eine hohe Dosis Chaga-Tee (1 Liter pro Tag) innerhalb von 20 Tagen zu folgenden Ergebnissen geführt haben (leider war die Publikation hierzu nicht erhebbar):
- Das Gesamtcholesterin sank um 9,2 %.
- Das (schlechte) LDL-Cholesterin sank um 21 %.
- Triglyceride sanken um 9,5 %.
- Das (gute) HDL-Cholesterin stiegt leicht an.

Schlussbemerkung: Die Mikronährstoffmedizin, zu der der Chaga-Tee letztlich gehört, ist Neuland. Neuland ist in der Medizin immer durch zwei Dinge gekennzeichnet: Das Eine ist das Fehlen sogenannter „harter" Daten. Das schon deshalb, weil sich die erforderlichen Studien nur multinationale Großkonzerne leisten können. Das Zweite ist eine Art „Goldgräberstimmung" – geschäftstüchtige Menschen und Firmen versuchen, aus der Begeisterung einen Hype zu machen. Da nehmen es nicht alle mit der Wahrheit sonderlich genau.

Ich (Wolfgang Schuhmayer) habe vor der Niederschrift dieses Beitrags Chaga-Tee selbst einige Monate genommen und anderen Menschen aus sehr unterschiedlichen Gründen empfohlen. Mit Sicherheit ist er nicht wirkungslos – einzelne laborchemische Parameter haben wir im Selbstversuch dabei nicht gemessen, weil das aufgrund unterschiedlicher Grundsituationen kaum Sinn gemacht hätte. Das wird ein Erfordernis der Zukunft sein.

Meine persönliche Recherche ging bis Russland, wo mir im Wesentlichen jene Dinge bestätigt wurden, die in diesem Beitrag zusammengefasst sind. Dazu muss man wissen, dass die russische Medizin bis vor nicht allzu langer Zeit fast nur in Russisch publiziert hat. Das macht eine Recherche sehr schwer. Man kann allerdings davon ausgehen, dass in diesem Teil Europas noch einiges an verborgenem Wissen schlummert.

Sicherlich nicht stimmen Berichte, wonach man damit „Krebs heilen" könne.

Einschlafhilfen

Der gesunde Schlaf hat wenige, aber entscheidende Geheimnisse:

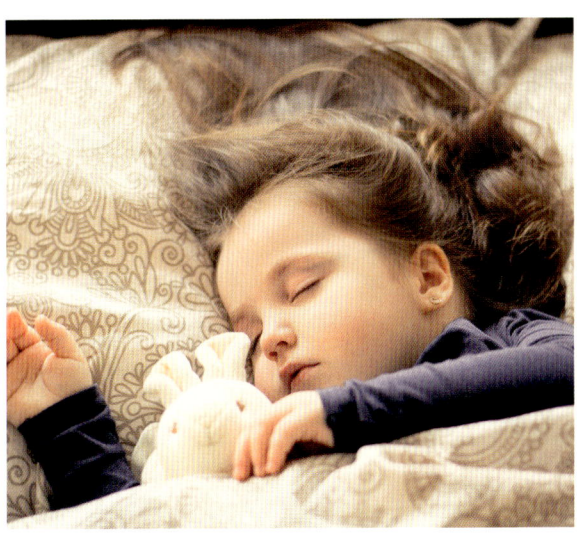

- Rechtzeitig zu Bett gehen ist die Voraussetzung für ausreichenden Schlaf.
- Damit Belastendes abgeladen werden kann, ist ein kurzes Gespräch vor dem Einschlafen sehr hilfreich.
- Achten Sie vor allem bei kleineren Kindern auf ein täglich gleichbleibendes Ritual, denn der Mensch – nicht nur das Kind – benötigt Strukturen.

Das Kind soll möglichst mit positiven Gedanken einschlafen. Wer selbst kein begnadeter Geschichtenerzähler ist, findet ausreichend CDs mit netten Gute-Nacht-Geschichten und Entspannungsmusik, die das Einschlafen optimal begleiten können.

Dennoch kann es vorkommen, dass Kinder aus verschiedenen Gründen unruhig und nervös sind. Auch sich anbahnende Infektionskrankheiten können dahinterstecken.

Kindern helfen mit neuen Hausmitteln

Schuhmayer | Zwiauer

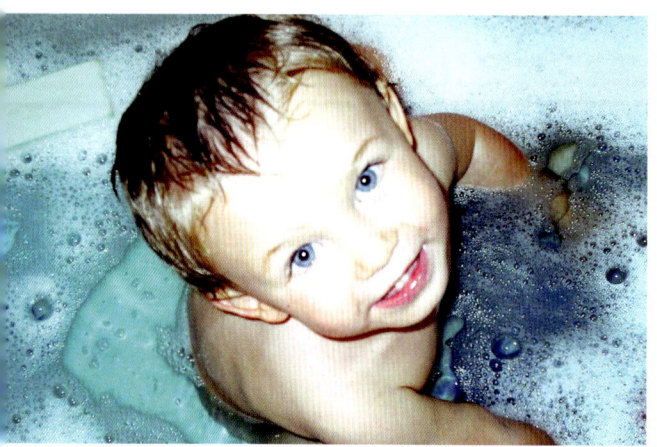

Hier finden Sie einige Hilfsmittel, die das Einschlafen erleichtern:

Bad

Sehr entspannend wirkt ein warmes – nicht heißes – Bad vor dem Zubettgehen. Nach gemütlichen 30 Minuten in der Badewanne nicht abtrocknen, sondern nur abtupfen und in ein dünnes Leintuch gewickelt unter die Bettdecke schlüpfen.

Einschlaftee

Rp.	Baldrianwurzel 20,0 Hopfenzapfen 10,0 Haferfrüchte 10,0 Fenchelfrüchte angestoßen 5,0	1 TL auf 1 Tasse Wasser, siedend übergießen, 15 Min. ziehen lassen.
		½ Std. vor dem Schlafengehen 1 Tasse.

Einschlaftee bei Nervosität

Rp.	Melissenblätter 10,0 Baldrianwurzel 10,0 Lavendelblüten 10,0 Malvenblüten 5,0 Orangenblüten 5,0	½ TL + 1 Tasse kochendes Wasser, 10 Min. ziehen lassen, abseihen.
		Vor dem Abendessen eine Tasse mit Honig gesüßt.

Einschlaftee für füllige Kinder

Rp.	Lavendelblüten 10,0 Melissenblätter 10,0 Baldrianwurzel 10,0 Fenchelkraut 10,0 Fenchelsamen 5,0 Kümmelsamen 5,0	½ TL + 1 Tasse kochendes Wasser, 10 Min. ziehen lassen, abseihen.
		Vor dem Abendessen eine Tasse mit etwas Honig gesüßt.

Einschlafhilfen

Einschlaftee bei Schulangst oder Bettnässen

Rp.	Johanniskraut 10,0 Melissenblätter 20,0 Orangenblüten 10,0 Hopfenzapfen 10,0 Hagebutten 10,0	2 TL + 1 Tasse siedendes Wasser, 15 Min. ziehen lassen.
		Morgens und abends eine Tasse über 4–6 Wochen.
		Hierbei gibt es keine Alterseinschränkungen.

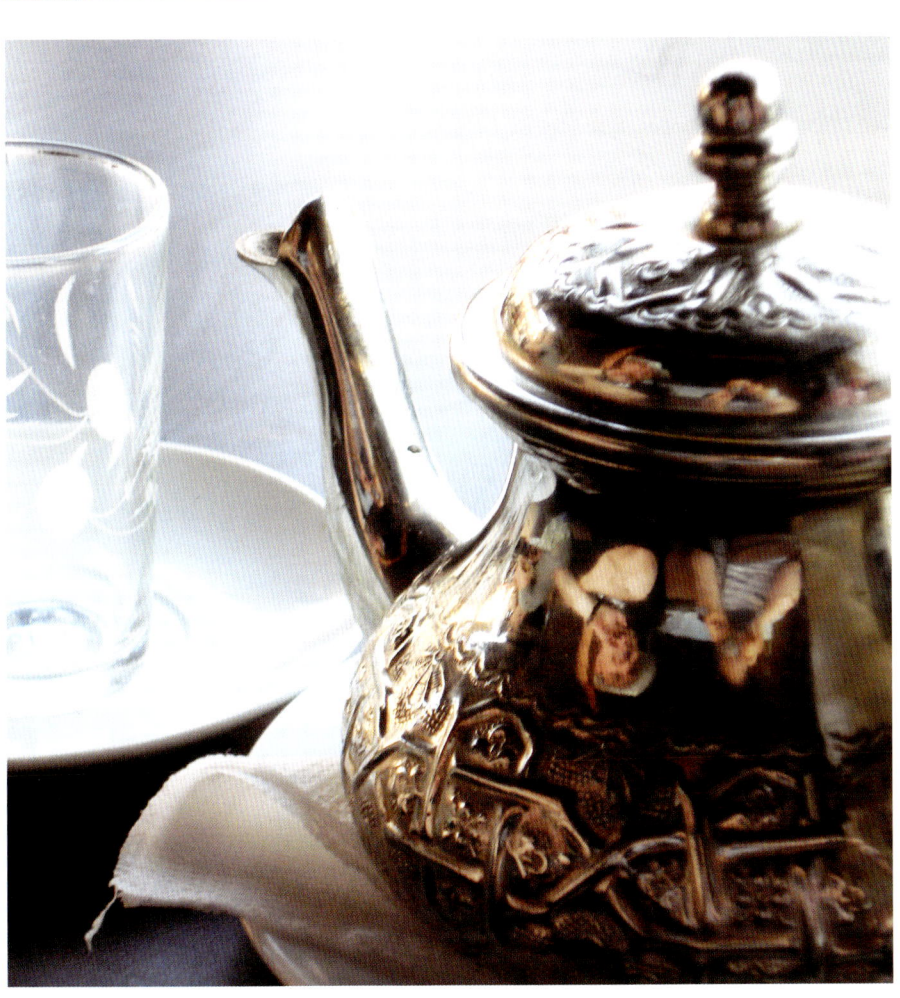

Mögliche Maßnahmen

Elektrolytlösung

Bei starkem Brechdurchfall empfehlen sich die folgenden Mittel:

Rezept der WHO

Rp.	Natriumchlorid 2,6 g Natriumcitrat 2,9 g Kaliumchlorid 1,5 g Glukose 13,5 g	Die Mineralienmischung wird in 1 l abgekochtem Wasser aufgelöst.
		Schluckweise trinken.

Rezept nach www.apotheker.or.at

Rp.	8 gestrichene Teelöffel Zucker ¾ Teelöffel Salz (Kochsalz = Natriumchlorid) ½ Liter Orangensaft (enthält ca. 0,8 g Kalium, entspricht etwa 20 mmol) ½ Liter Mineralwasser (enthält je nach Sorte bis etwa 20 mmol HCO_3^-)	Alles vermischen.
		Die Trinkmenge sollte etwa 40 ml je kg Körpergewicht innerhalb von 24 Stunden betragen.

Grundsätzlich gibt es aber in der Apotheke Fertigpräparate, die vorzuziehen sind.

Entspannungstee

Er löst keine Probleme, ist aber ein erlaubtes kleines Hilfsmittel. Oft ist es schon das abendliche Ritual des Teetrinkens, das zur Besserung beiträgt.

Siehe auch ↪ Beruhigende Tees.

Melissetee

1 TL Melissenblätter + ⅛ l kochendes Wasser, 10 Min. ziehen lassen, abseihen.
1 Tasse abends direkt vor dem Zubettgehen.

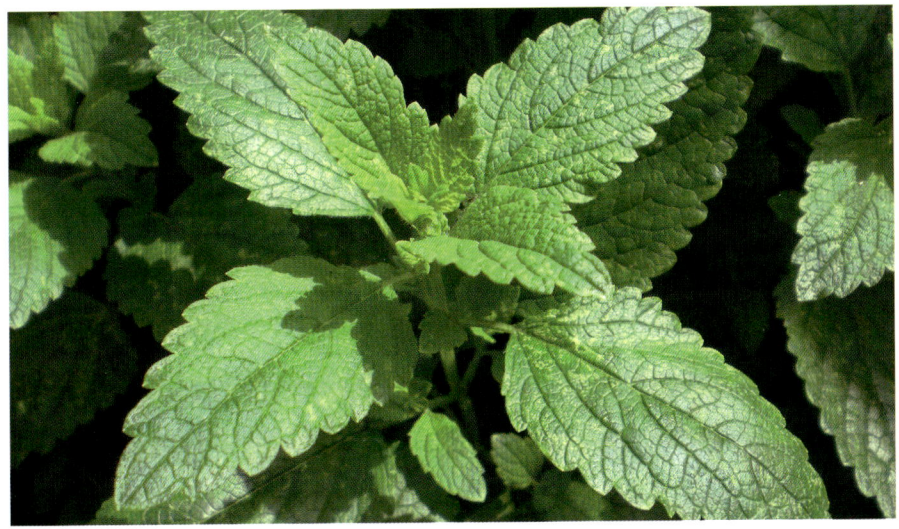

Entzündungen Mund-/Rachenraum

Für Kinder sind alkoholische Auszüge nicht geeignet, daher sind hier nur sogenannte wässrige Auszüge und Tees angeführt.

Wässrige Auszüge zum Trinken

Eibisch

2 TL Eibisch mit ¼ l kaltem Wasser übergießen, mind. ½ Std. ziehen lassen und abseihen. Dann auf Trinktemperatur erhitzen.

Schluckweise trinken.

Der Tee wirkt reizlindernd und schleimhautschützend.

Isländisch Moos

1–2 TL Isländisch Moss mit 1 Tasse (150 ml) heißem Wasser übergießen, 5 Min. ziehen lassen.

Schluckweise trinken.

Malve

2 TL Blüten oder Blätter mit ¼ l heißem Wasser übergießen, 10 Min. ziehen lassen.

Mehrmals täglich und vor dem Schlafengehen anwenden.

Gurgeltees

Rp.	Kamillenblüten Salbeiblätter aa 15 Tausendguldenkraut 20,0	1 TL auf 1 Tasse (150 ml) Wasser, kochend aufgießen, 10 Min. ziehen lassen.
		Mehrmals tgl. gurgeln.

Rp.	Fenchelfrüchte angestoßen Kamillenblüten Salbeiblätter aa 25	1 EL auf ¼ l Wasser, kochend aufgießen, 10 Min. ziehen lassen.
		Mehrmals tgl. gurgeln.

Rp.	Malvenblätter Eibischwurzel Salbeiblätter aa 20,0	1 TL auf ¼ l Wasser, kochend aufgießen, 15 Min. ziehen lassen.
		Mehrmals tgl. gurgeln.

Rp.	Isländisch Moos 10,0 Eibischwurzel 25,0 Süßholzwurzel 10,0 Thymiankraut 30,0 Spitzwegerichkraut 25,0 Fenchelfrüchte angestoßen 10,0	1 EL mit 1 Tasse (150 ml) Wasser, kochend aufgießen, 10 Min. ziehen lassen.
		Mehrmals tgl. gurgeln.

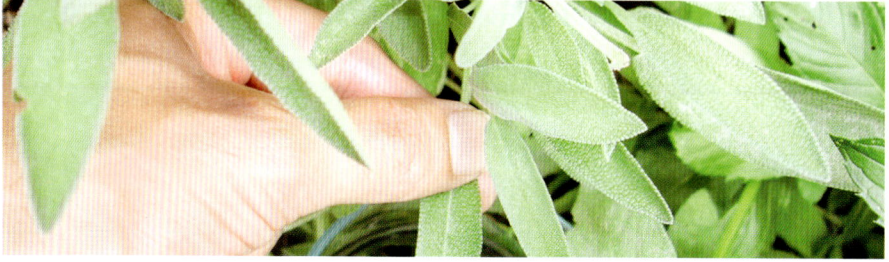

Erkältungsbad

Wasser ist der Träger thermischer Reize (Temperaturreize), die entweder kühlend (Kaltabwaschungen, Kaltwickel) oder wärmend (Schwitzen, Warmwickel, Inhalation) sein können. Es eignet sich daher gut für Erkältungsbäder.

Heublumenbad

Dieser Ansatz findet nur im frühen Stadium einer Erkältung Anwendung und nicht bei kleinen Kindern unter dem zweiten Lebensjahr.

Stoffwechsel und Schweißbildung werden angeregt und beschleunigen den Ausbruch der Erkältung. Nach einem derartigen Bad sind die Kinder häufig erschöpft und müssen unbedingt ins Bett. Auf dem Weg dahin sollten Sie das Kind sicherheitshalber begleiten oder es dorthin tragen. Meist folgt eine Schlafphase.

> 1 gehäufter EL Heublumen + 1 l kaltes Wasser ansetzen, zum Kochen bringen, ½ Std. ziehen lassen, abseihen. Dann dem warmen Badewasser zugeben.

Keinesfalls bei hohem Fieber anwenden!

Flohbiss – Juckreizstillung

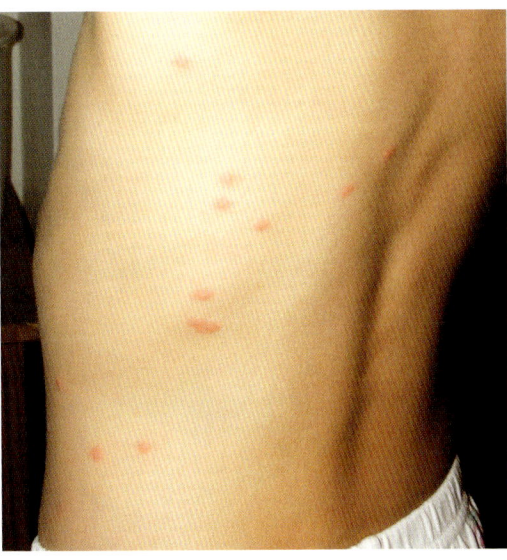

> Mentholöl (= reines Pfefferminzöl) erst bei Kindern ab 12 Jahren
> Thymianöl
> Lavendelöl
> Zu gleichen Teilen einige Tropfen vermischen.

Die betroffenen Stellen damit abtupfen. Bei Bedarf mehrmals täglich wiederholen.

Haferschleimsuppe

Sie wird bei akuten Magen-Darm-Beschwerden angewendet.

Der Schleim entsteht durch das Klebereiweiß im Hafer beim Aufkochen, er „beruhigt" die Magenschleimhaut und enthält Vitamin B, das seinerseits entzündungshemmend wirkt. Der Haferschleim bildet eine Schutzschicht auf der entzündeten Magen- und Darmschleimhaut. Der stark saure und reizende Magensaft wird so ferngehalten und die Schleimhaut kann sich wieder regenerieren. Bei einer Magen-Darm-Entzündung (Bauchweh, evtl. verbunden mit Durchfall und Erbrechen) werden täglich drei Teller gegessen.

Zubereitung: 3 EL Haferflocken mit etwas Salz in ½ l Wasser kalt aufstellen, erhitzen, unter Umrühren ¼ Stunde kochen lassen.

100 g Haferschleimsuppe enthalten

Vitamin A: 9 µg	Vitamin B_6: 0 mg	Phosphor: 55 mg
Vitamin D: 0 µg	Biotin: 0,6 µg	Eisen: 0,3 mg
Vitamin E: 0,1 mg	Vitamin B_9: 0,9 µg	Zink: 0,2 mg
Vitamin K: 3,9 µg	Vitamin C: 0,6 mg	Kupfer: 0 mg
Vitamin B_1: 0 mg	Natrium: 39 mg	Mangan: 0,2 mg
Vitamin B_2: 0 mg	Kalium: 20 mg	Fluor: 0 mg
Vitamin B_3: 0,2 mg	Kalzium: 10 mg	Jod: 3,9 µg
Vitamin B_5: 0 mg	Magnesium: 7 mg	

Brennwert nach Makronährstoffkalorien
gesamt: 8 kcal/100 g Suppe

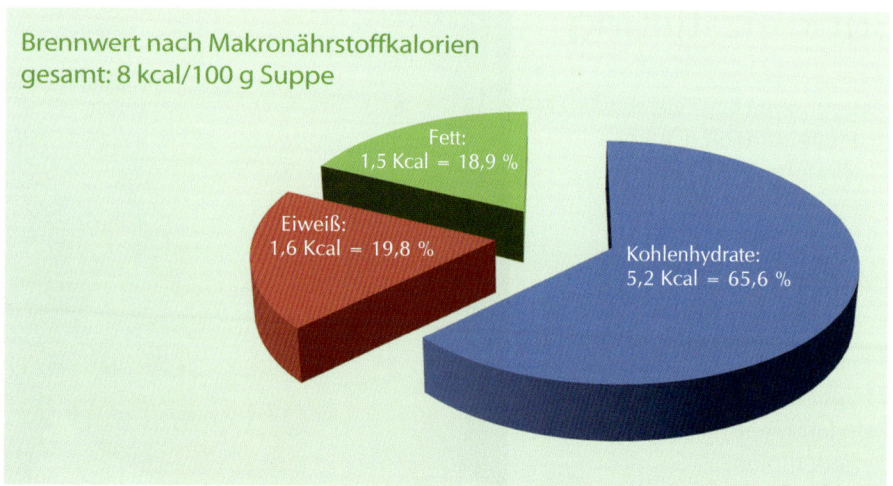

Fett: 1,5 Kcal = 18,9 %
Eiweiß: 1,6 Kcal = 19,8 %
Kohlenhydrate: 5,2 Kcal = 65,6 %

Halswickel

Es gibt hier zwei grundsätzliche Ansätze. Den kalten, wärmeentziehenden Wickel, der vor allem in der akuten Anfangsphase angebracht ist. Empfindet das Kind Kälte als unangenehm, tritt Kältegefühl auf. Besteht die Entzündung schon länger, dann ist der warme Halswickel angebracht.

Kalter Halswickel

Er wirkt abschwellend bei Angina, Mumps und Lymphdrüsenschwellung.

> Ein Baumwoll-/Leinentuch in Halsbreite falten und in kaltes Wasser tauchen, danach gut auswringen und gut anliegend um den Hals wickeln. Darüber eine Lage trockenes Baumwoll-/Leinentuch und dann einen Wollschal, der die Haut möglichst nicht berühren soll.
>
> Nach 10 Min. abnehmen und ein trockenes Tuch um den Hals wickeln. Nach 1 Std. wiederholen.

Warmer Halswickel

Dieser Halswickel wirkt erwärmend und durchblutungsfördernd.

Bei allen warmen Wickeln besteht immer Verbrühungsgefahr, wenn nicht sorgfältig gearbeitet wird. Die Toleranz der Wickeltemperatur auf der Kinderhaut lässt sich mit der Handrückenprobe ermessen. Erträgt der Erwachsene die Temperatur auf dem Handrücken, dann wird sie in der Regel auch das Kind akzeptieren. Es entscheidet aber letztlich immer das Kind, was es erträgt, nicht der Erwachsene.

> Das Innentuch (Flanelltuch oder kleines Frotteehandtuch) wird mit heißem Leitungswasser von 40–45 Grad (Thermometerkontrolle!) getränkt und so weit ausgedrückt, dass es noch nass ist, aber nicht mehr tropft.
> Das Tuch muss schnell angelegt werden, da es sonst auskühlt.
> Darüber kommt ein nicht kratzender Wollschal, um einen zu raschen Wärmeverlust des Wickels zu vermeiden.
>
> Nach 30–60 Min. wieder abnehmen. 2–3 × tgl. anwenden.
> Auch danach den Hals mit einem Halstuch warm halten.

Halswickel mit Topfen

Topfenwickel können grundsätzlich bei jeder Art von Halsentzündung oder Heiserkeit eingesetzt werden, und zwar in jedem Stadium.

Der zimmerwarme Magertopfen wird in einer Dicke von 1 cm auf ein Baumwolltuch gestrichen. Bei kleinen Kindern genügen 0,5 cm Dicke. Dann das Tuch einschlagen. Der mit Topfen gefütterte Anteil soll dabei die Vorder- und Seitenpartien des Halses umfassen. Nun den Wickel um den Hals legen und darüber eine weitere Lage Baumwolltuch legen. Das alles mit einem nicht kratzenden Wollschal fixieren. Darauf achten, dass der Wickel nicht zu eng ist und kein Würge- oder Erstickungsgefühl hervorruft.

Anwendungsdauer: 1–2 Stunden, 2 × tgl.
Kühlt der Topfen früher ab, muss der Wickel früher abgenommen werden.

Hühnersuppe

Das Rezept

Ein Suppenhuhn ohne Innereien mit Suppengemüse (Lauch, Sellerie, Karotten, Petersilie), Lorbeerblättern und Wacholderbeeren in Gemüsebrühe erhitzen und eineinhalb Stunden köcheln lassen. Das Huhn muss dabei zur Gänze bedeckt sein. Suppennudeln abkochen, mit klein geschnittenem Hühnerfleisch in der Brühe servieren.

Mindestens zwei Teller am Tag essen.

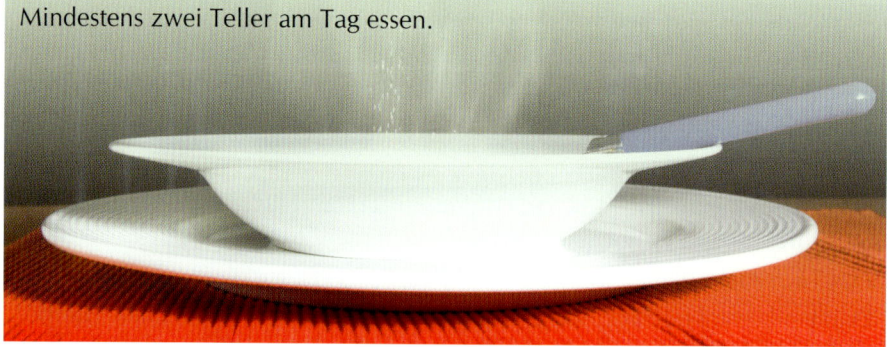

US-Forscher am Nebraska Medical Center fanden heraus, dass Inhaltsstoffe der Hühnersuppe Infekte der oberen Atemwege hemmen. Sie untersuchten die Wirkung dieser Suppe auf die sogenannten neutrophilen Granulozyten (weiße Blutkörperchen, die der Körper bildet). Diese sind einerseits für die Abwehr der Viren nötig, sorgen im Übermaß aber auch für Erkältungssymptome wie das Anschwellen der Schleimhäute. Und siehe da: Die Brühe hemmte die Bewegungsfähigkeit der Abwehrzellen und damit die Schleimhautschwellung.

Hustensirup

Es stimmt also nicht, wenn böse Zungen behaupten, Hühnersuppe würde deshalb so günstig wirken, weil in der Hühnerzucht besonders viele Antibiotika verabreicht würden. Dennoch raten wir hier dezidiert zu Hühnern aus biologischer Haltung. Der geschmackliche Unterschied zu einem Billighuhn aus dem Supermarkt ist verblüffend. Es kann also sein, dass Ihr Kind danach nur mehr „gute Hühnersuppe" verlangt.

Die heiße Suppe erhöht außerdem die Körpertemperatur und lindert Gliederschmerzen. Nur die selbst gekochte Hühnersuppe hilft wirklich.

Grundsätzlich geht dieses Wissen um die Hühnersuppe bereits auf die alten Ägypter zurück, und der persische Arzt Avicenna beschrieb im frühen Mittelalter deren positive Wirkung. Ganz besonders dieser Mann hat viel tradiertes Wissen gesammelt, das dann über die Besetzung Spaniens durch die Mauren den Einzug in die christliche Klostermedizin und von dort in die Volksmedizin fand.

Hustensirup

Hier ist vor allem zu beachten, dass selbst gemachter Hustensirup nur begrenzt haltbar ist. Er sollte daher in dunklen Flaschen gekühlt aufbewahrt werden. Da im Winter etwa frischer Spitzwegerich nicht zur Verfügung steht, kann man die Blätter einfrieren, um sie bei Bedarf verwenden zu können.

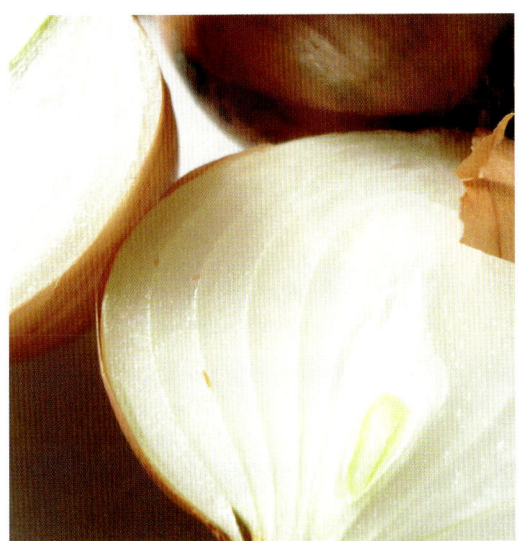

Zwiebelsirup (nach R. Moebus)

Eine große Zwiebel schälen und würfeln und in ein sauberes Marmeladeglas geben.

2 EL Zucker zugeben.

Das Glas verschließen und schütteln.

Nach 2 Stunden entsteht ein wohlschmeckender Sirup.

4 × täglich 1 EL bei Kindern zwischen 2 und 6 Jahren.

Zwiebelsaft mit Kandis (nach R. Moebus)

1 große Zwiebel schälen und fein hacken und in einen Topf geben.

100 ml Wasser zugeben.

100 g Kandiszucker zugeben.

Bei schwacher Hitze einkochen.

Sud durchsieben.

4 × tgl. 1 TL bei Kindern zwischen 2 und 6 Jahren verabreichen.

Hustensirup aus der „Wiesenapotheke"

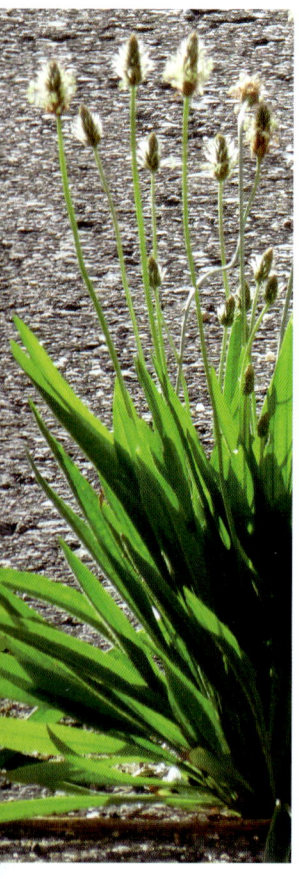

Zutaten

250 g Spitzwegerichblätter

1,25 Liter Wasser

1 Zitronenscheibe

1 TL Zitronensäure

1 kg Zucker (oder Honig)

250 g brauner Kandiszucker

Zubereitung

Die Spitzwegerichblätter waschen und grob schneiden.

Wasser, Zitronenscheibe, Zitronensäure, Kandiszucker, Wegerichblätter zusammen aufkochen.

Zugedeckt ca. 20–30 Min. auf kleinster Flamme ziehen lassen.

Flüssigkeit durch ein Sieb, das mit einem Tuch ausgelegt ist, filtern und dabei die Masse etwas auspressen.

Zucker zur Flüssigkeit geben und ca. 1 Stunde sanft einkochen, bis eine sirupartige Konsistenz erreicht wird.

In gut getrocknete Gläser füllen.

Lichtgeschützt aufbewahren.

Bei Bedarf 1 EL 4–6 × tgl. – kann man auch mit Wasser verdünnen oder im Tee verabreichen.

Rettichsirup

Zutaten

1 größerer schwarzer Rettich

Zucker oder Kandiszucker oder Honig (nach Bedarf, abgestimmt auf Größe des Rettichs)

1 Kanne oder ein Glas

1 Schraubflasche (ca. 100 ml)

Zubereitung

Vom Rettich oben eine Scheibe abschneiden.

Rettich so aushöhlen, dass nur mehr ca. 1 cm Rand stehenbleibt.

Mit einem nicht zu dünnen Schaschlikspieß oder einer gröberen Stricknadel ein Loch in den Rettich bis zu dessen Spitze bohren, um den späteren Sirup hindurchfließen zu lassen.

Das herausgekratzte Rettichinnere möglichst klein hacken und mit etwa der gleichen Menge Zucker vermischen.

Mischung in den ausgehöhlten Rettich drücken, bis er gefüllt ist. Den Rest der Mischung aufbewahren.

Mit der Spitze nach unten auf die Kanne oder das Glas stellen.

Die anfangs abgeschnittene Scheibe wieder auf den Rettich legen.

Rettich stehen lassen.

Nach einer Weile beginnen erste Siruptropfen aus der Spitze zu quellen.

Nach einigen Stunden den Rest der Rettich-Zucker-Mischung nachfüllen.

Über Nacht ruhen und tropfen lassen.

Sirup (ca. 100 ml/Rettich) in eine Flasche füllen.

1 TL 4–6 × tgl., möglichst frisch verwenden, geringe Haltbarkeit.

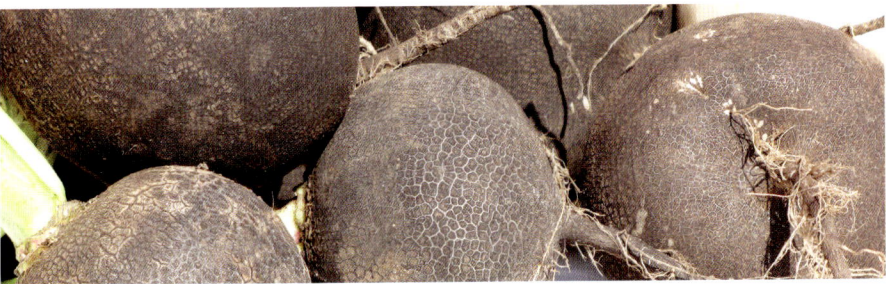

Immunstimulation

Grundsätzlich kann bereits mit Beginn der Erkältungssaison an eine Abwehrsteigerung gedacht werden. Insbesondere bei schwächlich-kränklichen Kindern, die zu Infekten neigen.

Die bekannteste Pflanze in diesem Zusammenhang ist der Sonnenhut, zu dem es auch eine Reihe von Fertigpräparaten gibt.

Drei Inhaltskomponenten sind für die immunmodulierende Wirkung verantwortlich:

- Alkylamide,
- Cichoriensäure und
- Polysaccharide.

Die zu erzielenden Wirkungen sind:

- gesteigerte Bildung von Granulozyten und Makrophagen,
- Steigerung von deren Phagozytoseleistung,
- vermehrte Bildung von T-Lymphozyten (mittlere Dosierung),
- Anregung der Zytokinbildung (IL-1, IL-6, IFN alpha & beta, TNF-alpha) bei niedriger Dosierung,
- Steigerung der Immunglobulinbildung.

In Summe also eine Stimulierung des Immunsystems. Bei geschwächter Abwehr kommt es dadurch zu einer rascheren Eliminierung von Antigenen. Eine Verkürzung der Krankheitsdauer ist jedoch nicht belegt.

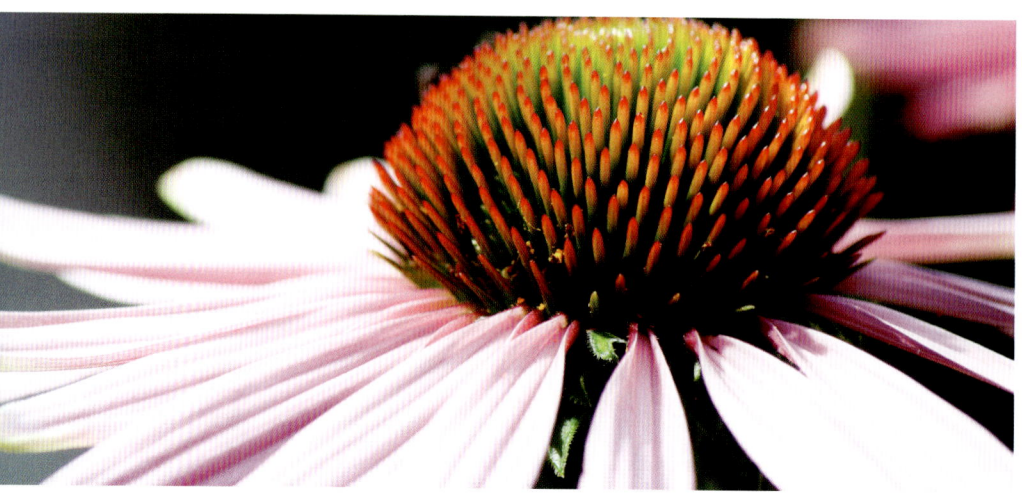

Inhalation bei Erkältungen

Darüber hinaus sind folgende Wirkungen belegt:

- **Entzündungshemmende Wirkung**: Polysaccharide und Alkylamide hemmen die Enzyme Cyclooxygenase und 5-Lipoygenase sowie die Aktivität freier Radikale.
- **Antivirale Wirkung**: Sie wurde als eine dem Interferon ähnliche beschrieben. Dabei werden nicht Viren abgetötet, sondern ihr Eindringen in die Zellen erschwert (vorbeugender Effekt).

Nachfolgende Rezepturen beziehen sich auf beginnende Erkältungen:

Rp.	Sonnenhutwurzelfluidextrakt 30,0 Thymiankrautfluidextrakt 20,0	Bei Erkältungsbeginn (1. Tag) 20 Tropfen, danach stündlich 5 Tropfen in reichlich Wasser oder Lindenblütentee. Ab 2. Tag: 5 × 15 Tropfen bis zwei Tage nach Abklingen der Symptome.
Rp.	Sonnenhutwurzelfluidextrakt 30,0 Spitzwegerichtinktur Kamillenblütentinktur aa 25,0 Thymiankrautfluidextrakt 20,0	Bei Erkältungsbeginn (1. Tag) 20 Tropfen, danach stündlich 5 Tropfen in reichlich Wasser oder Lindenblütentee. Ab 2. Tag: 5 × 15 Tropfen bis zwei Tage nach Abklingen der Symptome.

Inhalation bei Erkältungen

Inhalationen entwickeln ihre Wirkung über die Zufuhr feuchtwarmer Luft und ätherischer Öle.

Kamillendampf ist besonders geeignet gegen chronischen Schnupfen, Husten, Luftröhrenreizung und bei Nebenhöhlenentzündung. Da dies eine Anwendung mit extrem heißem Wasser ist, darf das Kind keinesfalls alleine gelassen werden, um allfällige Unfälle durch Verbrühung zu vermeiden.

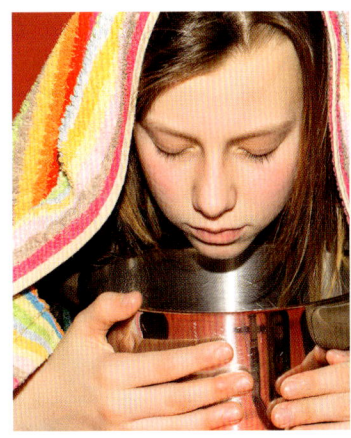

Kindern helfen mit neuen Hausmitteln

Schuhmayer | Zwiauer

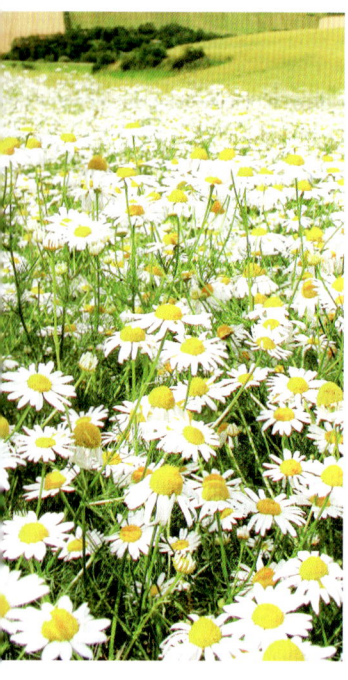

Inhalation mit Kamille

1 EL Kamillenblüten wird mit 1 l kochendem Wasser in einer Schüssel/Topf überbrüht.

Die Schüssel auf den Tisch stellen. Das Kind beugt sich – je nach Temperatur des Dampfes – immer dichter über die Schüssel. Es sitzt dabei unter einem Leintuch oder Badetuch wie unter einem Zelt, damit die Flüssigkeit nicht zu rasch abkühlt.

20 Minuten inhalieren.

Inhalation mit drei Heilpflanzen

Rp.	Kamillenblüten Thymiankraut Oreganokraut aa 50,0	1 EL mit einem ½ l kochendem Wasser übergießen.
		20 Min. inhalieren, mindestens 3 × tgl.

Inhalation mit ätherischen Ölen

Ätherische Öle sind sehr wirksame Substanzen und dürfen daher keinesfalls bei Kindern unter dem zweiten Lebensjahr eingesetzt werden. Für Säuglinge würden diese Öle sogar eine ernste Gefahr darstellen. Es stehen fertige Produkte zur Verfügung. Weiters kann man ein maximal nussgroßes Stück einer herkömmlichen Bronchialsalbe in heißem Wasser auflösen. Nachfolgende spezielle Ölrezepturen fertigt die Apotheke sicher gerne an.

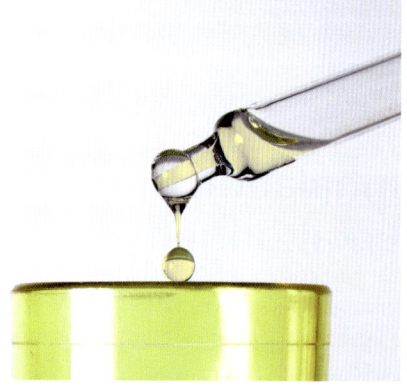

Rp.	Niauliöl 6,0 Salbeiöl 8,0 Thymianöl 1,0	Je nach Alter des Kindes 3–5 Tropfen in eine große Schüssel (min. 1 l) mit heißem Wasser.
		3 × tgl. für je 20 Minuten inhalieren.

Karottensuppe nach Moro

Die akute Magen-Darm-Entzündung stellt ein typisches Krankheitsbild im Kindesalter dar, wobei frühzeitiger Flüssigkeitsersatz und rasche Keimelimination wichtige Behandlungsziele darstellen.

Die seit 1905 bekannte Karottensuppe nach Moro hat sich bis heute in der Therapie von Durchfällen im Kindesalter bewährt. An der Wirkung sind sogenannte saure Oligosaccharide (Zuckerstrukturen) aus den Karotten beteiligt, die am Institut für Pharmakognosie der Universität Wien isoliert und in ihrer Struktur geklärt wurden. Bei Laborversuchen konnten die Oligosaccharide die Anhaftung von krankheitserregenden Keimen an der Darmwand hemmen und in Kombination mit den Pektinen zur raschen Regulation des Stuhls führen. Eine österreichische Arbeitsgruppe um den Tiroler Kinderarzt Univ.-Prof. Dr. Josef Peter Guggenbichler und den Wiener Pharmakologen Univ.-Prof. Dr. Johann Jurenitsch hat den Wirkmechanismus aufgeklärt.

Rezept

500 g geschälte Karotten zerkleinern, in 1 l Wasser 1 bis 1½ Stunden kochen, durch ein Sieb pressen oder in einem Mixer pürieren. Danach die Gesamtmenge auf 1 l mit Wasser auffüllen und einen knapp gestrichenen Teelöffel (3 g) Kochsalz hinzufügen. In kleinen Mengen verabreichen.

Die Österreichische Gesellschaft für Phytotherapie empfiehlt eine andere Variante der Karottensuppe: 500 g geschälte Karotten in 1 l Wasser 1 bis 1½ Stunden kochen, 3 g Kochsalz (ein knapp gestrichener Teelöffel) zufügen, ca. 1 TL Butter und 1 EL Zucker dazugeben und zu einem Brei verarbeiten. Wird von Kindern deutlich lieber gegessen.

(Phytotherapie Austria, Heft 2/2009)

In akuten Krankheitsphasen sollte allerdings auf die Zugabe herkömmlichen Zuckers verzichtet werden, da er einer der stärksten „Säurelocker" ist und die Produktion von Magensäure steigert.

Kreislauftherapie

Darunter versteht man Maßnahmen bei niedrigem Blutdruck, ein Phänomen, das im Wachstum immer wieder vorkommen kann.

1. Ausreichend Trinken!

Manche Kinder „vergessen" einfach auf ausreichende Flüssigkeitszufuhr. Das wichtigste Getränk ist Wasser, das zweitwichtigste ist Tee. Das eine kommt aus der Leitung, das andere ist mit einem Wasserkocher sehr rasch zubereitet und schmeckt als selbst gemachter Eistee ausgezeichnet. Eistee aus dem Supermarkt ist eine gesundheitsgefährdende Zuckerbombe und keinesfalls ein Kindergetränk. Cola & Co. sagen bis heute nicht exakt, was sie enthalten – trotz Lebensmittelkennzeichnungspflicht. Das spricht für sich selbst.

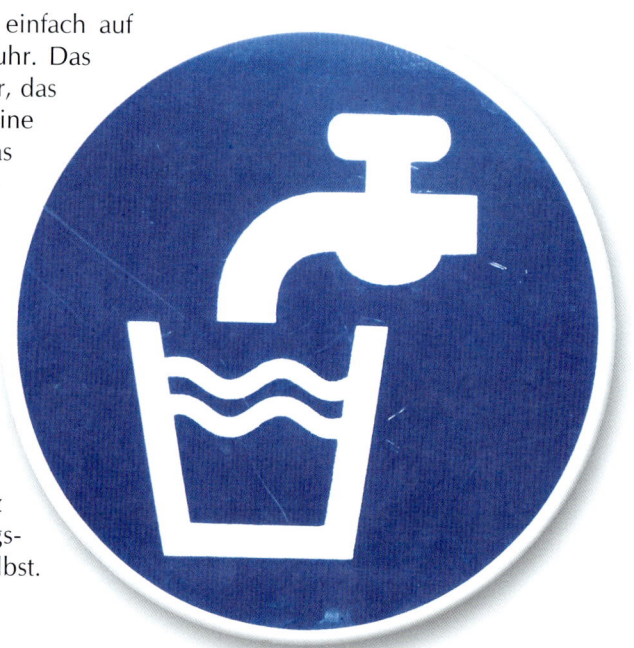

Teebeispiele

Für den Apotheker bitte die Teerezepte abschreiben, kopieren etc. und so vorlegen. Gleiches gilt bei Bestellung im Internet, etwa bei Spezialisten wie „s'natureck".

Durstlöscher

Rp.	Himbeerblätter 10,0 Brombeerblätter 20,0	1–2 TL mit ¼ l kochendem Wasser übergießen, 10 Min. ziehen lassen, abseihen.
		So wenig wie möglich süßen, allenfalls mit Honig.

Wintertee

Rp.	Durstlöscher 20,0 (siehe dort) Hagebutten 5,0 Hibiskus 5,0 Lindenblüten 5,0 Melissenblätter 5,0 Pfefferminzblätter 5,0 Birkenblätter 5,0	2 gehäufte TL + ¼ l kochendes Wasser, 15 Min. ziehen lassen, abseihen.

Frühjahrstee

Rp.	Löwenzahnwurzel mit Kraut 20,0 Brennnesselblätter 10,0 Ackerschachtelhalm 10,0 Birkenblätter 5,0 Hagebutten mit Kernen 5,0	2 gehäufte TL + ¼ l kochendes Wasser, 15 Min. ziehen lassen, abseihen.

2. **Ausreichend Bewegung**
3. **Ausreichend Schlaf**
4. **Morgens kontrolliert aufstehen** und nicht aus dem Bett „hüpfen", erst einmal sitzen oder auf den Rücken legen und die Beine in die Höhe strecken bzw. an die Wand lehnen. In akuten Situationen: Beine hochlagern, feuchte Tücher/Waschlappen auf Stirn und Nacken legen.

Kreislauftee

Sie können auch spezielle Kreislauftees herstellen:

Rp.	Variante 1 Weißdornblüten Rosmarinblätter aa ad 100,0	1 TL + 1 Tasse kochendes Wasser, 10 Min. ziehen lassen, abseihen. 3 × tgl. 1 Tasse über 6–8 Wochen.

Rp.	Variante 2 Rosmarinblätter 20,0 Melissenblätter 20,0 Hagebuttenfrüchte 10,0 Hibiskusblüten 10,0	1 TL + 1 Tasse kochendes Wasser, 10 Min. ziehen lassen, abseihen. 2 × tgl. 1 Tasse.

Kindern helfen mit neuen Hausmitteln Schuhmayer | Zwiauer

Medizinorientierte tiergestützte Therapie (MTG-Therapie)

Sie wurde zwischen 2011 und 2013 am Institut für Medizinorientierte TierAssistierte Therapie (www.IMTAT.at) entwickelt. Hintergrund war die Suche nach einem Verfahren, das medikamentenfrei bei den immer häufiger werdenden psychischen Überlastungsstörungen anwendbar ist und nicht die Nachteile der Gesprächstherapie aufweist. So sinnvoll ein Gespräch auch immer ist, so sehr beschränkt es sich eben auf den „virtuellen Bereich". Das heißt, es wird häufig problemorientiert gearbeitet und eventuelle Lösungsansätze bleiben hypothetisch theoretisch. Ganz anders die MTG-Therapie, deren Domäne die praktische Arbeit mit „unabhängigen sozialen Sparringpartnern" – nämlich die Tiere – ist.

Die Rolle der Tiere ist vielfältig. Nicht interessant sind Streichelzoos. Der Wert eines Tiers besteht darin, dass es sich „natürlich", also artgerecht verhält. Ebenso wenig ist es interessant, mit einem Tier an einer Leine in einem Gehege im Kreis zu spazieren.

Worum es geht, sind konkrete (Spiel)Situationen, die zu lösen sind. Im Gegensatz zu allen anderen verhaltensedukativen Ansätzen spielt das Tier keine „vorgegebene Rolle", sondern verhält sich völlig normal. Vereinfacht ausgedrückt bedeutet dies: Nur die „richtige" Verhaltensweise führt zum gewünschten Ergebnis, jede andere nicht. Der große zusätzliche Vorteil besteht darin, dass das Erlernte in der Realität erarbeitet wurde und nicht erst wieder mühsam von einer „gestellten Spielsituation" in die Wirklichkeit übertragen werden muss. Das spart Zeit und senkt die Behandlungskosten. Es gab ja nur Wirklichkeit. Die soziale Beziehung zwischen Kind und Tier wird tragfähig, wenn die Verhaltensweise stimmt – man kann deshalb auch von einer Beziehungstherapie sprechen.

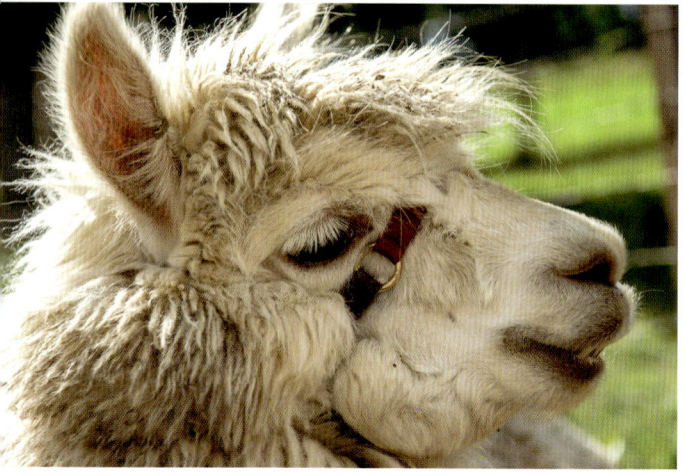

Der Schwierigkeitsgrad der Übungen steigt schrittweise. Man kann die Übungssituationen jeder Problemstellung individuell anpassen oder – falls erforderlich – in mehreren Varianten umsetzen.

Medizinorientierte tiergestützte Therapie (MTG-Therapie)

Dazu dient auch die Arbeit mit mehreren Tierarten. Der Umgang mit Alpacas etwa ist etwas völlig anderes als die Arbeit mit Zwergziegen und die wiederum hat nichts zu tun mit der Bodenarbeit eines Pferdes, Ponys oder Zwergmulis. Der Hausarzt behandelt ja auch nicht jede Erkrankung mit ein und demselben Medikament.

Die MTG-Therapie steht für eine naturnahe, lösungsorientierte, multimodale, interaktive, verhaltensmodulierende Form der Beziehungsarbeit, bei der ausgewählte Übungen und Aktivitäten mit Tieren eine wichtige Rolle spielen. Die Tiere sind dabei nicht die „Therapeuten", sondern einfach Übungspartner.

Neben den Hauptsäulen Gespräch, Arbeit im tierassistierten Setting und Coachingelementen kommen bedarfsorientiert auch weitere Empfehlungen zum Einsatz. Sie reichen von allgemeiner Gesundheitsführung und Entspannungsübungen über Kreativitätsförderung, Aromatherapie, homöopathische Ansätze, Mikronährstoffmedizin, Phytotherapie, TEM (traditionelle europäische Medizin), Strukturförderung bis hin zur Naturpädagogik – um nur einige Beispiele zu nennen. Die Abstimmung im Detail erfolgt immer nach den individuellen Patientenbedürfnissen.

Der Ablauf

In der Regel erfolgt ein Erstkontakt per Telefon, wo kurz beurteilt wird, ob ein Analysegespräch Sinn macht.

Das Analysegespräch dauert bis zu drei Stunden und kann auch einen ersten Tierkontakt enthalten.

Ein Basiszyklus umfasst 10 Therapieeinheiten à 90 Minuten, entweder als zehnwöchiger Therapiezyklus oder als fünftägige Intensivtherapie/Therapieurlaub. Daneben gibt es das Therapiewochenende/Seelenpflegewochenende à je zwei Therapieeinheiten (Samstag/Sonntag) oder den Selbsterfahrungsexklusivtag mit vier Therapieeinheiten an einem einzigen Tag.

Die Gesamtdauer einer Behandlung lässt sich nur anhand des Einzelfalles beurteilen. Je intensiver und länger dauernd ein Leiden ist, desto intensiver ist die erforderliche Behandlungsdauer.

Es handelt sich bei der MTG-Therapie grundsätzlich um einen ganzheitlichen Ansatz. Daher werden entsprechende flankierende Maßnahmen empfohlen, wie etwa Aromatherapie, Ernährung, Bewegung, Lebensführung.

Bei manchen psychischen Überlastungsstörungen ist es ratsam, auch die Angehörigen entsprechend mitzubetreuen.

Kindern helfen mit neuen Hausmitteln

Schuhmayer | Zwiauer

In folgenden Bereichen gibt es erfolgreiche Behandlungserfahrungen unabhängig vom Patientenalter:

- allgemeine psychische Überlastung ohne „Krankheitswert",
- ADHS,
- Alkoholprobleme,
- Angsterkrankungen,
- Autismus-Spektrum-Störung/ASS,
- Bindungsstörungen,
- Bipolare Störung,
- Borderline,
- Burnout,
- Co-Abhängigkeit – Partner von Alkoholikern,
- Depression (unipolar),
- Erschöpfungsdepression,
- Impulsdurchbruchsstörung,
- Konfliktmanagement,
- Magersucht,
- Minderwertgefühl,
- Paartherapie,
- Panikattacken,
- Phobien,
- Posttraumatische Belastungsstörung,
- Resilienztraining,
- schizoaffektive Störungen,
- sexueller Missbrauch,
- Wiedereingliederung in den Alltag/Beruf nach Klinikaufenthalt,
- Zwangsstörung.

Weitere Informationen siehe unter www.IMTAT.at.

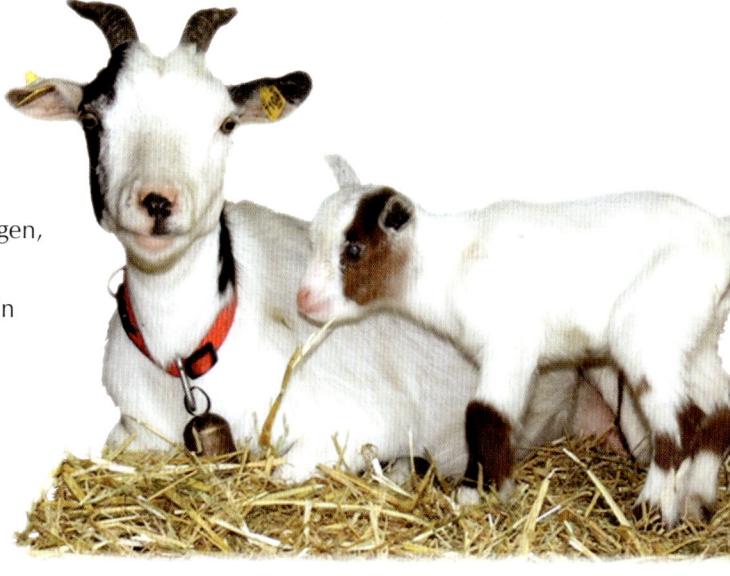

Möglichkeiten bei Blähungen (Meteorismus)

Tees speziell für Säuglinge geeignet (nach Stellmann)

Variante 1 – Anissamen

⅛ TL leicht zerdrückte Anissamen mit ⅛ l kochendem Wasser aufbrühen, danach abgießen.

¼ Tasse (= 30 ccm) entweder der Flaschennahrung beimengen oder vor der Mahlzeit geben.

Variante 2 – Fenchel

½ TL zerdrückte Fenchelfrüchte mit ¼ l kochendem Wasser übergießen, 10 Min. ziehen lassen, danach abseihen, mit Honig süßen.

¼ Tasse (= 30 ccm) der Flaschennahrung beimengen oder vor der Mahlzeit geben.

Variante 3 – Kümmel

¼ TL (Säuglinge) bzw. ½ TL (Kleinkinder) Kümmelsamen + ½ l kochendes Wasser, 10 Min. ziehen lassen, abgießen.

Säuglinge: 1 EL (= 15 ccm) zur Flaschennahrung oder vor der Mahlzeit geben.
Kleinkinder: 1–2 Tassen täglich.

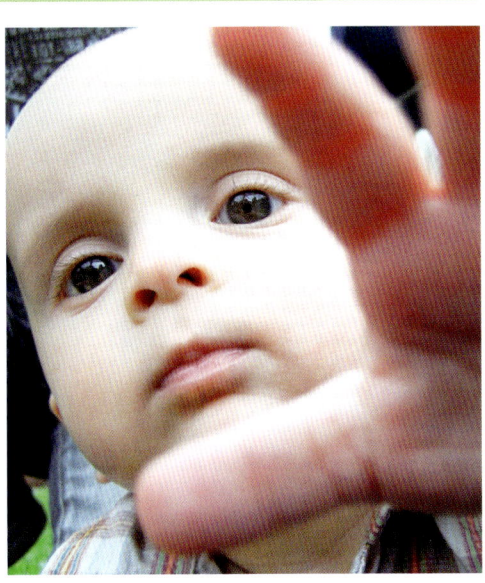

Von diesen Zubereitungen ist Variante 1 die mildeste und Variante 3 die wirksamste. Die Tees können auch alternierend verabreicht werden.

Größere Kinder ab dem zweiten Lebensjahr (Quelle: Phytotherapie.at)

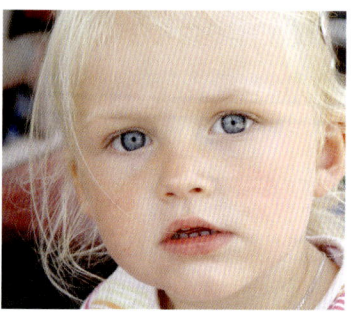

Vorbemerkungen: Die nachfolgend angeführten einzelnen Bestandteile sind in geschnittenem Zustand (Ausnahmen: Kümmel, Koriander, Fenchel unzerkleinert) zu mischen. Die Teemischungen sind vor Feuchtigkeit und Licht geschützt in gut schließenden Gefäßen (am besten aus Glas) aufzubewahren.

Zubereitung bei allen Varianten: 1 EL Teemischung mit 150 ml (1 Tasse) kochendem Wasser übergießen und bedeckt ziehen lassen, gelegentlich umrühren. Nach 10 Minuten abseihen und abkühlen lassen.

Am besten ist es, den Tee jeweils frisch zuzubereiten. Soll ein Vorrat für einen ganzen Tag bereitet werden, so wird jeweils die vierfache Menge (4 EL Teemischung, 600 ml kochendes Wasser) genommen. Aufbewahrung in einer gut verschlossenen Thermoskanne.

Der Tee soll warm (nicht heiß), ungesüßt schluckweise getrunken werden; jeweils eine Tasse vor oder nach dem Essen, 3–4 × täglich.

Rp.	Variante 1 antimikrobiell, appetitanregend, entzündungshemmend, beruhigend	Kümmel 40,0 Kalmuswurzel 20,0 Kamillenblüten 20,0 Melissenblätter 20,0
Rp.	Variante 2 antimikrobiell, entzündungshemmend, galletreibend, krampflösend, schleimhautprotektiv, beruhigend	Koriander 35,0 Kamillenblüten 25,0 Pfefferminzblätter 10,0 Süßholzwurzel 10,0 Melissenblätter 20,0
Rp.	Variante 3 fördert Darmbewegung, appetitanregend, frischer Geschmack, krampflösend, schleimhautprotektiv, beruhigend	Fenchel 40,0 Kalmuswurzel 20,0 Pfefferminzblätter 20,0 Süßholzwurzel 10,0 Melissenblätter 20,0

Möglichkeiten bei Blähungen (Meteorismus)

Weitere Möglichkeit mit „freundlichem" Geschmack:

Blähungstee

Rp.	Anisfrüchte 40,0 Fenchelfrüchte 40,0 Kamillenblüten 20,0	1 EL Teemischung mit 150 ml (1 Tasse) kochendem Wasser übergießen und bedeckt ziehen lassen, gelegentlich umrühren. Nach 10 Min. abseihen und abkühlen lassen.

Allgemeine Maßnahmen

- Zum Essen genügend Zeit nehmen und in ruhiger Umgebung essen.
- Nicht sprechen, um das Verschlucken von Luft zu vermeiden.
- Kleine Mahlzeiten sind hilfreich, denn dann muss weniger verdaut werden.

Linderung akuter Blähungen

Die Luft, die den Bauch schmerzhaft auftreibt, soll abgehen. Das heißt, die Winde sollen abgehen, um eine Linderung der Beschwerden zu erreichen.

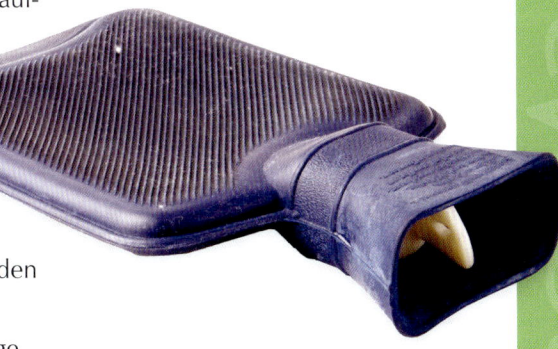

Es hilft, den Bauch zu wärmen, etwa mit einer Wärmflasche. Gelegentlich hilft es auch, sich auf den Bauch zu legen.

Sehr gut hilft auch eine Bauchmassage.

Dazu sorgt man zunächst für warme Hände, ehe man mit der Massage beginnt. Dann massiert man, möglichst mit Öl, den Bauch behutsam im Uhrzeigersinn. Denn der Dickdarm verläuft im Uhrzeigersinn und durch die Massage kann man die störende Luft näher an den Ausgang bringen.

Die Bauchmassage fördert auch die Entspannung des Bauches und des Darmes, was die Blähungsschmerzen lindert.

Natürlich kann ein entsprechendes Massageöl wie etwa Nelkenöl in der Apotheke bezogen werden.

Hier ein Beispiel für ein selbst zubereitetes Massageöl:

Anis-Fenchel-Öl	
Zutaten	5 g Anissamen 5 g Fenchelsamen 110 ml Pflanzenöl (z.B. kaltgepresstes Olivenöl)
Zubereitung	Anis- und Fenchelsamen zart – etwa in einem Mörser – zerstoßen (ermöglicht die bessere Lösung der ätherischen Öle aus den Samen). Nur die Oberfläche brechen, nicht zu „Pulver" zermahlen.
	Alle Zutaten in ein Glas füllen und gut verschließen.
	Das Glas in einem Wasserbad für 15 Min. erhitzen (raschere Freisetzung der Wirkstoffe).
	Für einige Wochen an einem warmen Platz ziehen lassen. Je länger, desto intensiver wird das Kräuteröl.
	Kräuteröl über Kaffeefilter abfiltern und in eine „dunkle" Flasche füllen.
	Nicht auf die Beschriftung inkl. Datum vergessen – die Haltbarkeit beträgt etwa 3 Monate. Es ist günstig, das Öl im Kühlschrank aufzubewahren.

Möglichkeiten bei Neurodermitis

Unterschieden werden je nach Ausprägung der Hautsymptome (Rötung, Schwellung, Papeln, Krusten, Kratzspuren und Hautvergröberung) drei Stufen. Analog dazu bestehen die therapeutischen Maßnahmen in Stufe 1 vorwiegend in einer entsprechenden Hautpflege mit Cremes und Ölbädern, die nicht wärmer als 35 Grad sein sollen. Zur Körperreinigung werden keine Seifen benutzt. Nach Kontakt mit Wasser wird wieder eingecremt. Regelmäßige Entspannungsphasen und die Erhaltung einer positiven Lebensstimmung ergänzen diese Maßnahmen.

Traditionelle oder komplementäre Ansätze machen vor allem in der pflegeorientierten Stufe 1 Sinn. Olivenöl oder Mandelölsalben kommen zur Anwendung. In Stufe 2 können Teeumschläge die klassisch-medizinischen Maßnahmen ergänzen.

Möglichkeiten bei Neurodermitis

Rückfettender Badezusatz

40 ml kaltgepresstes Olivenöl und 20 ml Milch in eine Flasche geben, kräftig schütteln, bis eine Emulsion entsteht. 5 Minuten warten, dann dem Badewasser zusetzen.

Auf der Haut bildet sich ein dünner Ölfilm, der rückfettend wirkt. Der Ölfilm vermindert die Abdunstung von Wasser aus der Haut und erhöht damit deren Feuchtigkeitsgehalt. Nach dem Bad die Haut an der Luft trocknen, sonst landet der Ölfilm im Handtuch.

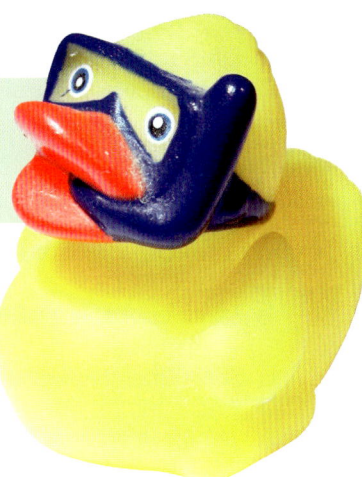

Bäder bei nässendem Ekzem

Ackerschachtelhalmbad

Ackerschachtelhalm hat eine entzündungshemmende, juckreizstillende und heilungsfördernde Wirkung.

150 g Ackschachtelhalmextrakt auf 200 l Badewasser oder
100 g Ackerschachtelhalmblätter mit 10 l kochendem Wasser übergießen, 15 Min. ziehen lassen und dann dem Badewasser zugeben.
Badetemperatur 36–38 Grad C, Badedauer 10–20 Minuten.
Haut nicht trocken abreiben, sondern abtupfen.

Eichenrindenbad

Eichenrinde hat einen hohen Gehalt an Gerbstoffen und wirkt adstringierend, juckreizstillend sowie antiseptisch.

5 g Eichenrinde in 1 l Wasser aufkochen.
20 Minuten ziehen lassen und dem Bad hinzugeben.

Badetemperatur 32–35 Grad C, Badedauer 10–15 Minuten.

Haferstrohbad

Haferstroh wirkt aufgrund seines hohen Kieselsäuregehalts juckreizstillend und entzündungshemmend.

100 g Haferstroh mit 4 l kochendem Wasser übergießen.
Auf Zimmertemperatur abkühlen lassen und dem Bad hinzugeben.

Badetemperatur 36–38 Grad C, Badedauer 10–12 Minuten.

Teeumschläge

Rp.	Kamillenblüten 40,0 Thymiankraut 20,0 Stiefmütterchenkraut 40,0	2 TL auf 1 Tasse (150 ml) Wasser, heiß übergießen, 10 Min. ziehen lassen.
		Mehrmals tgl. Umschläge.
Rp.	Stiefmütterchenkraut 30,0 Odermennigskraut 20,0 Zauberstrauchblätter 30,0 Taubnesselblüten 20,0	2 EL mit ¼ l kochendem Wasser übergießen, 5 Min. ziehen lassen, abseihen, abkühlen.
		Mehrmals tgl. Umschläge.
Rp.	Stiefmütterchenkraut Walnussblätter aa ad 100,0	2 EL mit 500 ml kochendem Wasser übergießen, 10 Min. ziehen lassen, abseihen, abkühlen.
		Mehrmals tgl. Umschläge oder Waschungen.

Möglichkeiten bei Verstopfung (Obstipation)

Bei der Obstipation (Verstopfung) des Kindesalters sind zunächst mögliche anatomische Anomalien auszuschließen. Funktionelle Störungen und die sogenannte „habituelle" Obstipation sollten mit Stuhltraining, Ernährungsumstellung und Bewegung kombiniert behandelt werden.

Pflanzentherapeutisch eignet sich nicht geschroteter Leinsamen (1,5 EL pro Tag). Für die Volumenzunahme, die für den Dehnungsreiz verantwortlich ist, sind pro EL 150 ml Flüssigkeit (1 Tasse) erforderlich.

In gleicher Weise wirken Flohsamen. Diese quellen stärker als Leinsamen. Am stärksten quellen die Flohsamenschalen. Die Quellungszahlen geben Auskunft über diesen Effekt: Leinsamen 4, Flohsamen mindestens 10, Flohsamenschalen mindestens 40. Die Quellungszahl gibt an, um welchen Faktor sich das Volumen beim Quellen in Wasser vergrößert.

Die Quellungszahl 4 von Leinsamen bedeutet beispielsweise: 1 g Leinsamen ergibt beim Quellen in Wasser nach vier Stunden 4 Milliliter Volumen, bestehend aus Leinsamen inklusive dem anhaftenden Schleim.

Sinnvoll wäre es, bei höheren Quellzahlen wie bei den Flohsamenschalen auch mehr wässrige Flüssigkeit (Wasser, Tee) zuzuführen. Milch eignet sich nicht zur Quellung von Schleimpflanzen.

Sogenannte Anthranoiddrogen wie Faulbaumrinde, Rhabarberwurzel, Aloe sowie Sennesfrüchte und -blätter sind im Kindesalter nicht geeignet!

MTG-Therapie ➲ Medizinorientierte tiergestützte Therapie

Schwitzkuren

Sie sind bei Erkältungen/grippalen Infekten sehr effizient, sollten aber mit Augenmaß und nicht bei bereits hohem Fieber eingesetzt werden. Sie entsprechen in ihrer Dynamik einem „Anheizen" der Körperabwehr. Das starke Schwitzen erzeugt Müdigkeit und Erschöpfung, im Einzelfall kann es eine Kreislaufbelastung darstellen. Daher sind sie für Kleinkinder nicht geeignet.

Vor dem Einschlafen sollten Sie Ihr Kind trinken lassen und ihm danach einen warmen Schlafanzug anziehen und es gut zudecken. Nach einiger Zeit kontrollieren Sie Ihr Kind. Falls es total nassgeschwitzt ist, frottieren Sie es gut ab und geben ihm einen trockenen Schlafanzug. Falls es abgedeckt ist, decken Sie es wieder zu, da sonst Auskühlung droht.

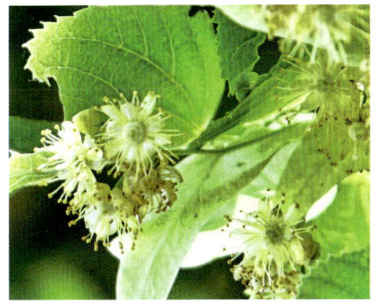

Lindenblütentee

Dieser Tee ist ein Standard bei allen fieberhaften Erkrankungen. Auch als Vorbeugung in Erkältungszeiten und bei Infektanfälligkeit ist er gut geeignet.

Kindern helfen mit neuen Hausmitteln

Schuhmayer | Zwiauer

Lindenblütentee regt den Stoffwechsel an, fördert das Schwitzen, „treibt die Krankheit heraus". Keinesfalls darf er bei Säuglingen, Kleinkindern oder stark reduziertem Allgemeinzustand gegeben werden.

Möglichst warm trinken, so sinkt das Fieber.

Bei bereits starkem Fieber wird der Tee weniger stark zubereitet (= doppelte Wassermenge oder halbe Teemenge) und nur lauwarm getrunken!

1 TL Lindenblüten + ¼ l kochendes Wasser, 5 Min. ziehen lassen, abseihen. Evtl. etwas Honig und Zitronensaft zugeben.

3–5 × tgl. eine Tasse

Holunderblütentee

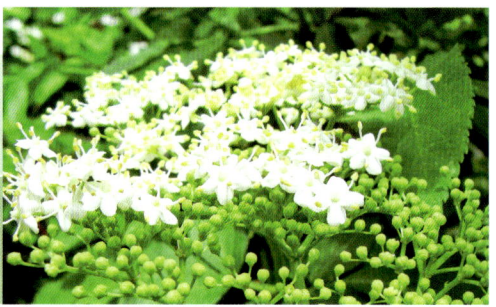

1 TL Holunderblüten
+ ¼ l kochendes Wasser,
10 Min. ziehen lassen, abseihen.

3–5 × ½ bis 1 Tasse
(je nach Alter bis bzw.
ab dem 2. Lebensjahr).

Sonnenbrandmittel

Das oberste Behandlungsprinzip ist Kühlung mit entsprechenden Umschlägen.

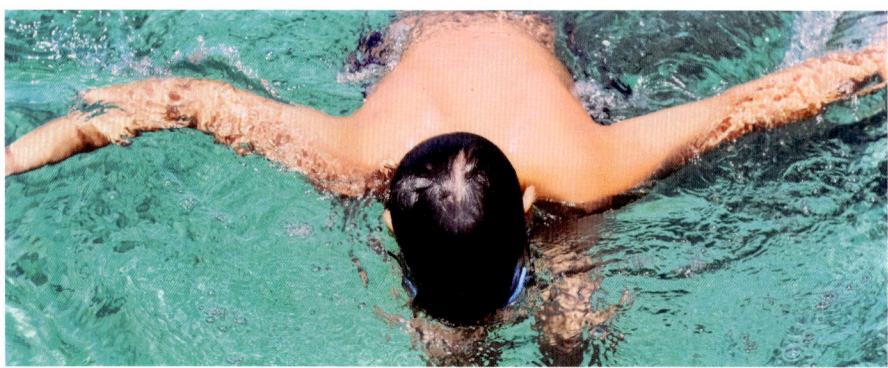

Schwarzer-Tee-Umschlag

Man benötigt Kompressen oder dünne Baumwolllappen und 1 l starken schwarzen Tee, der abgekühlt ist.

Die Kompressen oder Baumwolllappen werden mit schwarzem Tee getränkt. Dann auf die juckende bzw. entzündete Hautstelle legen. Der Teeumschlag sollte ca. 10 bis 15 Minuten auf der Haut liegen bleiben. Danach die Haut eincremen.

Eichenrindenumschlag

5 g Eichenrinde in 1 l Wasser aufkochen, 20 Min. ziehen und abkühlen lassen.

Mit dem Sud getränktes Baumwolltuch für 20 Minuten auflegen.

Kamillenblütenumschlag

Rp.	Kamillenblüten Ringelblumenblüten aa ad 100,0	2 EL mit ½ l heißem Wasser übergießen, 10 Min. ziehen lassen, abseihen, abkühlen lassen.
		Kompresse tränken und betroffene Hautstellen 2–3 × in 1 Std. abtupfen.

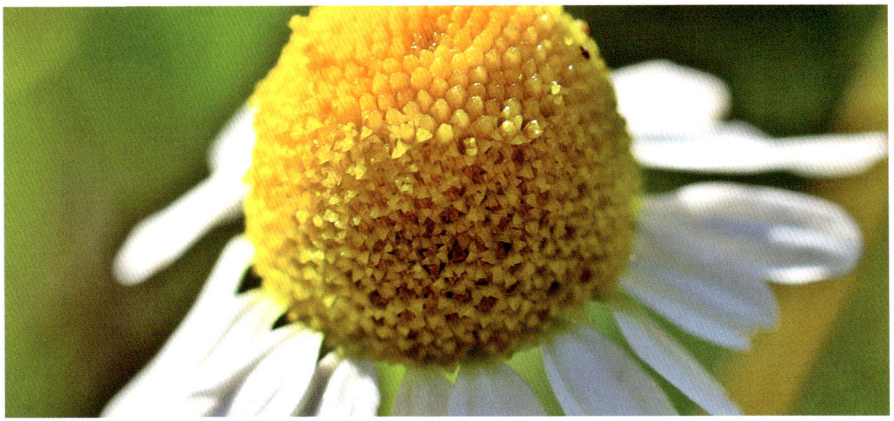

Kindern helfen mit neuen Hausmitteln Schuhmayer | Zwiauer

Tee bei Bettnässen (Enuresis)

Falls psychische Spannungszustände im Hintergrund der Enuresis stehen, können folgende Tees versucht werden:

Rp.	Variante 1 Johanniskraut 20,0 Goldrutenkraut 20,0 Melissenblätter 10,0	1 TL + 1 Tasse heißes Wasser, 10 Min. ziehen lassen, abseihen. 2–3 Tassen tgl.
Rp.	Variante 2 Johanniskraut 10,0 Melissenblätter 20,0 Bitterorangenblüten 10,0 Hopfenzapfen 10,0 Hagebutten 10,0	2 TL + 1 Tasse heißes Wasser (150 ml), 10 Min. ziehen lassen. Kann gegebenenfalls mit Honig gesüßt werden, da Hopfen nicht eben verführerisch schmeckt. Morgens und abends 1 Tasse über 4–6 Wochen.

Tee bei Halsentzündung

Salbei ist grundsätzlich bei allen Entzündungen im Mund und Rachenraum das bestwirksame Pflanzentherapeutikum. Es gilt aber zu bedenken, dass Salbei relativ bitter schmeckt und daher manchmal als unangenehm empfunden wird. Daher nicht zu stark (lange) aufbrühen, sonst lehnen ihn die Kinder ab! Zu starker Salbeitee unterdrückt außerdem die Schweißbildung.

Daher sind hier auch weitere Möglichkeiten angeführt, falls ein Kind den bitteren Geschmack ablehnt.

Einfacher Salbeitee

½ TL getrocknetes Salbeikraut oder einige frische Salbeiblätter in ¼ l kochendes Wasser geben, 10 Min. ziehen lassen, abseihen.

Mindestens einmal stündlich mit einem Schluck des lauwarmen Tees gurgeln, anschließend schlucken.

Weitere Möglichkeiten, die die Apotheke gerne zubereitet:

Rp.	Variante 1 Kamillenblüten Salbeiblätter aa 15,0 Tausendguldenkraut 20,0	1 TL + 1 Tasse heißes Wasser (150 ml), 10 Min. ziehen lassen. Mehrmals tgl. gurgeln.

Rp.	Variante 2 Isländisch Moos 10,0 Eibischwurzel 25,0 Süßholzwurzel 10,0 Thymiankraut 30,0 Spitzwegerichkraut 25,0 Fenchelfrüchte angest. 10,0	1 EL + 1 Tasse heißes Wasser (150 ml), 10 Min. ziehen lassen, abseihen. Mehrmals tgl. den Mund spülen und gurgeln.

Tee bei Husten/Erkältung

Hustentees

Huflattichtee

Huflattich hilft bei allen Arten von Husten, inkl. spastische Bronchitis und Keuchhusten. Die Wirkung ist sowohl krampflösend als auch sekretionsfördernd.

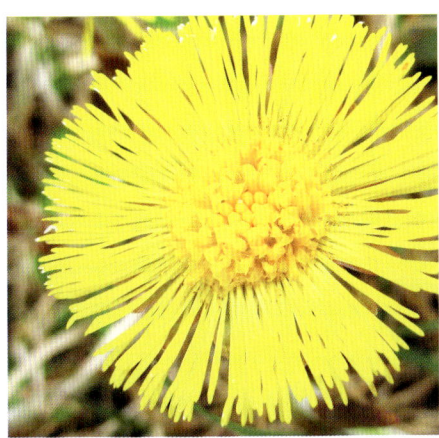

Umfassend wirkt folgende Mischung:

Rp.	Huflattichblätter 10,0 Lindenblüten 10,0 Thymian 10,0 Melisse 10,0 Spitzwegerich 10,0
	2 TL + ¼ l kochendes Wasser, 10 Min. ziehen lassen, abseihen.
	3–5 x tgl. ½ Tasse warm schluckweise trinken.

Spitzwegerichtee

Spitzwegerich wirkt vor allem bei trockenem Husten (katarrhischer Beginn der Erkältung) exzellent sekretlösend.

1 TL Spitzwegerichblätter + ¼ l kochendes Wasser, 5 Min. ziehen lassen, abseihen.

3–5 Tassen tgl. in kleinen Schlucken mit Honig gesüßt.

Thymiankrauttee

2 TL Thymiankraut + ¼ l kochendes Wasser, 10 Min. ziehen lassen, abseihen.

3–5 × ½–1 Tasse (je nach Alter) langsam trinken.

Bronchitis ohne Fieber

Rp.	Huflattichblätter 20,0 Fenchelfrüchte 10,0 Thymiankraut 20,0	2 TL + ¼ l kochendes Wasser, 10 Min. ziehen lassen, abseihen, mit Honig süßen.
		3 Tassen pro Tag schluckweise trinken.

Fieberhafte Bronchitis

Rp.	Huflattichblätter 20,0 Fenchelfrüchte 10,0 Thymiankraut 20,0 Holunderblüten 10,0 Lindenblüten 10,0	2 TL + ¼ l kochendes Wasser, 10 Min. ziehen lassen, abseihen, mit Honig süßen.
		3 Tassen tgl. schluckweise trinken.

Reizhusten

Rp.	Anisfrüchte 10,0 Eibischwurzel 10,0 Holunderblüten 10,0 Schlehenblüten 30,0	1 TL + ¼ l kochendes Wasser, 5 Min. ziehen lassen, abseihen.
		3 Tassen tgl. schluckweise trinken.

„Blauer" Tee

Die spannende blaue Farbe kommt von den Malvenblüten, diese Mischung ist besonders schleimhautschützend.

Rp.		
	Eibischblatt 20,0 Eibischwurzel 55,0 Islandflechte 20,0 Malvenblüte 5,0	1 EL mit 150 ml (entspr. 1 Tasse) zimmertemperiertem Wasser übergießen und unter gelegentlichem Umrühren 1 bis 2 Stunden stehen lassen, anschließend abseihen. Am besten ist es, den Tee jeweils frisch zuzubereiten. Soll ein Vorrat für einen ganzen Tag bereitet werden, so wird jeweils die vierfache Menge (4 EL Teemischung, 600 ml Wasser) genommen. Aufbewahrung in einer gut verschlossenen Thermoskanne.

Der Tee soll erwärmt (nicht heiß) und schluckweise bei Bedarf getrunken werden.

„Entzündungstee"

Diese Mischung wirkt besonders entzündungshemmend und schleimlösend.

Rp.		
	Eibischblatt 50,0 Spitzwegerichblatt 40,0 Königskerzenblüte 10,0	1 EL mit 150 ml (entspr. 1 Tasse) zimmertemperiertem Wasser übergießen und unter gelegentlichem Umrühren 1 bis 2 Stunden stehen lassen, anschließend abseihen. Am besten ist es, den Tee jeweils frisch zuzubereiten. Soll ein Vorrat für einen ganzen Tag bereitet werden, so wird jeweils die vierfache Menge (4 EL Teemischung, 600 ml Wasser) genommen. Aufbewahrung in einer gut verschlossenen Thermoskanne.

Der Tee soll erwärmt (nicht heiß) und schluckweise bei Bedarf getrunken werden.

Krampflösender Tee (nach phytotherapie.at)

Rp.	Süßholzwurzel 30,0 Thymian 30,0 Fenchel 20,0 Spitzwegerichblatt 20,0	1 EL und 150 ml (entspr. 1 Tasse) kochendes Wasser unter gelegentlichem Umrühren 10 Min. bedeckt ziehen lassen, anschließend abseihen. Am besten ist es, den Tee jeweils frisch zuzubereiten. Soll ein Vorrat für einen ganzen Tag bereitet werden, so wird jeweils die vierfache Menge (4 EL Teemischung, 600 ml kochendes Wasser) genommen. Aufbewahrung in einer gut verschlossenen Thermoskanne.
		Der Tee soll warm (nicht heiß) und schluckweise bei Bedarf getrunken werden.

Tee bei Keuchhusten

Rp.	Variante 1
	Thymiankraut Sonnentaukraut gequetschte Anisfrüchte aa 30,0
	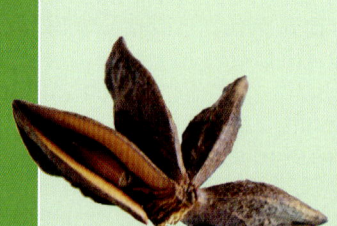
	1 TL + 1 Tasse heißes Wasser (150 ml), 20 Min. ziehen, abseihen.
	Lauwarm schluckweise trinken.

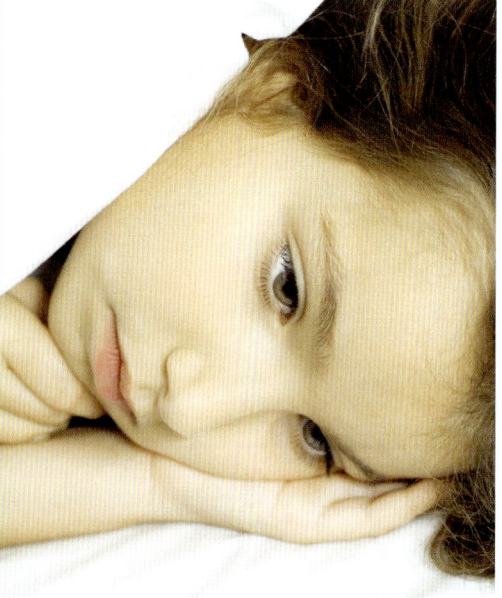

Rp.	Variante 2 Süßholzwurzel 20,0 Huflattichblätter 20,0 Spitzwegerichkraut 20,0 Thymiankraut 10,0 Lindenblüten 10,0 Schlüsselblumenblüten 10,0	1 TL + 1 Tasse (150 ml) heißes Wasser 10 Min. ziehen lassen, abseihen. Lauwarm schluckweise trinken.

Tee bei Magen-Darm-Beschwerden

Bei Durchfall ist das wichtigste Ziel immer der rasche Flüssigkeitsersatz und der Ersatz von Mineralsalzen (Elektrolyten) – siehe auch ⮕ Elektrolytlösungen. Je kleiner das Kind, desto bedrohlicher sind Durchfälle einzustufen. Bei Säuglingen kann binnen Kurzem eine lebensbedrohliche Situation entstehen, die das Aufsuchen einer Klinik erforderlich macht. Als Test gilt das Aufziehen einer Hautfalte. Legt sich die Haut nicht sofort wieder zurück, dann ist dringend ärztliche Hilfe erforderlich.

Daneben helfen verschiedene Tees, um die Situation wieder zu normalisieren:

Brombeertee

2 TL Brombeerblätter + ½ l kochendes Wasser 10 Min. ziehen lassen, abgießen.

Bis zu 1 l Tee schluckweise trinken.

Heidelbeertee (bei Durchfall)

5 TL getrocknete Heidelbeeren in ½ l kaltem Wasser ansetzen, zum Kochen bringen, 10 Min. kochen lassen, abseihen.

3 × tgl. eine Tasse.

Kamillenblütentee (Darmberuhigung)

2 TL Kamillenblüten auf 1 Tasse Wasser (150 ml), heiß überbrühen, 10 Min. bedeckt ziehen lassen.

Ungesüßt warm (nicht heiß!), langsam und schluckweise trinken.

Pfefferminzblättertee (Darmberuhigung)

1–2 TL Pfefferminzblätter + ¼ l kochendes Wasser 10 Min. ziehen lassen.

Langsam schluckweise trinken.

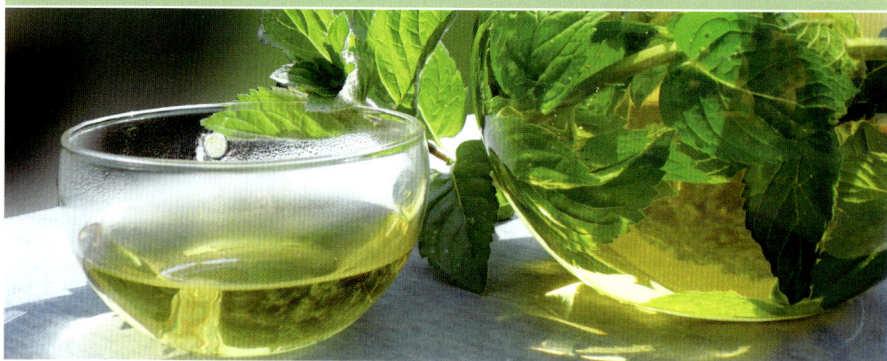

Weitere Maßnahmen

Größere Kinder können bei Durchfall 3–5 getrocknete Heidelbeeren langsam kauen, gut durchspeicheln, damit sich die Wirkstoffe lösen können.

Tee zur Appetitanregung (nach Bäumler)

Grundsätzlich stellen Tees hier keine „Lösung des Problems" dar, sind aber erlaubte Hilfsmittel.

Rp.	Variante 1	
	Tausendguldenkraut Schafgarbenkraut Pfefferminzblätter aa 20,0	1 TL + 1 Tasse heißes Wasser (150 ml) 10 Min. ziehen lassen, abseihen.
		Vor dem Essen kalt oder lauwarm trinken.

Rp.	Variante 2	
	Bitterorangenschale Tausenguldenkraut Hagebuttenfrüchte aa ad 30,0	1 gehäufter Löffel + ¼ l heißes Wasser, 5 Min. ziehen lassen.
		1 Tasse ½ Std. vor dem Essen.

Tee zur Verbesserung der Körperabwehr

Rp.	Variante 3 Pfefferminzblätter 15,0 Bitterorangenschale 15,0 Tausendguldenkraut 8,0 Süßholzwurzel 2,0	1 EL + 1 Tasse heißes Wasser, 5 Min. ziehen lassen, abseihen.
		3 × tgl. 1 Tasse ½ Std. vor dem Essen.

Tee zur Verbesserung der Körperabwehr

Rp.	Variante 1 Augentrostkraut 20,0 Hagebuttenschalen 20,0 Fenchelfrüchte gest. 10,0	1 gehäufter TL + 1 Tasse heißes Wasser (150 ml) 10 Min. ziehen lassen.
		2–3 × tgl. 1 Tasse.

Rp.	Variante 2 Augentrostkraut 20,0 Holunderblüten 20,0 Thymiankraut 10,0 Mädesüßblüten 10,0	1 EL + ¼ l heißes Wasser 10 Min. ziehen lassen.
		Mehrmals tgl. eine Tasse.

Topfenwickel (Quarkwickel)

Gelegentlich kommt es vor, dass ein „Hausmittel" eine Art Renaissance erlebt. Beim (kalten) Topfenwickel ist das so. Kalt bedeutet in diesem Zusammenhang nicht, dass der Topfen gekühlt sein soll, sondern lediglich, dass er bei Zimmertemperatur angewendet wird – also nicht angewärmt.

Jahrelang wurde er vor allem bei Gelenkschmerzen eingesetzt – eher ein Leiden erwachsener Menschen. Dort wird ihm im Einzelfall heute sogar der Vorzug gegenüber einer Schmerzmedikation gegeben.

Mittlerweile hat der Topfenwickel allerdings fast den Ruf eines Allheilmittels und wird breit eingesetzt. Dazu gehört auch, dass er es auf die Empfehlungsliste pharmakomedizinisch orientierter Ärzte geschafft hat.

Welche Wirkungen werden diesem Wickel zugeschrieben?

Kindern helfen mit neuen Hausmitteln

Schuhmayer | Zwiauer

- Schmerzlinderung,
- Entzündungshemmung,
- Entspannung,
- Hitzeausleitung,
- Fiebersenkung.

Ein weiterer Vorteil ist die einfache Handhabung. Eine Packung Topfen und ein Baumwolltuch – mehr braucht man nicht. Den Topfen etwa kleinfingerdick auf das Tuch streichen, einpacken und an die betroffene Stelle/Region legen. Anschließend locker fixieren.

Die Angaben zur Anwendungsdauer sind unterschiedlich. Immer wieder findet man Anwendungszeiten von nur 20 Minuten bei Entzündungen. Dafür gibt es kein wissenschaftliches Rational. Es spricht nichts dagegen, ihn auch zwei Stunden oder länger einwirken zu lassen. Mit Sicherheit hat er das Ende seiner Wirksamkeit erreicht, wenn der Topfen trocken und krümelig geworden ist.

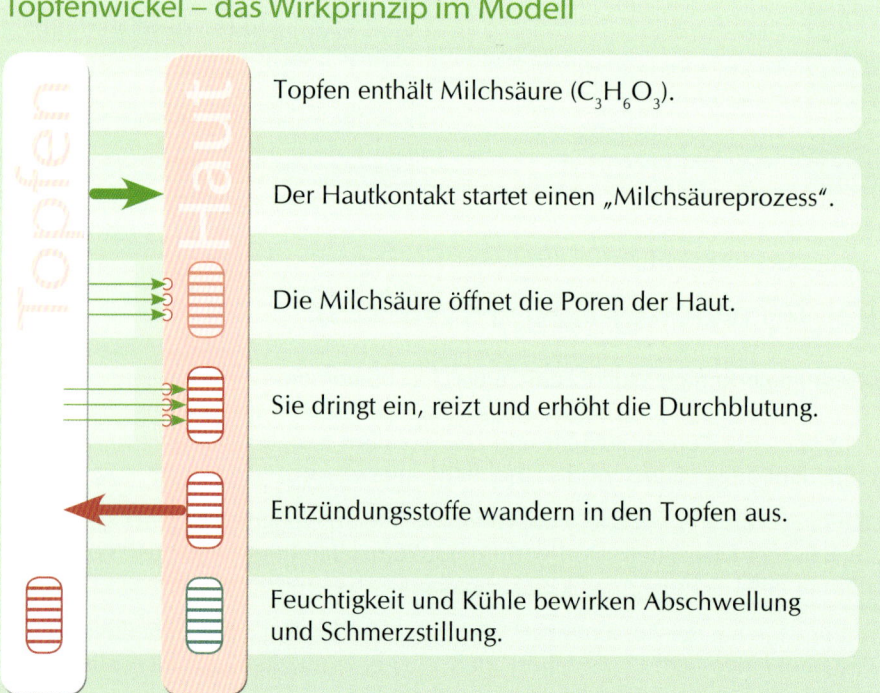

Topfenwickel – das Wirkprinzip im Modell

Topfen enthält Milchsäure ($C_3H_6O_3$).

Der Hautkontakt startet einen „Milchsäureprozess".

Die Milchsäure öffnet die Poren der Haut.

Sie dringt ein, reizt und erhöht die Durchblutung.

Entzündungsstoffe wandern in den Topfen aus.

Feuchtigkeit und Kühle bewirken Abschwellung und Schmerzstillung.

Wenngleich zum Topfenwickel keine groß angelegten Studien vorliegen – wer sollte die bei einem derart billigen Produkt wie Topfen auch finanzieren? –, gibt es doch ein Modell, wie man sich die Wirkung des Topfens vorstellt (siehe Abbildung).

Die beiden physikalischen Wirkungen sind Feuchtigkeit und Kühle, wobei die kühlende Wirkung durch das Verdunsten der Feuchtigkeit hervorgerufen wird. Das führt im Wesentlichen zu Abschwellung und Schmerzstillung, da ein Entzündungsschmerz häufig eng an die zugehörige Schwellung gebunden ist.

Der Topfen selbst enthält Milchsäure. Wenn diese mit der Haut in Berührung kommt, öffnet sie die Poren der Haut und dringt durch diese ein. Im Gewebe führt die Milchsäure zu einer Reizung, die wiederum eine erhöhte Gewebedurchblutung zur Folge hat.

Durch diesen „sauren" Prozess werden Entzündungsstoffe angelockt, die ihrerseits in den Topfen auswandern und dort in der Eiweißmatrix gebunden werden.

Und hier noch ein Auszug aus der „Hitliste" der Topfenanwendungen:
- Zerrungen,
- Verstauchungen,
- Blutergüsse,
- Gelenkprobleme und Muskelschmerzen,
- Fiebersenkung (am Fußgelenk),
- Insektenstiche,
- Halsschmerzen (körperwarm),
- Husten (körperwarm),
- Bronchitis (körperwarm).

Körperwarm ist hierbei ein etwas unscharfer Begriff. Keinesfalls soll der Topfen dann direkt aus dem Kühlschrank kommen. Legt man den eigenen Handrücken auf die Topfenschicht, soll das nicht als „kalt" empfunden werden.

Versorgung von Insektenstichen

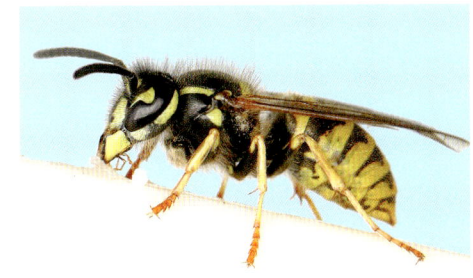

Hier ist anzumerken, dass sich die Situation bei Insektenstichen insofern verändert hat, als diese allgemein aggressivere Reaktionen hervorrufen. Auch das Bedrohungsbild hat sich

Kindern helfen mit neuen Hausmitteln

Schuhmayer | Zwiauer

verändert. So kann etwa der Erreger der Borreliose mittlerweile durchaus auch von anderen Insekten als Zecken übertragen werden. Daher sollte grundsätzlich jeder Insektenstich diesbezüglich beobachtet werden.

Das wesentliche Prinzip ist Kühlung, und man wird dazu nehmen, was eben gerade zur Hand ist.

Als „kühlende Auflagen aus der Küche" helfen akut:

- Zwiebel-,
- Apfel-,
- Kartoffel- oder
- Zitronenscheiben.

Der Garten bietet:

Arnikablütenumschlag

Als Umschlag unverdünnt auflegen. Dazu die Blüten direkt auf die Haut und mit einem kühlen feuchten Tuch umwickeln. Darüber ein trockenes Handtuch. ½ Std. belassen. Bei Bedarf wiederholen.

Calendulaumschlag

Calendulaessenz (Ringelblume) 1:9 mit Wasser verdünnen, getränktes Tuch auflegen. Darüber ein trockenes Handtuch. ½ Std. belassen. Bei Bedarf wiederholen.

Gewürznelkenöl

Entzündungshemmend sowie lokal betäubend, unverdünnt auftragen.

Pfefferminzöl

Wirkt kühlend sowie lokal betäubend.

Ergänzend kann man entzündungshemmende Pflanzen nutzen:

- Spitzwegerichblätter
- Efeublätter
- Gänseblümchen
- Bärlauchblätter

Die Pflanze zerreiben und auflegen oder den gepressten Pflanzensaft aufträufeln. Die in der Volksheilkunde behauptete Wirkung wurde aber bislang wissenschaftlich nicht belegt.

Topfenwickel

Diese Anwendung ist bei vielen Stichen oder starker Reaktion angezeigt.

> Mageren Topfen in dünnes Bauwolltuch einschlagen und auflegen. Darüber ein trockenes Handtuch. ½ Std. belassen. Bei Bedarf wiederholen.

ACHTUNG:

Kommt es zu hohem Fieber, starken Schmerzen, andauernder Schwellung über mehr als 48 Stunden, Verfärbung oder Bildung eines roten Ringes mit weißem Zentrum an der Einstichstelle, so ist ärztliche Hilfe in Anspruch zu nehmen, da der Verdacht einer Infektion nahe liegt. Hier ist nach den geltenden medizinischen Standards unbedingt eine **Antibiotikatherapie** erforderlich! Wenn diese unterbleibt, ist mit massiven Komplikationen zu rechnen.

Zwiebelwickel am Ohr

Variante 1

Eine Zwiebel in kleine Stückchen hacken, diese in ein dünnes Taschentuch einschlagen und über Wasserdampf erwärmen. Dann das Zwiebelpaket auf das schmerzende Ohr des Kindes legen, und zwar so, dass auch der Knochenanteil hinter dem Ohr bedeckt ist. Mit einem Tuch, Mützchen oder Stirnband fixieren.

Variante 2

Eine andere Methode besteht darin, das Zwiebelpäckchen ungewärmt an das Ohr zu legen und dann eine Wärmeflasche darüber. Das empfinden viele Kinder jedoch als unangenehm.

> Maximal 3 × am Tag wiederholen und 1–2 Stunden am Ohr belassen. Manche Kinder schlafen damit auch gerne ein, weil er eine schnelle Schmerzlinderung bewirkt.

Es stimmt natürlich nicht, dass der Zwiebelwickel „Giftstoffe aus dem Körper" herauszieht. Seine lindernde Wirkung beruht auf der Wärmewirkung.

Alternativ können auch warme gekochte Kartoffeln eingeschlagen oder ein erwärmtes Kirschkernsäckchen aufgelegt werden.

Eigene Ergänzungen

Eigene Ergänzungen

Pflanzen-
porträts

Kindern helfen mit neuen Hausmitteln

Schuhmayer | Zwiauer

Vorbemerkung

Sehr viele potentielle Heilpflanzen werden heute laufend intensiv beforscht. Bei einigen weiß man bereits extrem gut Bescheid. Die Analyse ist schwierig und extrem aufwändig. Im Gegensatz zu einem industriellen Medikament, das nur eine einzige Substanz enthält, handelt es sich bei Heilpflanzen um sogenannte „Extrakte", die aus einer Fülle von Wirkkomponenten bestehen. Sie sind nur unter Einsatz höchsten technischen Aufwandes schlüssig analysierbar.

Viele Faktoren wie klimatische Rahmenbedingungen, Regenmenge, Sonnenmenge, Standort/Bodenqualität, Erntezeitpunkt, Lagerung u.a. beeinflussen zudem den tatsächlichen Wirkstoffgehalt der Pflanzen.

Die Porträts sollen kurz skizzieren, wie vielseitig die Pflanzenkomponenten sind, aber auch verdeutlichen, dass die Pflanzenmedizin keinesfalls als Spielwiese für ungeschulte, selbsternannte „Heiler" verkannt werden darf, sondern es sich um hoch effiziente Wirkstoffe handelt, mit denen im Extremfall durch Unkenntnis oder Fahrlässigkeit auch großer Schaden angerichtet werden kann. Es werden hier nur jene Pflanzen dokumentiert, die in den vorangegangenen Rezepturen erwähnt sind. Falls Porträts scheinbar fehlen, handelt es sich um sogenannte Geschmackskorrigenzien.

Die Porträts sind gekürzte, vereinfachte Versionen und im Wesentlichen an das Buch *S. Bäumler: Heilpflanzenpraxis heute* angelehnt. Es ist möglich, dass in Einzelfällen aktuell neue Erkenntnisse gewonnen wurden. Daher kann und soll es keinen Anspruch auf Vollständigkeit geben.

Warnhinweis

Im Umgang mit pflanzlichen Heilmitteln sollte immer an das potentielle Risiko einer allergischen Reaktion gedacht werden, wie sie etwa von den Korbblütlern (z.B. Kamille, Gänseblümchen) bekannt ist. Derartige Reaktionen können relativ harmlos sein, aber im Extremfall auch zu einem lebensbedrohlichen anaphylaktischen Schock führen.

Anmerkungen

Kommission E ist eine selbstständige, wissenschaftliche Sachverständigenkommission für pflanzliche Arzneimittel des ehemaligen Bundesgesundheitsamtes (BGA) und des heutigen Bundesinstituts für Arzneimittel und Medizinprodukte (BfArM) in Deutschland. Diese Kommission berät das Bundesinstitut für Arzneimittel und Medizinprodukte in der Regel bei der Zulassung von traditionellen

Arzneimitteln und von Arzneimitteln der besonderen Therapierichtungen. In den Jahren von 1978 (Inkrafttreten des neuen Arzneimittelgesetzes) bis 1994 bestand die Aufgabe der Kommission E darin, wissenschaftliches und erfahrungsheilkundliches Material zu erwünschten und unerwünschten Wirkungen pflanzlicher Arzneidrogen zu verfassen. Daraus wurden die bis heute gültigen Monografien erstellt, die als Grundlage für die Neuzulassung und Nachzulassung pflanzlicher Arzneimittel gelten.

ESCOP (European Scientific Cooperative on Phytotherapy) wurde 1989 als Dachorganisation der nationalen europäischen Gesellschaften für Pflanzenmedizin und Phytotherapie gegründet, speziell für deren Auseinandersetzung mit den Registrierungsbehörden. Sie erstellt vor allem wissenschaftliche Überblickswerke zum therapeutischen Nutzen von Pflanzen auf Basis gesamteuropäischer Expertisen.

Die Heilpflanzen in alphabetischer Reihenfolge

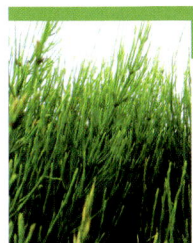

Ackerschachtelhalm

Familie: Schachtelhalmgewächse (Equisetaceae)
Positiv-Monografie der Kommission E
Enthält: Kieselsäure, Flavonoide u.a.
Nebenwirkungen: keine bekannt
Kontraindikationen: eingeschränkte Herz- oder Nierenfunktion

Wirkung: diuretisch (harnflussfördernd)
Trad. Medizin: „Zinnkraut"

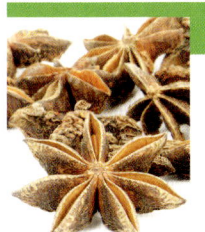

Anis

Familie: Doldenblütler (Apiaceae)
Positiv-Monografie der Kommission E und der ESCOP
Enthält: ätherisches Öl, Estragol, Anisaldehyd, Flavonglykoside u.a.
Nebenwirkungen: Gelegentlich allergische Erscheinungen der Haut, der Atemwege und des Magen-Darm-Trakts. Bei unsachgemäßer Lagerung kann es über eine Selbstkondensation von Anethol zu „Photoanethol" östrogenartig wirken.

Kontraindikationen: Allergie gegen Anis und Anethol

Wirkung: sekretionsfördernd bei Speichel und Magensaft, sekretomotorisch am Darmtrakt, geringer krampflösend als Fenchel oder Kümmel, erweiternd auf die Atemwege, antibakteriell, fungizid, insektizid, entzündungshemmend, krebshemmend

Arnikablüten

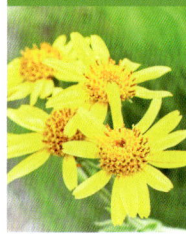

Familie: Korbblütler (Asteraceae)

Positiv-Monografie der Kommission E und der ESCOP für äußerliche Anwendung

Enthält: Bitterstoffe, Flavonoide, Procyanidine, Phenolcarbonsäuren, ätherisches Öl, Polysaccharide, Cumarine u.a.

Nebenwirkungen: Bei längerer Anwendung an geschädigter Haut kommt es relativ häufig zu ödematöser Hautentzündung mit Bläschenbildung, evtl. Ekzembildung, bei hoher Dosierung toxische Hautreaktionen.

Kontraindikationen: bekannte Korbblütlerallergie

Wirkung: stark entzündungshemmend (hemmt Histaminfreisetzung aus Mastzellen sowie Serotoninfreisetzung aus Thrombozyten, Hemmung der Thromboxan-B_2-Bildung, Hemmung der Leukozytenwanderung), abschwellend, schmerzstillend (stärker als Indomethacin)

Trad. Medizin: im Frühmittelalter erstmals beschrieben, Schutz vor Blitzschlag

Augentrostkraut

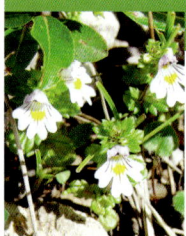

Familie: Braunwurzgewächse (Scrophulariaceae)

Null-Monografie der Kommission E – keine wissenschaftlichen Anhaltspunkte für die behaupteten Wirkungen

Enthält: Iridoglykoside, Lignane, Phenylpropangykoside, Flavonoide, Phenolcarbonsäuren, Cumarine u.a.

Nebenwirkungen & Kontraindikationen: keine bekannt

Wirkung: entzündungshemmend, leberschützend

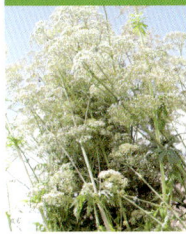

Baldrian(wurzel)

Familie: Baldriangewächse (Valerianaceae)

Positiv-Monografie der Kommission E, ESCOP und WHO

Enthält: Valepotriate (bizyklische Monoterpene), Valerensäuren, hydrophiles Lignan (Olivilderivat) u.a.

Nebenwirkungen & Kontraindikationen: keine bekannt

Wirkung: greift am zentralnervösen Adenosin-1-Rezeptor an und hemmt dadurch dessen postsynaptisches Potenzial, psychisch ausgleichend, thymoleptisch (stimmungshebend), Beeinflussung der GABA-Benzodiazepin- und Adenosin-Rezeptoren und damit Hemmung des GABA-Abbaus, zentralnervös dämpfend, spasmolytisch, muskelrelaxierend

Trad. Medizin: „Elfenkraut", antidämonisch, *„Baldrian, Dost und Dill, kann die Hex nicht, wie sie will!"*

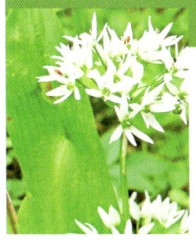

Bärlauchblätter

Familie: Lauchgewächse (Alliaceae)

Keine Monografie – überlieferte Wirkungen nicht ausreichend wissenschaftlich belegt

Enthält: schwefelhaltige Verbindungen wie Aliin/Alicin, Gamma-Glutamylpeptide u.a., Flavonoide, Spuren von Prostaglandinen, Lektine u.a.

Nebenwirkungen & Kontraindikationen: keine bekannt

Wirkung: blutdrucksenkend, entzündungshemmend

Trad. Medizin: bereits bei den Römern als „magenreinigendes" Mittel eingesetzt

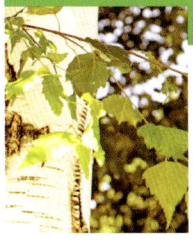

Birkenblätter

Familie: Birkengewächse (Betulaceae)

Positiv-Monografie der Kommission E und der ESCOP

Enthält: Flavonoide, Tripertensaponine, Gerbstoffe, Ascorbinsäure, Phenolcarbonsäuren u.a.

Nebenwirkungen: keine für die Blätter

Kontraindikationen: nicht bei verminderter Herz- oder Nierenleistung

Wirkung: mild harntreibend, mild fiebersenkend
Trad. Medizin: Frühlingsbaum

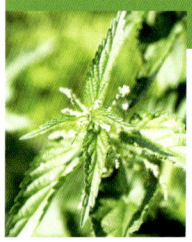

Brennnesselblätter

Familie: Brennnesselgewächse (Urticaceae)
Positiv-Monografie der Kommission E, der ESCOP und der WHO
Enthält: Phenolcarbonsäuren, Flavonoide, Cumarine, Chlorophylle, Carotinoide, Eisen, Kieselsäure u.a.
Nebenwirkungen: keine bei der Blattdroge
Kontraindikationen: eingeschränkte Herz- oder Nierenfunktion für die Blattdroge
Wirkung: entzündungshemmend (Hemmung der Leukotrien- und Prostaglandinsynthese, Hemmung der Infiltration und Aktivität immunkompetenter Zellen in entzündetem Gewebe), vermehrte Ausscheidung von Harnsäure, Anregung des Körperstoffwechsels, Erhöhung des Harnvolumens, zahlreiche weitere Effekte wie Immunmodulation, Hemmung der Aromatase in der Prostata, antitumoröse oder antivirale Wirkung noch im Forschungsstadium
Trad. Medizin: bei den Germanen als „Donnernessel" dem Gewittergott Donar/Thor gewidmet

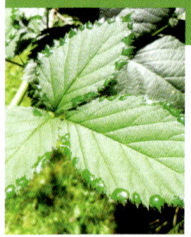

Brombeerblätter

Familie: Rosengewächse (Rosaceae)
Positiv-Monografie der Kommission E
Enthält: Gerbstoffe, Flavonoide, Pflanzensäuren, Triterpensäuren u.a.
Nebenwirkungen & Kontraindikationen: keine bekannt
Wirkung: an Schleimhäuten adstringierend
Trad. Medizin: Verwendung seit der Jungsteinzeit

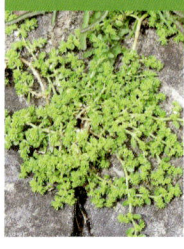

Bruchkraut

Familie: Nelkengewächse (Caryophyllaceae)
Positiv-Monografie der Kommission E
Enthält: Triterpensaponine, Flavonoide, Cumarine u.a.
Nebenwirkungen & Kontraindikationen: keine bekannt
Wirkung: krampflösend in den Harnwegen

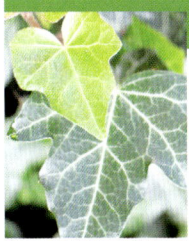

Efeublätter

Familie: Araliengewächse (Araliaceae)
Positiv-Monografie der Kommission E und der ESCOP
Enthält: Tripertensaponine, Flavonglykoside, Phenolcarbonsäuren, ätherisches Öl u.a.
Nebenwirkungen: allergische Kontaktdermatitis, bei Einnahme höherer Dosierungen Benommenheit, Herzrasen, Kopfschmerz, Übelkeit, Erbrechen, selten Durchfall
Kontraindikationen: keine bekannt
Wirkung: antimikrobiell, antimykotisch, spasmolytisch, schleimlösend, auswurffördernd, entzündungshemmend, potentiell zytotoxisch gegen Tumorzellen
Trad. Medizin: Symbol der Treue über den Tod hinaus

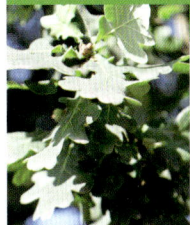

Eiche/Eichenrinde

Familie: Buchengewächse (Fagaceae)
Positiv-Monografie der Kommission E (Eichenrinde)
Enthält: Gerbstoffe (bes. Catechin), Flavonoide (bes. Quercetin), Triterpene u.a.
Nebenwirkungen: keine bekannt
Kontraindikationen: keine äußerliche Anwendung bei großflächigen Ekzemen und Hautverletzungen
Wirkung: adstringierend/gefäßverengend, juckreizstillend, antibakteriell (S. aureus, S. epdermidis), systemisch mild entzündungshemmend, antiviral (Herpes, Influenza-Viren), antihelmintisch (gegen Würmer), lokal entzündungshemmend
Trad. Medizin: seit frühester Zeit hohe symbolisch-mythologische Bedeutung

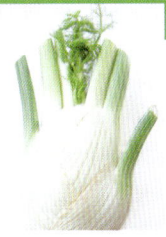

Fenchel

Familie: Doldenblütler (Apiaceae)
Positiv-Monografie der Kommission E und der ESCOP
Enthält: ätherische Öle (besonders trans-Anethol und Fenchon), Hydroxyzimtsäurederivate, Flavonoide, Spuren von Cumarinen und Furanocumarin u.a.
Nebenwirkungen: seltene allergische Reaktionen von Haut und Atemwegen bekannt

249

Kontraindikationen: in der Schwangerschaft nur als Tee empfehlenswert
Wirkung: Magen-/Darmbeschwerden (insbesondere bei Säuglingen: Durchfall, Verdauungsstörungen, Krämpfe, Blähungen), Inhalation des Öls bei Atemwegserkrankungen

Gewürzsumach

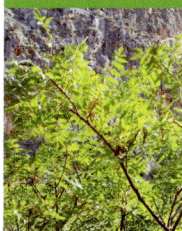

Familie: Sumachgewächs (Anacardiaceae)
Keine Positiv-Monografien
Enthält: Gerbstoffe, Phenylglykoside, komplexes ätherisches Öl, Tripertene, Steroide u.a.
Nebenwirkungen & Kontraindikationen: keine bekannt
Wirkung: antimikrobiell, antiviral, entzündungshemmend

Goldrute

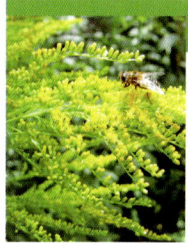

Familie: Korbblütler (Asteraceae)
Positiv-Monografie der Kommission E und der ESCOP
Enthält: Flavonoide, Phenylglykoside (v.a. Leiocarposid, Virgaureosid), Gerbstoffe, ätherisches Öl u.a.
Nebenwirkungen: keine bekannt
Kontraindikationen: nicht bei eingeschränkter Herz- oder Nierenleistung
Wirkung: entzündungshemmend, harntreibend
Trad. Medizin: erstmalig ab dem 16. Jh. in Verwendung

Haferfrüchte

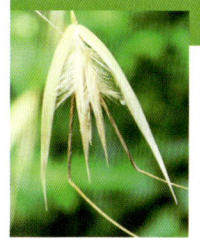

Familie: Süßgrasgewächs (Poaceae)
Keine Monografie zu den Früchten
Enthält: Haferöl, Cumarine, Sterine, Flavonoide, Saponine u.a.
Nebenwirkungen & Kontraindikationen: keine bekannt
Wirkung: schlaffördernd, mild beruhigend
Trad. Medizin: erste Erwähnung in der Antike bei Dioskurides

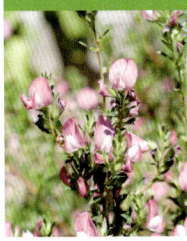
Hauhechel
Familie: Schmetterlingsblütler (Fabaceae)
Positiv-Monografie der Kommission E und der ESCOP
Enthält: Isoflavonoide, Tripertene, Gerbstoffe, Medicarpin u.a.
Nebenwirkungen & Kontraindikationen: keine bekannt
Wirkung: entzündungshemmend, harntreibend
Trad. Medizin: Wirkung seit der Antike bekannt

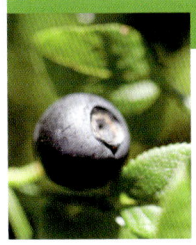
Heidelbeeren
Familie: Heidekrautgewächse (Ericaceae)
Positiv-Monografie der Kommission E und der ESCOP für die getrockneten Früchte
Enthält: Gerbstoffe, Anthocyanidine, Flavonoide, Phenolcarbonsäuren, Myrtin u.a.
Nebenwirkungen: für die Früchte keine bekannt
Kontraindikationen: keine bekannt
Wirkung: adstringierend, verstopfend, antiseptisch, gefäßschützend, plättchenaggregationshemmend, cholesterinsenkend
Trad. Medizin: Erwähnung im Altertum bei Dioskurides

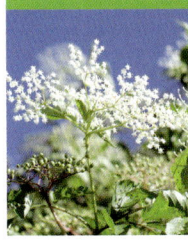
Holunderblüten
Familie: Geißblattgewächse (Araceae)
Positiv-Monografie der Kommission E, der ESCOP und der WHO
Enthält: Flavonoide, Hydroxyzimtsäurederivate, Gerbstoffe, Phytosterine, Schleimstoffe, Triterpene, Glykoside u.a.
Nebenwirkungen: keine bei lokaler Anwendung
Kontraindikationen: keine bekannt
Wirkung: schweißtreibend (Glykoside), sekretolytisch, Mobilisierung der unspezifischen Körperabwehr, leicht harntreibend
Trad. Medizin: Verwendung seit der Steinzeit

Kindern helfen mit neuen Hausmitteln

Schuhmayer | Zwiauer

Hopfen

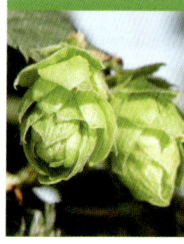

Familie: Hanfgewächse (Cannabaceae)
Positiv-Monografie der Kommission E und der ESCOP
Enthält: Hopfenbitterstoffe, Lupulon, Humulon, ätherisches Öl, Gerbstoffe, Flavonoide, Phenolcarbonsäure u.a.
Nebenwirkungen & Kontraindikationen: keine bekannt
Wirkung: sedierend, schlaffördernd (v.a. Einschlafphase), Magen- und Verdauungsstimulierung, antibakteriell, Hemmung von Diacylglycerol-Acyltransferase (dieses Enzym ist für die Bildung von Triglyceriden verantwortlich (Xanthohumol & Xanthohumol B)), Wachstumshemmung bestimmter Krebszellen, wie z.B. Brustkrebs (prenylierte Flavonoide)
Trad. Medizin: „Fruchtbarkeitspflanze" („Bock-Bier")

Isländisch Moos

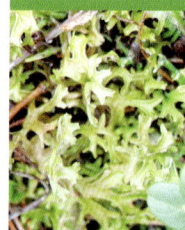

Familie: Schlüsselflechte (Parmeliaceae)
Positiv-Monografie der Kommission E und der ESCOP
Enthält: Schleimstoffe (50–70 %), Lichenin, Flechtensäure u.a.
Nebenwirkungen & Kontraindikationen: keine bekannt
Wirkung: schleimhautfilmbildend, reizmildernd/beruhigend, mild antibiotisch, immunstimulierend

Johanniskraut

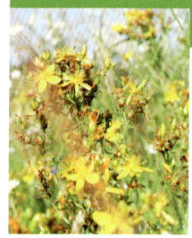

Familie: Johanniskrautgewächse (Hypericaceae)
Positiv-Monografie der Kommission E, ESCOP und WHO
Enthält: Anthracenderivate, Phloroglucinderivate (Hyperforin), Flavonolglycoside
Nebenwirkungen: bei hellhäutigen Menschen erhöhte Lichtempfindlichkeit möglich – UV-Strahlen meiden. Selten: Magenbeschwerden, Hautausschlag, Juckreiz.
Wirkung:

- **Industrielles Fertigpräparat:** In entsprechender Konzentration ein zugelassenes Anti-Depressivum, das im Nervensystem zu einer Erhöhung der Signalsubstanzen Noradrenalin, Serotonin und Dopamin führt. Weiters Beeinflussung der postsynaptischen Serotoninrezeptoren und Einfluss auf glutaminerge und GABA-Rezeptoren. Steigerung der Melatoninsynthese und damit fördernde Wirkung auf den antidepressiven Effekt des Sonnenlichts.

- **Allgemeine Wirkungen**: mild sedierend und angstlösend, Steigerung der kognitiven Leistungsfähigkeit.
- **Johanniskrautöl**: durchblutungsfördernd, antibakteriell (auch gegen multiresistente Staphylkokokken!) und antiviral, schmerzlindernd nach stumpfen Verletzungen, entzündungshemmend.

Kalmus

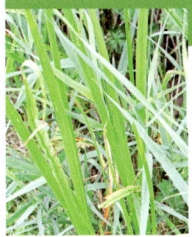

Familie: Aaronstabgewächse (Araceae)
Keine Monografie – somit keinerlei gesicherten wissenschaftlichen Nachweise der Wirkung
Enthält: Bitterstoffe (Acorin), ätherisches Öl (besonders β-Asaron u.a.) u.a.
Nebenwirkungen & Kontraindikationen: keine bekannt
Wirkung: durchblutungsfördernd auf Magen-Darm-Schleimhaut, sekretionsfördernd im Magen-Darm-Trakt, appetitanregend, krampflösend, angstlösend (nur europäischer Kalmus)

Kamille

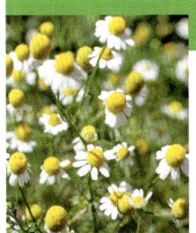

Familie: Korbblütler (Asteraceae)
Positiv-Monografie der Kommission E, der ESCOP und der WHO
Enthält: ätherisches Öl, Flavonoide, Schleimstoffe, Cumarine, Hydroxyzimtsäurederivate u.a.
Nebenwirkungen & Kontraindikationen: keine bekannt
Wirkung: entzündungshemmend (Hemmung der Bildung und Freisetzung von Entzündungsmediatoren inkl. des Histamins aus den Mastzellen), spasmolytisch, bakteriostatisch, bakterizid, fungizid, entzündungshemmend an Schleimhäuten
Trad. Medizin: Seit der Antike in Verwendung, im Mittelalter in Vergessenheit geraten, ab 1500 in allen wichtigen Werken vertreten.

Königskerzenblüten

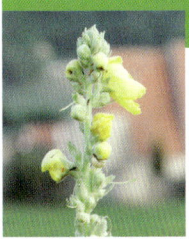

Familie: Braunwurzgewächse (Scrophulariaceae)
Positiv-Monografie der Kommission E
Enthält: Schleimstoffe, Flavonoide, Kämpferol, Rutosid, Kaffeesäurederivate, Triterpensaponine u.a.
Nebenwirkungen & Kontraindikationen: keine bekannt

Wirkung: schleimbildend, mild auswurffördernd, möglicherweise antiviral
Trad. Medizin: bereits in der Antike bei Hippokrates erwähnt

Koriander

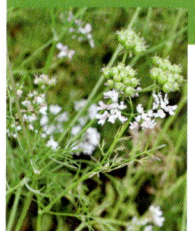

Familie: Doldenblütler (Apiaceae)
Positiv-Monografie der Kommission E
Enthält: ätherisches Öl (bes. Linalool), fettes Öl, Flavonoide, Tripertene, Hydroxycumarine u.a.
Nebenwirkungen & Kontraindikationen: keine bekannt
Wirkung: fördert Speichelfluss, sekretionsfördernd im Magen-Darm-Trakt, appetitanregend, leicht krampflösend, antibakteriell, antimykotisch

Kümmel

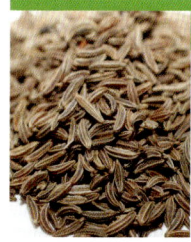

Familie: Doldenblütler (Apiaceae)
Positiv-Monografie der Kommission E und der ESCOP
Enthält: ätherisches Öl, Carvon, Limonen, Flavonoide, Phenylcarbonsäuren, Cumarine u.a.
Nebenwirkungen: bei Überdosierung möglicherweise zentrale Erregung, Schwindel u.Ä.
Kontraindikationen: keine bekannt
Wirkung: durchblutungsfördernd auf Magen-Darm-Schleimhaut, krampflösend, sekretionsfördernd im Magen-Darm-Trakt, appetitanregend, antimikrobiell
Trad. Medizin: Schutz von kleinen Kindern vor unruhestiftenden Dämonen

Lavendel

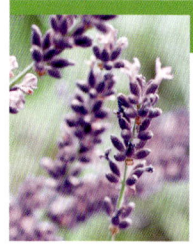

Familie: Lippenblütler (Lamiaceae)
Positiv-Monografie der Kommission E
Enthält: Monoterpene, Lamiaceengerbstoffe, Flavonoide, Phytosterole, Hydrocumarine
Nebenwirkungen & Kontraindikationen: keine bekannt
Lavendelblüten – Wirkung: zentralnervös beruhigend, entspannend, leicht sedativ, gallestimulierend & galleflussfördernd
Lavendelöl – Wirkung: antimikrobiell (z.B. E. coli, Staph. aureus, Bacillus subtilis), entzündungshemmend, fungizid (gegen Pilze oder ihre Sporen, z.B. Candida albicans), Insektizid, Akarizid (gegen Milben und Zecken)

Trad. Medizin: „Muttergottespflanze", Schutz gegen Hexen und Teufel, tötet „unkeusche Gelüste" ab.

Linde

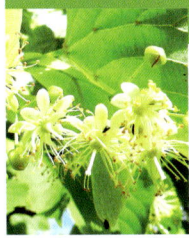

Familie: Lindengewächse (Tiliaceae)
Positiv-Monografie der Kommission E
Enthält: Flavonoide, Schleimstoffe, Gerbstoffe, Kaffeesäurederivate, Phenolcarbonsäure u.a.
Nebenwirkungen & Kontraindikationen: keine bekannt
Wirkung: fiebersenkend, schwach krampflösend, schwach hustendämpfend
Anmerkung: Schweißtreibende Stoffe wurden konkret nie nachgewiesen, der bekannte Effekt des Lindenblütentees beruht somit vorwiegend auf dem Wärmereiz, der am Morgen von geringer Auswirkung ist, am Abend jedoch deutlich schweißtreibend.
Trad. Medizin: heiliger Baum bei Germanen und Slawen

Mädesüßblüten

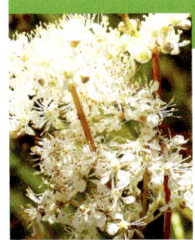

Familie: Rosengewächse (Rosaceae)
Positiv-Monografie der Kommission E und der ESCOP
Enthält: Phenolglykoside, Salicylaldehyd, Gerbstoffe, Flavonoide, Schleimstoffe u.a.
Nebenwirkungen & Kontraindikationen: keine bekannt
Wirkung: fiebersenkend, entzündungshemmend (Hemmung der Cyclooxygenase und des Komplementsystems), antimikrobiell
Trad. Medizin: heilige Pflanze keltischer Druiden

Malve (Eibisch)

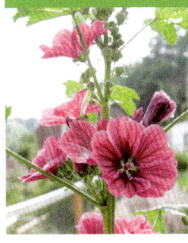

Familie: Malvengewächse (Malvaceae)
Positiv-Monografie der Kommission E
Enthält: Schleimstoffe, Gerbstoffe, Flavonoide (bes. Malvin) u.a.
Nebenwirkungen & Kontraindikationen: keine bekannt
Wirkung: reizlindernd, schleimhautschützend/schleimbildend

Melisse

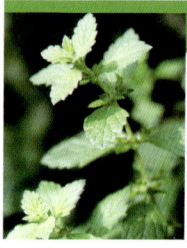

Familie: Lippenblütler (Lamiaceae)
Positiv-Monografie der Kommission E, ESCOP und WHO
Enthält: ätherische Öle, Lamiaceengerbstoffe (bes. Rosmarinsäure), Flavonoide & Tripertene
Nebenwirkungen & Kontraindikationen: keine bekannt
Wirkung: mild sedierend/beruhigend, krampflösend, antiulzerogen, antioxidativ, antiviral, antimikrobiell

Niauli

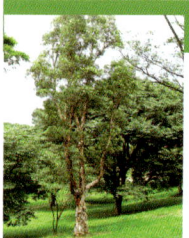

Familie: Myrtengewächse (Myrtaceae)
Positiv-Monografie der Kommission E für Niauliöl
Enthält: ätherisches Öl (bes. Cineol, Nerolidol, Linalool) u.a.
Nebenwirkungen: nach Einnahme Übelkeit und Erbrechen bzw. Durchfall, bei Überdosierung lebensbedrohliche Vergiftungen
Kontraindikationen: bei Säuglingen und Kleinkindern das Öl nicht im Bereich der Nase auftragen, Magen-Darm-Entzündungen, Gallenwegsentzündungen sowie schwere Lebererkrankungen
Wirkung: durchblutungsfördernd, antibakteriell

Odermennig

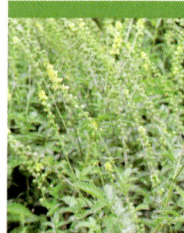

Familie: Rosengewächse (Rosaceae)
Positiv-Monografie der Kommission E
Enthält: Gerbstoffe, Tripertene, Kieselsäure, Flavonoide u.a.
Nebenwirkungen & Kontraindikationen: keine bekannt
Wirkung: bakteriostatisch, juckreizstillend, mild oberflächenanästhetisch, entzündungshemmend, obstipierend

Orangenblüten

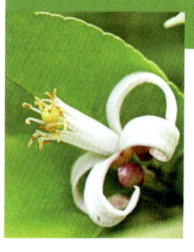

Geschmackskorrigens
Familie: Rautengewächse (Rutaceae)
Enthält: Phenylester und -alkohole u.a.
Nebenwirkungen & Kontraindikationen: keine bekannt
Wirkung: stimmungsaufhellend (Anregung der Endorphinproduktion)

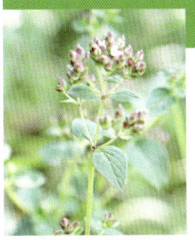
Oreganokraut/Dost/wilder Majoran
Familie: Lippenblütler (Lamiaceae)
Keinerlei Positiv-Monografie – d.h., die zugeordneten Wirkungen sind in keinerlei Weise wissenschaftlich bestätigt worden, sondern leiten sich von der Art der Inhaltsstoffe im Vergleich mit anderen Pflanzen ab. In diesem Falle möglicherweise dem Thymian ähnlich.
Enthält: ätherisches Öl, Kaffeesäurederivate, Flavonoide, Gerbstoffe u.a.
Nebenwirkungen & Kontraindikationen: keine bekannt
Wirkung: soll schleimlösend bei Husten wirken
Trad. Medizin: hilft gegen Hexen und Dämonen

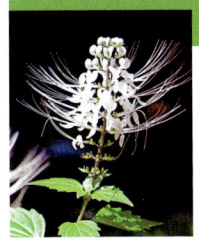
Orthosiphon (Katzenbart)
Familie: Lippenblütler (Lamiaceae)
Positiv-Monografie der Kommission E und der ESCOP
Enthält: lipophile Flavonoide, Kaffeesäurederivate, Diterpene, Kaliumsalze u.a.
Nebenwirkungen & Kontraindikationen: keine bekannt
Wirkung: entzündungshemmend, schwach harntreibend, schwach krampflösend

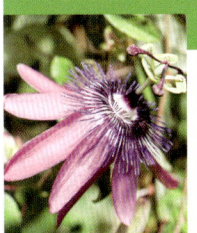
Passionsblume
Familie: Passionsblumengewächse (Passifloraceae)
Positiv-Monografie der Kommission E und der ESCOP
Enthält: Flavonoide, Polysaccharide, freie Amniosäuren, Glykoproteine, Cumarine u.a.
Nebenwirkungen & Kontraindikationen: keine bekannt
Wirkung: mild sedierend, schlaffördernd, angstlösend, schwach krampflösend, Senkung von Herzfrequenz & Blutdruck

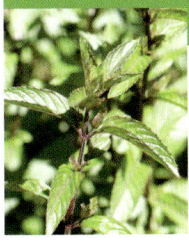
Pfefferminze
Familie: Lippenblütler (Lamiaceae)
Pfefferminzblätter: Positiv-Monografie der Kommission E, der ESCOP und der WHO
Pfefferminzöl: Positiv-Monografie der Kommission E, der ESCOP

Pfefferminzblätter enthalten: ätherisches Öl (bes. Menthol, Menthon u.a.), Gerbstoffe, Bitterstoffe u.a.

Pfefferminzöl enthält: Menthol, Menthon, Cineol, Menthylacetat, Limonen

Nebenwirkungen: keine bei den Blättern, kein Öl an Menschen mit empfindlichem Magen

Kontraindikationen: nicht bei Gallensteinleiden, insbesondere das Öl auch nicht bei Gallenblasenentzündung oder Leberschäden

Keine Ölanwendung bei Säuglingen/Kleinkindern – lebensgefährliche Komplikationen möglich (Kratschmer-Reflex)

Wirkung (Blätter): krampflösend (inkl. beschleunigte Magenentleerung), sekretionsfördernd im Magen-Darm-Trakt inkl. Galle, appetitanregend, verdauungsfördernd, antibakteriell, zentralnervös leicht beruhigend

Wirkung (Öl): durchblutungsfördernd/gefäßerweiternd, lokalanästhetisch, schmerzhemmend, krampflösend, fördert Bronchialsekretion, antimikrobiell, antimykotisch

Trad. Medizin: eine der ältesten Heilpflanzen der Weltgeschichte

Ringelblumenblüten

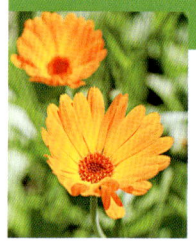

Familie: Korbblütler (Asteraceae)

Positiv-Monografie der Kommission E und der ESCOP

Enthält: Triterpensaponine, Triterpenalkohole (bes. Faradiol), ätherisches Öl, Flavonoide, Carotinoide, Cumarine, Polysaccharide u.a.

Nebenwirkungen: keine, dennoch Vorsicht bei Korbblütlerallergie

Kontraindikationen: Korbblütlerallergie

Wirkung: entzündungshemmend, abschwellend, antimutagen, antimikrobiell, Fungizid, Viruzid (H. simplex, Influenza HI- und VS-Viren)

Trad. Medizin: bei den Azteken Symbol der Liebesgöttin Xochiquetzal

Salbei

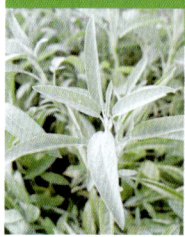

Familie: Lippenblütler (Lamiaceae)

Positiv-Monografie der Kommission E und der ESCOP (hier nur Mund-Rachen-Raum)

Enthält: ätherisches Öl (bes. Thujone), Hydroxyzimtsäurederivate, Bitterstoffe, Flavonoide, Steroide, Tripertene u.a.

Nebenwirkungen: bei Überdosierung Herzrasen, Hitzegefühl; Krämpfe, Schwindel
Kontraindikationen: keine bekannt für Lokalanwendung in Mund/Rachen, in der Schwangerschaft keine innere Anwendung durchführen
Wirkung: antimikrobiell, lokal entzündungshemmend, antioxidativ, antiviral
Trad. Medizin: seit dem Frühmittelalter in Verwendung

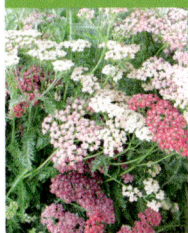

Schafgarbenkraut

Familie: Korbblütler (Asteraceae)
Positiv-Monografie der Kommission E
Enthält: Bitterstoffe, ätherisches Öl u.a.
Nebenwirkungen: selten Kontaktallergien
Kontraindikationen: bekannte Allergie gegen Korbblütler
Wirkung: sekretionsfördernd im Magen-Darm-Trakt, appetitanregend, krampflösend, entzündungshemmend
Trad. Medizin: Symbol verschmähter Liebe

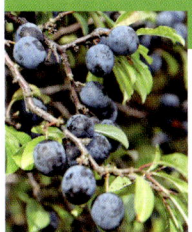

Schlehdorn

Familie: Rosengewächse (Rosaceae)
Zu den Blüten existiert eine Null-Monografie der Kommission E, d.h., es konnten keine wissenschaftlichen Belege der behaupteten Wirkungen gefunden werden.
Das gilt nicht für die Schlehdornfrüchte, zu denen es eine Positiv-Monografie der Kommission E gibt. Nachfolgendes bezieht sich daher auf die Früchte.
Enthält: Gerbstoffe, Proanthocyanidine, Fruchtsäuren, Vitamin C u.a.
Nebenwirkungen & Kontraindikationen: keine bekannt
Wirkung: adstringierend im Mund-/Rachenbereich

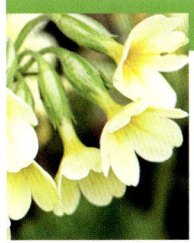

Schlüsselblumenblüten

Familie: Primelgewächse (Primulaceae)
Positiv-Monografie der Kommission E,
Enthält: Saponine, Flavonoide, Carotinoide, Rosmarinsäure u.a.
Nebenwirkungen: Allergien möglich, bei Einnahme vereinzelt Magenbeschwerden und Übelkeit

Kontraindikationen: bekannte Allergie gegen Primeln

Wirkung: schleimlösend, auswurffördernd, entzündungshemmend

Trad. Medizin: Petruslegende

Sonnenhut (purpurner)

Familie: Korbblütler (Asteraceae)

Positiv-Monografie der ESCOP

Enthält: wasserlösliche Polysaccharide, Alkylamide, Kaffeesäurederivate, ätherisches Öl, Carvon, Flavonoide, Polyine u.a.

Nebenwirkungen: Bei innerlicher Anwendung kann es dosisabhängig zu Schüttelfrost, kurzfristiger Fieberreaktion, Übelkeit, Erbrechen, vereinzelt allergischer Reaktion vom Soforttyp bis zum anaphylaktischen Schock (Korbblütlerallergie), Verschlechterung der Stoffwechsellage bei Diabetes mellitus kommen.

Kontraindikationen: progredient chronische Systemerkrankungen wie TBC, Leukosen, Multiple Sklerose, Kollagenosen, HIV u.a.

Anwendungsbeschränkung: Die langdauernde Einnahme (länger als acht Wochen) kann zu einer Effektumkehr (Immunsuppression) führen.

Wirkung: immunmodulierend (Bildung und Phagozytoseleistung von Granulozyten und Makrophagen gesteigert, bei mittlerer Dosierung vermehrt T-Lymphozyten gebildet, in niedriger Dosis Anregung der Zytokinbildung, Immunglobulinbildung gesteigert, Immunsystem stimuliert, Infektionsprophylaxe)

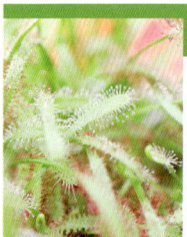

Sonnentaukraut

Familie: Sonnentaugewächse (Droseraceae)

Positiv-Monografie der Kommission E

Enthält: Naphthochinonderivate, Anthocyane, Flavonoide, Schleimstoffe, proteolytische Enzyme u.a.

Nebenwirkungen & Kontraindikationen: keine bekannt

Wirkung: bronchial krampflösend, entzündungshemmend, antibiotisch (bes. S. aureus und E. coli)

Trad. Medizin: im 12. Jh. als Heilpflanze entdeckt

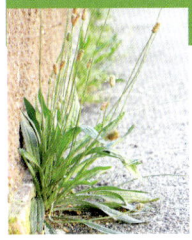

Spitzwegerich

Familie: Wegerichgewächse (Plantaginaceae)
Positiv-Monografie der Kommission E und der ESCOP
Enthält: Schleimstoffe, Iridoglykoside, Phenylethanoid, Flavonoide, Gerbstoffe, Hydroxycumarine, Phenolcarbonsäuren u.a.
Nebenwirkungen & Kontraindikationen: keine bekannt
Wirkung: reizlindernd, mild immunstimulierend (Produktionssteigerung von Granulozyten), antimikrobiell, entzündungshemmend, krampflösend
Trad. Medizin: kultische Verwendung seit der Jungsteinzeit

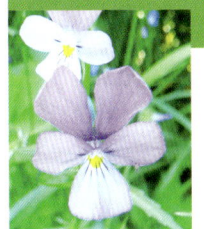

Stiefmütterchen

Familie: Veilchengewächse (Violaceae)
Positiv-Monografie der Kommission E
Enthält: Salicylsäure und Derivate, Phenolcarbonsäuren, Schleimstoffe, Flavonoide, Gerbstoffe, Carotinoide, Cumarine u.a.
Nebenwirkungen & Kontraindikationen: keine bekannt
Wirkung: entzündungshemmend, kortisonähnlich, antioxidativ, reizlindernd
Trad. Medizin: erstmalige Erwähnung 1485 – „Gart der Gesundheit"

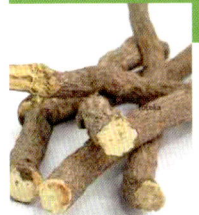

Süßholzwurzel

Familie: Schmetterlingsblütler (Fabaceae)
Positiv-Monografie der Kommission E, der ESCOP und der WHO
Enthält: Tripertensaponine, Flavonoide, Cumarine, Phytosterole u.a.
Nebenwirkungen: Aufgrund der mineralkorikoidartigen Wirkung kann es bei langdauernder Anwendung in höherer Dosierung zu Kaliumverlust, Bluthochdruck und in seltenen Fällen zu Myoglobulinurie kommen.
Kontraindikationen: Gallestauung, Leberzirrhose, Bluthochdruck, Hypokaliämie (Kaliummangel), schwere Nierenfunktionsstörung, Schwangerschaft
Wirkung: sehr stark entzündungshemmend (stärkere Entzündungshemmung als die Substanzen Indomethacin oder Dexamethason: Hemmung der Leukozytenwanderung zum Entzündungsort, selektive Thrombinhemmung; Hemmung des

Kortikoidabbaus über Blockade der 5-β-Steroidreduktase; Hemmung des plättchenaktivierenden Faktors (PAF)), schleimlösend (erhöhte Schleimsekretion und Verminderung der Viskosität des Bronchialschleims (= stärkere Verflüssigung)), krampflösend, schleimhautprotektiv, leberschützend (antihepatotoxisch), antiulzerogen (Verhinderung von Magengeschwüren – Verminderung der Magensaftproduktion, erhöhte Viskosität der Magenschleims), weitere Effekte wie antivirale Eigenschaften oder Hemmung von Campylobacter pylori (Keim, der an der Entstehung von Magengeschwüren beteiligt ist) sind Gegenstand der Forschung.
Trad. Medizin: Schutz von kleinen Kindern vor unruhestiftenden Dämonen

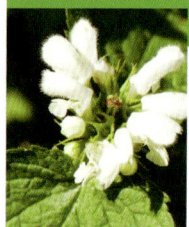

Taubnessel (weiße)

Familie: Lippenblütler (Lamiaceae)
Positiv-Monografie der Kommission E
Enthält: Kaffeesäurederivate, Gerbstoffe, Iridoid- und Secoiridoidglukoside, Triterpensaponine, Flavonoide, biogene Amine, Schleimstoffe u.a.
Nebenwirkungen & Kontraindikationen: keine bekannt
Wirkung: gefäßverengend/adstringierend, gewebsabdichtend, leicht entzündungshemmend, juckreizstillend

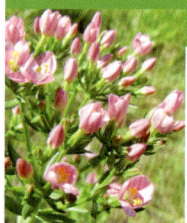

Tausendguldenkraut

Familie: Enziangewächse (Gentianaceae)
Positiv-Monografie der Kommission E und der ESCOP
Enthält: glykosidische Bitterstoffe, Oleanolsäure, Flavonoide, Pyridinalkaloide, Xanthonderivate u.a.
Nebenwirkungen & Kontraindikationen: keine bekannt
Wirkung: appetitanregend, vermehrte Speichelsekretion, vermehrte Magensaftsekretion

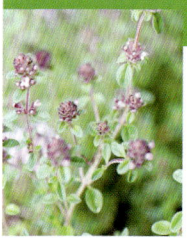

Thymian

Familie: Lippenblütler (Lamiaceae)
Positiv-Monografie der Kommission E und der ESCOP
Enthält: ätherisches Öl (bes. Thymol & Carvacrol), Gerbstoffe, Tripertene, Flavonoide, Biphenyle u.a.
Nebenwirkungen & Kontraindikationen: keine bekannt
Wirkung: schleimlösend, auswurffördernd, krampflösend im Bronchialbereich, antiviral, antimikrobiell

Trad. Medizin: rituelle Verwendung seit dem Altertum

Walnussblätter

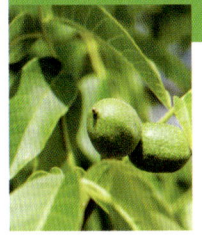

Familie: Walnussgewächse (Juglandaceae)
Positiv-Monografie der Kommission E für äußerliche Anwendung
Enthält: Gerbstoffe, Juglon, Germacren D, Flavonoide, Phenylcarbonsäuren u.a.
Nebenwirkungen: bei lokaler Anwendung dunkle Verfärbung der Schleimhaut
Kontraindikationen: keine bekannt
Wirkung: entzündungehemmend, gewebeverdichtend, hemmt die Kapillardurchlässigkeit, juckreizstillend, oberflächenanästhetisch, antimikrobiell
Trad. Medizin: im Zusammenhang mit Fruchtbarkeit und Erotik gedeutet

Zauberstrauchblätter (Hamamelis)

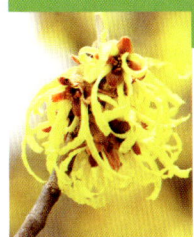

Familie: Zaubernussgewächse (Hamameliaceae)
Positiv-Monografie der Kommission E und der ESCOP
Enthält: Gerbstoffe, ätherisches Öl, Flavonoide u.a.
Nebenwirkungen: nach Einnahme Magenreizung bei sehr empfindlichen Menschen, keine bei äußerlicher Anwendung bekannt
Kontraindikationen: keine bekannt
Wirkung: gefäßverengend, Herabsetzung der Kapillardurchlässigkeit, gewebeabdichtend, entzündungshemmend (Hemmung von Cyclooxygenase und 5-Lipoxyenase), verminderte Histaminfreisetzung, vergleichbar mit Hydrocortison
Trad. Medizin: indianisches Heilmittel

Abbildungsnachweis

CDC: 137

Hahsler, Lisa: 181, 236

https://pixabay.com/de/: 22 (Poison-Ivy), 28 (Ben.Kerckx), 29 (Pezibaer), 32 (Connselling), 36 (Andre_Grunden), 42 (christianladewig0), 45 (PublicDomainPictures), 47 (orange31), 88 (Semevent), 92 (NadineDoerle), 95 (7721622), 108 (congerdesign), 149 (couleur), 160 (PrettySleepy2), 169 (Beeki), 184 (emilytrue), 186 (gate74), 187 (Robert-Owen-Wahl), 195 (marmaladelane), 197 (ddimitrova), 201 (zrenate), 208 (EME), 225 (Schwaaze), 238 (Glady)

Kuzmits, Mariana: 253 unten

PhotoAlto: 51, 63, 75, 89, 121, 158, 232 rechts

Schaub, Hagen: 111, 163, 203

Schrampf, Martin: 72, 154, 188, 227, 246 oben, 247 oben, 247 unten, 248 oben, 249 alle, 251 alle, 252 oben und unten, 253 oben und Mitte, 254 alle, 255 unten, 256 oben, 256 drittes Bild von oben, 257 oben, drittes Bild von oben und ganz unten, 258 alle, 259 oben und unten, 260 alle, 261 oben, 262 unten

Schuhmayer, Wolfgang: 216, 218

Wikipedia: 24 (Michael Bladon), 57 (Emiliano Burza), 74 (Thomas Netsch), 84 oben, 100 (Mike Blyth), 105 (Heinrich Weingärtner), 138 oben (Kalumet), 138 unten (Michael Beck), 140 (Estreya), 145 (Fabian Kerk), 248 unten (Michael Becker), 250 oben (Dedda71), 250 unten (Sten Porse), 252 Mitte (Tigerente), 256 zweites Bild von oben (mauroguanandi), 256 unten (Paul Adam), 257 zweites Bild von oben (Cat's Whiskers)

www.flickr.com: 91 (Gilles San Martin)

www.fotolia.de: 120 (lisalucia), 211 (Jan Jansen), 261 unten (Photocrew)

www.pixelio.de: 18 (Schemmi), 21 (S. Hofschläger), 27 (S. Hofschläger), 39 (S. Hofschläger), 53 (S. Hofschläger), 59 (Korkey), 64 (Rainer Sturm), 67 (Thomas Blenkers), 69 (Maren Beßler), 70 (Fabian Forban), 77 (Thomas Siepmann), 81 (Uwe Duwald), 83 (RediSu), 84 unten (Kurt Michel), 97 (CFalk), 99 (Rudolf Ortner), 103 (Ingo Sturm), 107 (Angelika Ströbel), 109 (Grey59), 110 (Mike Frajese), 112 (pariah 083), 115 (Viktor Schwabenland), 117 (Thomas Siepmann), 122 (Brigitta Hohenester), 123 (Thorsten Schröder), 124 (Stephanie Hofschläger), 127 (S. Hofschläger), 128 (berwis), 131 (Rainer Sturm), 132 (Heike Berse), 135 (Alice Munger), 141 (virra), 143 (Karina Sturm), 147 (Christine Becker), 150 (S. Hofschläger), 156 (Antiwitter), 157 (Dominik Heggemann), 159 (S. Hofschläger), 165 (Erika Hartmann), 167 (Jutta Rotter), 171 (Ana'i), 174 (S. Hofschläger), 176 (Günter Havlena), 178 (Alexandra H.), 179 (Daniel Rennen), 180 (M. Großmann), 189 (motograf), 190 (Sigrid Rossmann), 192 (Halina Zaremba), 193 (Bettina Kopps), 198 (Claudia Otte), 199 (Jürgen Werres), 202 (medienleiter/Markus Leiter), 206 (Günther Gumhold), 207 (Sigrid Rossmann), 209 (Annamartha), 210 (Marco Barnebeck), 212 oben (www.JenaFoto24.de), 212 unten (androm31), 213 (C. Gottschalk), 214 (Dieter Schütz), 219 (H. Richter), 220 (korkey), 221 (Andreas Morlok), 223 (Knipseline), 226 oben (Thomas Sturm), 226 unten (twinlili), 229 (www.sonjawinzer.de), 232 links (Uschi Dreiucker), 234 (Sigrid Rossmann), 237 (JPW Peters), 239 (Birgit H), 245 oben (M. Großmann), 245 unten (W.R. Wagner), 246 unten (Astrid Kettling), 247 Mitte (Stefanie Abel), 248 Mitte (M. Großmann), 250 Mitte (Axel Schlierf), 254 oben (Erika Hartmann), 254 Mitte (Erich Westendarp), 259 Mitte (Jürgen Nießen), 261 Mitte (Gila Hanßen), 262 oben (Erich Westendarp), 262 Mitte (Annamartha), 263 oben (Uschi Dreiucker), 263 unten (Angelika Wolter)

www.shutterstock.com/de: 31 (sebos)

Register

A

Abgeschlagenheit **18, 24**
Ackerschachtelhalm 245
Ackerschachtelhalmbad 223
Ackerschachtelhalmtee 191
ADHS **19**
Adipositas **153**
Aggressive Verstimmtheit 160
Alice-im-Wunderland-Syndrom 102
Alpträume 63
Aluminiumhydroxid 116
Angina tonsillaris **24**
Angst **62**
Angst vor Darmentleerung 25
Angstzustände 190
Anis 245
Anorexie 72
Antibiotika 113, 118
Antibiotikanebenwirkung **26**
Antibiotikatherapie 58
Antidepressiva 56
Antioxidantien 194
Appetitanregung, Tee zur **234**
Appetitlosigkeit **28**
Arnikablüten 246
Arnikablütenumschlag 238
Aromatherapie **184**
Asperger-Syndrom 31, 33
ASS **31**
Asthma 29
Atembeschwerden **29**
Atopische Dermatitis **119**
Augenerkrankungen **30**
Augentrostkraut 246
Autismus-Spektrum-Syndrom **31**

B

Bäder 70
Badezusatz, rückfettend 223
Baldrian(wurzel) 247
Bärlauchblätter 247
Bauchkrämpfe **37**
Bauchschneiden **37**
Bauchweh **37**
Beinwickel bei Fieber **188**
Beruhigende Tees **189**
Beruhigung 190
Bettnässen **39**
Bettnässen, Einschlaftee bei 199
Bewegungsmangel **40**
Bienenstich 84
Bindungsstörungen **42**
Birkenblätter 247
Blähungen **49**
Blähungen, Möglichkeiten bei **219**
Blähungstee 221
Blasenentleerungsstörung 80
Blasentee **191**
Blässe **50**
Blauer Tee 231
Blinddarmentzündung 38, 75
Body Mass Index 154
Brechdurchfall 98
Brennnesselblätter 248
Brombeerblätter 248
Brombeertee 233
Bronchiolitis 52
Bronchitis **50**
Bronchitis, Brustwickel bei **191**
Bronchitis, obstruktive 52
Bronchitis (fieberhafte), Tee bei 230

265

Kindern helfen mit neuen Hausmitteln

Schuhmayer | Zwiauer

Bronchitis ohne Fieber,
   Tee bei 230
Bruchkraut 248
Brust- und Rückenöl 187
Brustwickel bei Bronchitis 191
Buben, einsame 46
Bulimie 72

C

Calendulaumschlag 238
Chaga-Tee 193
Cholesterin 78
Chorea minor 140
Cola mit Salzstangen 99
Cranberrysaft 81
CRP-Schnelltext 25, 51, 113
Cushing-Syndrom 155

D

Darmberuhigung, Kamillen-
   tee zur 233
Darmberuhigung, Pfefferminz-
   tee zur 234
Darmentleerung, Angst vor 25
Darmgrippe 98
Darmverengung 49
Darmverschlingung 38
Depression 53
Depressive Verstimmtheit 160
Dermatitis, atopische 119
Diabetes 59, 80
Dost 257
Drei-Tage-Fieber 56
Durchfall 57
Durchfall, Heidelbeer-
   tee bei 233
Durchfallerkrankung 98
Durst, vermehrter 59
Durstlöscher 214

E

EBV-Infektion 123
Efeublätter 249
Eibisch, wässriger Auszug 201
Eiche/nrinde 249
Eichenrindenbad 223
Eichenrindenumschlag 227
Einnässen, Tee bei 228
Einschlafhilfen 197
Einschlaftee 198
Einschlaftee bei Nervosität 198
Einschlaftee bei Schulangst
   oder Bettnässen 199
Einschlaftee für füllige Kinder 198
Eisenmangel 18
Eisenmangelanämie 50
Ekzem, Bäder bei 223
Ekzem, endogenes 119
Elektrolytlösung 200
Elektrolytmangel 59
Emotionaler Stress 62
Endogenes Ekzem 119
Entspannungstee 200
**Entzündungen Mund-/Rachen-
   raum 201**
Entzündungstee 231
Enuresis 228
Erbrechen 65
Erdnussallergie 109
Erfrierungen 65
Erkältung 66
Erkältung, Tee bei 229
Erkältungen, Inhalation bei 211
Erkältungsbad 203
Erkältungskrankheiten 185
Erschöpfung 71
ESCOP 245
Ess-Brech-Sucht 72

Essigwickel 188
Essstörungen 72
Exanthema subitum........................56

F

Fehlernährung 156
Fenchel 249
Fettgehalt (Lebensmittel) 157
Feuchtblattern................................73
Fieber........................ 24, 68, 75, 188
Flohbiss (Juckreizstillung).............203
Flöhe...76
Formaldehyd 117
Frösteln 68
Frühgeborenenapnoe....................141
Frühjahrstee....................................215
Fruktose..77
Frustfraß 76
FSME 84

G

Galaktosämie.................................169
Gastritis..99
Gastroenteritis 98
Gastroösophagaler Reflux 30
Gaumenmandeln............................24
Gedeihstörung 169
Gehörgangsmykose 125
Gerstenkorn.....................................31
Gespräche..64
Gewürznelkenöl............................238
Gewürzsumach 250
Giemen 29
Gliederschmerzen 68
Glomerulonephritis 140
Glukose..77
Glukose-Galaktose-Resorptions-
    störung......................................169
Glutensensitive Enteropathie 180
Glutenunverträglichkeit 110
Goldrute...250
Grippaler Infekt 66
Grippe, echte...................................79
Gurgeltees.....................................202

H

Haferfrüchte 250
Haferschleimsuppe 204
Haferstrohbad................................223
Halsentzündung 24
Halsentzündung, Tee bei..............228
Halsschmerzen................................68
Halswickel 205
Hamamelis.....................................263
Harnwegsinfekt.......................40, 80
Hauhechel.....................................251
Hautpilz 81
Hautwolf 85
Hefezellen......................................117
Heidelbeeren.................................251
Heidelbeertee (bei Durchfall) 233
Hepatitis..75
Herpesviren.....................................56
Herzfehler 60
Herzmuskelentzündung...............140
Herzschwäche.................................60
Heublumenbad 203
Hirnhautentzündung.. 28, 75, 88, 140
Hirntumor 155
Hitzeerschöpfung 147
Hitzschlag......................................148
Hochbegabte Kinder.....................159
Holunderblüten............................251
Holunderblütentee 226
Hopfen 252
Huflattichtee.................................229
Hühnersuppe 206
Husten...68

Husten, Tee bei **229**
Hustensirup **207**
Hustensirup aus der „Wiesen-
   apotheke" 208
Hustentee 229
Hygienemaßnahmen 83
Hyperhidrose 61
Hyperthyreose 58

I

Idiopathische Sprue **180**
Immunstimulation **210**
Impfstoffe 115
Infektanfälligkeit, natürliche **112**
**Infektanfälligkeit, psychische
   Ursachen** **126**
Infektionskrankheiten **82**
Infektiöse Mononukleose **123**
Inhalation 187
Inhalation bei Erkältungen **211**
Inhalation mit ätherischen Ölen 212
Inhalation mit drei Heilpflanzen ...212
Inhalation mit Kamille 212
Insektenstich/-biss **84**
Insektenstiche, Versorgung von ... **237**
Intertrigo **85**
Intoxikation **164**
Isländisch Moos 252
Isländisch Moos, wässriger
   Auszug 201

J

Johanniskraut 252

K

Kalmus 253
Kaltkompresse 168
Kamille 74, 253
Kamillenblütentee (Darm-
   beruhigung) 233

Kamillenblütenumschlag 227
Kandidose 81
Karottensuppe nach Moro **213**
Kartoffelwickel, warmer 192
Katzenbart 257
Kehlkopfdiphtherie 86
Kehlkopfentzündung **86, 149**
Keuchhusten **87**
Keuchhusten, Tee bei **232**
Kindstod, plötzlicher 142
Kissing Disease 123
Knochenentzündung 140
Kommission E 244
Kommunikation 46
Königskerzenblüten 253
Kopfläuse **89**
Kopfschmerzen 24, 68, 102
Koriander 254
**Körperabwehr, Tee zur
   Verbesserung der** **235**
Krampflösender Tee 232
Krätze **137**
Kreislauftee 215
Kreislauftherapie **214**
Kuhmilchproteinallergie 107, 108
Kümmel 254
Kurzsichtigkeit **92**

L

Laktasemangel 49
Laktoseintoleranz 109
Landau-Kleffner-Synrom 34
Laryngitis **86, 149**
Laryngotracheitis **86**
Lavendel 254
Leistenbruch 38
Linde 255
Lindenblütentee 225
Lungenentzündung **96, 140**

Lymphknoten geschwollen 24
Lymphome 60

M

Mädesüßblüten 255
**Magen-Darm-Beschwerden,
Tee bei 233**
Magen-Darm-Entzündung 98
Magenschleimhautentzündung 99
Magersucht....................................72
Majoran, wilder...........................257
Malve (Eibisch)............................255
Malve, wässriger Auszug 202
Mandelentzündung 75
Mandelölsalbe...............................74
Masern......................................100
**Medizinorientierte tier-
gestützte Therapie 216**
Melisse.......................................256
Melissetee 200
Meteorismus 219
Migräne......................................101
Milben..138
Milchschorf 177
Mittagsschlaf..............................143
Mittelohrentzündung 103, 140
Möglichkeiten bei Blähungen.......219
Möglichkeiten bei Neurodermitis..222
Möglichkeiten bei Verstopfung 224
Mononukleose, infektiöse 123
Morbus Crohn 169
MTG-Therapie............................216
Mukoviszidose 50
Mumps.......................................105
**Mund-/Rachenraum, Entzün-
dungen 201**
Mundgeruch.................................24
Mundsoor.....................................82
Muskelverspannung 106

N

Nachtschweiß...............................60
Nahrungsmittelallergie.................106
**Nahrungsmittelunverträg-
lichkeit 106**
**Nahrungsverwertung, vermin-
derte 169**
Nasenbluten...............................111
Nasentropfen..............................119
Natürliche Infektanfälligkeit 112
Nebenhöhlenentzün-
dung...............................68, 118, 140
Nebennierenüberfunktion.............155
Nervöse Erregung 190
Neurodermitis............................119
**Neurodermitis, Möglichkeiten
bei...222**
Niauli 256
Niedergeschlagenheit 68
Nierenbeckenentzündung 80
Nierenentzündung.................75, 140
Nierenfunktionsstörung 50
Noro-Viren 37
Nussallergie................................109

O

Obstipation 170, 224
Obstruktive Bronchitis 52
Odermennig................................256
Ohr, Zwiebelwickel 239
Ohrenschmalz............................122
Ohrenschmerzen...........................68
Olivenölsalbe................................74
ORAC-Wert.................................194
Orangenblüten............................256
Oreganokraut.............................257
Orthosiphon................................257
Otitis media 103
Oxytocin 43, 45

269

P

Pankreasinsuffizienz 169
Passionsblume 257
Pertussis 87
Pfefferminze 257
Pfefferminzöl 238
Pfefferminztee (Darmberuhigung) .. 234
Pfeiffersches Drüsenfieber 123
Pilzinfektion im Ohr 125
Plötzlicher Kindstod 142
Pneumonie 96
Pseudokrupp 86
Psychische Probleme 135
**Psychische Ursachen für Infekt-
anfälligkeit 126**

Q

Quarkwickel 235

R

Raumbeduftung 187
Reisedurchfall 127
Reisekrankheit 130
Reizhusten, Tee bei 230
Reizüberflutung 131
Rettichsirup 209
Ringelblumenblüten 258
Ringelröteln 136
Roseola infantum 56
Röteln 136
Rückfettender Badezusatz 223

S

Salbei 258
Salbeitee 228
Sättigungsgefühl, Störung des 73
Scabies 137
Schafgarbenkraut 259
Scharlach 139

Scheidung der Eltern 63
Schilddrüsenüber-
funktion 58, 60, 73, 169
Schilddrüsenunterfunktion 18, 155
Schlafapnoe-Syndrom 140
Schlafbedürfnis 143
Schlafmangel 142, 155
Schlehdorn 259
Schluckbeschwerden 24
Schlüsselblumenblüten 259
Schokolade 76
Schulangst, Einschlaftee bei 199
Schwarzer-Tee-Umschlag 227
Schwitzkuren 70, 225
SIDS 142
Somatische Beschwerden 133
Sonnenbrand 145
Sonnenbrandmittel 226
Sonnenhut 259
Sonnenstich 146
Sonnentaukraut 260
Soor 81
Spinnen 84
Spitzwegerich 261
Spitzwegerichtee 230
Sprue 110
Sprue, idiopathische 180
Stiefmütterchen 261
Stimmbandentzündung 149
Stimmbandüberbeanspruchung ... 149
Stimmlippenentzündung 149
Stress 150
Stress, emotionaler 62
Stridor 29
Stuhlgang, Angst vor 25
Süßholzwurzel 261

T

Tapeverbände 168

Taubnessel (weiße) 262
Tausendguldenkraut 262
Tee bei Einnässen **228**
Tee bei Erkältung **229**
Tee bei Halsentzündung...............**228**
Tee bei Husten..............................**229**
Tee bei Keuchhusten....................**232**
**Tee bei Magen-Darm-
Beschwerden** **233**
Tee zur Appetitanregung **234**
**Tee zur Verbesserung der
Körperabwehr**...........................**235**
Tees, beruhigende **189**
Teeumschläge 224
Teilleistungsschwächen 134
Tetanus **151**
Thiomersal 117
Thymian 262
Thymiankrauttee............................230
Tics **152**
Topfenwickel **191, 235, 239**
Tourette-Syndrom..........................152
Trauer **62**
Trauma...........................**48, 54, 167**

U
Übergewicht **153**
Überwärmung 147
Unterernährung..............................72
Unterforderung.............................**159**
Unterkühlung........................**66, 162**

V
Varicellen..**73**
Vasopressinmangel.........................40
Vaterlos 47
Veitstanz 140
Vergiftung......................................**164**
Verhaltensauffälligkeiten...............133

Verletzung **167**
**Verminderte Nahrungsver-
wertung** **169**
**Versorgung von Insekten-
stichen** **237**
Verstopfung **170**
**Verstopfung, Möglichkeiten
bei**..**224**
Vitaminmangel......................**18, 171**

W
Wachstum.....................................**172**
Wachstumsschmerz 175
Walnussblätter..............................263
Warmer Kartoffelwickel **192**
Weizenunverträglichkeit **180**
Wespenstich...................................84
Windeldermatitis **177**
Windelsoor.....................................82
Windpocken...................................**73**
Wintertee 215
Wohlstandsverwahrlosung..............44
Wundsalben 168
Wundstarrkrampf........................**151**

Z
Zauberstrauchblätter.....................263
Zecken 84
Zinkmangel **178**
Zöliakie **110, 180**
Zucker..77
Zwiebelsaft...................................208
Zwiebelsirup 207
Zwiebelwickel...............................193
Zwiebelwickel am Ohr................**239**

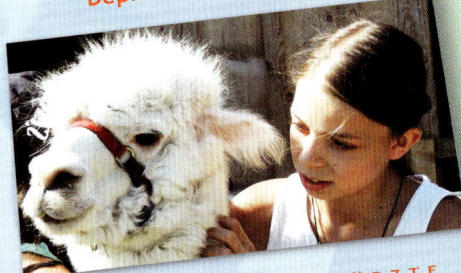

132 Seiten
Format 17 x 24 cm
ISBN 978-3-99052-104-5

Wolfgang A. Schuhmayer

Medizinisch orientierte tiergestützte Therapie

Rasche Hilfe gegen Angst, Depression, Burnout & Co.

Dieses Buch zeigt, dass es möglich ist, tiergestützte Therapie auch voll kompatibel nach den Standards der modernen Medizin zu betreiben. Die am AIAATR (Austrian Institut für Animal Assisted Therapy & Research) – heute IMTAT (Institut für medizinorientierte tierassistierte Therapie) – entwickelte medizinisch orientierte tiergestützte Therapie orientiert sich an den Qualitätsanforderungen der EBM (Evidence Based Medicine) und vereinigt Elemente der tiergestützten Medizin in Form lösungsorientierter soziokognitiver Begegnungsarbeit mit Ansätzen des Coachings. Es gibt praktische Erfahrungen und Daten zu nahezu allen häufigen Formen psychischer Überlastungsstörungen. Hauptnutznießer der Therapie sind Menschen mit Depression, Angst sowie traumatischen Störungen. Im Bereich der Kinderheilkunde sind es Verhaltensstörungen, ADHS und die Autismus-Spektrum-Störung. Die mTGT eignet sich darüber hinaus auch für die Behandlung nicht krankheitswertiger psychischer Überlastung, somatoformer Störungen sowie als Fördermaßnahme bei Menschen mit besonderen Bedürfnissen. Das Buch wendet sich nicht nur an alle, die in diesem Bereich tätig sind, sondern auch an interessierte Laien.

Seitens der Fachwelt hat die international bekannte Psychiaterin Ass.-Prof. Dr.in Brigitte Hackenberg dazu formuliert: „…In kritischer Auseinandersetzung mit vielen neuen Strömungen neurobiologisch fundierter Therapiemethoden hat die medizinisch orientierte tiergestützte Therapie, wie sie hier (Anm.: am IMTAT) praktiziert wird, einen festen Platz zur Optimierung psychiatrischer Therapien gefunden."

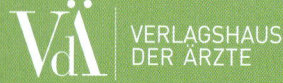